U0802617

山东省职业教育规划教材

供中职护理、助产及其他医学相关专业使用

药物应用护理

主　编　石少婷　严秀芹

副主编　尚秀芝　于　剑

编　者（按姓氏汉语拼音排序）

李春雨（山东省青岛卫生学校）

尚秀芝（山东省临沂科技普通中等专业学校）

石少婷（山东省莱阳卫生学校）

王　蕾（山东省济宁卫生学校）

王　心（山东省莱阳卫生学校）

吴　歆（山东省烟台护士学校）

严秀芹（曲阜中医药学校）

于　剑（山东省烟台护士学校）

科学出版社

北　京

内 容 简 介

本教材是山东省职业教育规划教材之一。药物应用护理是中职护理、助产专业的核心课程。全书包括理论和实训两部分，理论部分共十四章，实训部分有八个项目。编写过程中，编者以问题驱动为导向，以案例教学为特色，以培养专门人才为目标，以培养学生职业能力与素养为任务，着力突出“职业化”特征。教材结构根据护理、助产等专业的教学基本要求安排设计，同时紧密结合临床用药护理和国家护士执业资格考试要求。内容上重点论述了药物学在护理专业中的基本知识及基本技能，强化了岗位任务分析。教材目标明确、特色鲜明，以期为临床合理用药、防治疾病提供基本理论依据，为学生的未来工作奠定基础。

本教材适合中职护理、助产及其他医学相关专业使用。

图书在版编目（CIP）数据

药物应用护理 / 石少婷，严秀芹主编. —北京：科学出版社，2019.3
山东省职业教育规划教材
ISBN 978-7-03-059507-2

Ⅰ. 药… Ⅱ. ①石… ②严… Ⅲ. 药物-应用-中等专业学校-教材
Ⅳ. R97

中国版本图书馆 CIP 数据核字（2018）第 255406 号

责任编辑：张映桥　丁彦斌 / 责任校对：王　瑞
责任印制：赵　博 / 封面设计：图阅盛世

科学出版社 出版
北京东黄城根北街 16 号
邮政编码：100717
http://www.sciencep.com

北京华宇信诺印刷有限公司印刷
科学出版社发行　各地新华书店经销
*
2019 年 3 月第　一　版　开本：787×1092　1/16
2025 年 2 月第六次印刷　印张：15
字数：356 000

定价：49.80 元

（如有印装质量问题，我社负责调换）

Preface 前言

党的二十大报告指出："人民健康是民族昌盛和国家强盛的重要标志。把保障人民健康放在优先发展的战略位置，完善人民健康促进政策。"贯彻落实党的二十大决策部署，积极推动健康事业发展，离不开人才队伍建设。党的二十大报告指出："培养造就大批德才兼备的高素质人才，是国家和民族长远发展大计。"教材是教学内容的重要载体，是教学的重要依据、培养人才的重要保障。本次教材修订旨在贯彻党的二十大报告精神和党的教育方针，落实立德树人根本任务，坚持为党育人、为国育才。

本教材是山东省职业教育规划教材之一。药物应用护理是中职护理、助产专业的核心课程。本教材根据山东省教育厅《关于山东省中职和五年制高职教材开发的说明》文件进行编写。全书包括理论和实训两部分，理论部分共十四章，实训部分有八个项目，建议执行54学时。

本教材编写过程中，编者以问题驱动为导向，以案例教学为特色，以培养专门人才为目标，以培养学生职业能力与素养为任务，着力突出"职业化"特征。教材结构根据护理、助产等专业的教学基本要求安排设计，同时紧密结合临床用药护理和国家护士执业资格考试要求。内容上重点论述了药物学在护理专业中的基本知识及基本技能，强化了岗位任务分析。同时，结合岗位知识技能进行教学内容的精简、融合、重组和优化，既注重教学内容前后的有序化，又淡化了学科界限。本教材在语言风格、内容及形式等方面进行了不同程度的改革和创新，力求目标明确、特色鲜明，以期为临床合理用药、防治疾病提供基本理论依据，为学生的未来工作奠定基础。

本教材的编写得到了各编委所在院校和科学出版社的大力支持，在此表示深深的感谢！教材付梓之际，编者深感学识、经验水平有限，教材中缺陷和不足在所难免，恳请广大师生予以批评指正，以便不断提高！

石少婷　严秀芹

2023年5月

Contents 目录

第1章 概论

·引 言·

药物在临床各种疾病的预防及治疗过程中都起着十分重要的作用。《药物应用护理》主要介绍药物的药理作用、临床用途、不良反应及用药护理等，为临床药物治疗及用药护理提供相关理论依据及指导。学好《药物应用护理》会为护理、助产专业及其他医学相关专业学生从事临床工作打下坚实的基础。

第1节 绪 言

一、药物应用护理的概念

药物（drug），是指可以改变或查明机体的生理功能及病理状态，用以预防、诊断、治疗疾病和计划生育的物质。根据来源不同，临床上常用的药物基本可以分为天然药物、人工合成药物和基因工程药物三大类。

研究药物与机体（含病原体）相互作用和作用规律的学科即为药理学（pharmacology）。其包括两方面内容：药物对机体的作用和机体对药物的作用。前者称为药物效应动力学（pharmacodynamics），简称药效学；后者称为药物代谢动力学（pharmacokinetics），简称药动学。

药物应用护理是药物学与护理学的一门交叉学科，它是研究护士如何正确实施药物治疗及护理工作如何保障药物治疗达到最佳疗效的一门应用学科。药物应用护理不仅包括药物的药理作用、临床应用、不良反应及防治措施等内容，还包括药物的用法用量、药物相互作用、用药前的注意事项、用药时和用药后的护理要点等方面。本课程主要学习药物的药理作用、临床应用、不良反应及用药护理等内容。

知识链接

食物、药物与毒物

同一化合物，因为使用剂量或方法不同，可能分别成为食物、药物和毒物。例如，维生素C作为营养成分广泛存在于食物中，摄入量不足时会引起相关疾病。如维生素C缺乏症（坏血病），需要一定剂量的维生素C治疗，此时维生素C就是一种药物；但当维生素C服用过量时，可能损伤胃黏膜，诱发溃疡，这时的维生素C就变成了具有毒害作用的毒物。

二、药物应用护理程序

在临床用药中若遵照护理程序可以更系统、有计划、有目标地合理用药，提高护理质量和药物疗效。药物应用的护理程序包括护理评估、护理诊断、护理计划、实施计划和护理评价五个步骤。

1. 护理评估　主要用于收集患者与药物有关的各种信息，如现病史、既往史、用药史、药物过敏史、特殊药物反应史等，了解患者的生命体征和身体状况，了解患者及家属对相关药物的认知情况等。

2．护理诊断　结合护理评估，根据给药方案，完成护理诊断陈述，重点把握好现存健康问题或潜在健康问题与药物的作用和不良反应的对应关系，为制订护理计划打下基础。例如，抗肿瘤药引起的恶心、呕吐、厌食而致营养失调；与不能很好执行药物治疗计划有关的，如因经济状况不能承担药物治疗费用或对药物治疗方案不信任等。

3．护理计划　依据护理评估和诊断，设定预期目标和制订护理措施。预期目标是根据药物已知疗效和方案，预测接受护理后期望达到的健康状态，护理措施是根据给药方案确定具体的用药护理方法和步骤。

4．实施计划　是护理程序在用药护理中的具体应用。按照护理计划执行，观察用药效果，评估患者情况，及时与医生沟通，根据病情变化及时调整计划。实施计划应有正确简明的护理记录，常用“PIC”形式。

（1）“P”（问题）：记录患者的健康问题，包括体征、症状的主要内容，所用药物。

（2）“I”（措施）：记录针对问题所制订护理计划的主要内容，正确执行医嘱。

（3）“C”（结果）：详细记录措施实施后原有问题解决的实际情况，并依此提出进一步解决问题的办法。

实施护理计划，要求护理人员应掌握药物学知识、药物应用护理知识，能评价药物治疗的整个过程，能根据病情变化进行相应调整。

5．护理评价　即评价应用药物后能否达到预期结果。护理目标完全实现的，终止药物治疗；部分实现的，继续有效的药物治疗；未实现的，应根据实际治疗情况重新修订计划。

三、护士在药物应用护理中的作用

药物应用护理是护理工作的重要组成部分，护士既是药物治疗的执行者，也是用药护理的实施者，在发挥药物最佳效应和减少毒性反应方面起重要作用。护士在护理工作中不但要熟悉每种药物的一般知识，还应掌握观察、预防或减轻药物不良反应的方法，掌握预防药源性疾病、避免医疗事故发生的方法，协助医生和药师做好合理用药工作，保证药物治疗安全。护士在护理患者的过程中，为提高药物治疗效果，应做到以下几点。

1．用药前　护士要了解患者相关情况，按护理程序对患者进行护理评估，包括：①了解患者病情，以便评估患者自我照顾的能力、判断治疗效果和药品不良反应；②熟悉药物的作用、应用、不良反应、注意事项、用法、相互作用和禁忌证，理解医生的用药目的；③确定患者是否存在危险，包括特定的病理生理变化，尤其是肝肾功能损害、药物过敏、应用多种药物、应用易出现问题药物（如口服降糖药）的患者，特殊患者（如老人、幼儿等），应用安全性小的药物（如锂盐）的患者，既往出现不良反应和有遗传危险因素的患者。

2．用药时　护士应根据医嘱要求准确用药，必须严格执行“三查”“七对”的原则，避免发生医疗差错和事故，包括：①严格执行给药方案中的剂量、滴速和次数，未经医生许可不得随意变更；②密切观察药物的疗效和不良反应，做好记录，发现异常及时报告医生处理；③主动与患者沟通，缓解患者用药时的紧张情绪，适当向患者说明和解释用药后可能出现的不良反应，提高药效。

3．用药后　用药后的护理直接关系到药物治疗的效果，护士应：①密切观察用药后患者的病情变化，判断药物是否发挥疗效；②根据药物可能出现的不良反应，作出护理诊断，采取相应的护理措施；③对患者进行用药指导，强调必须严格执行医嘱，使患者能够合理使用药物，保证用药安全及疗效，防止药源性疾病的发生。

知识链接

"三查"、"七对"与"五准确"

"三查"是指护士在用药时，要做到操作前检查、操作中检查、操作后检查；"七对"是指在用药时，要做到核对床号、姓名、药名、药物剂量、药物浓度、用药方法和用药时间；护士给药时要确保"五准确"：即准确的药物、准确的给药剂量、准确的给药方法、准确的给药时间和准确的患者。

四、学习药物应用护理的意义和方法

本课程的任务是使学生掌握药物应用护理的基本理论，各类代表药物的药理作用、临床应用、主要不良反应及用药护理，具有药物应用护理的基本技能。护理专业的学生通过学习护理药物学，除能够正确执行医嘱，合理使用处方药外，还应具有对常见病非处方药的用药指导能力和药物咨询能力。

学好药物应用护理应从以下几方面努力：一是作好预习，药物应用护理的学习需要大量的医学知识，需要有一定的医学基础和临床基本知识作基础，预习可对复杂的药物学知识做到心中有数，提高听课的目的性；二是善于应用适合的学习方法，护理药物学的药物繁多，但整个知识体系都遵循由共性到个性的规律，除上课认真听讲外，还可通过分类、列表、比较等方法，及时归纳总结，加强记忆，必能达到事半功倍的效果；三是注重理论联系实际，认真做好实训，积极参加用药护理的讨论，与正在开设的临床课程紧密结合，尝试做一些力作能及的健康教育和咨询服务工作。

第2节 药物效应动力学

药物效应动力学简称药效学，是研究药物对机体的作用及作用机制的学科，为临床合理用药提供理论依据与指导。药效学主要的研究内容包括以下几方面。

一、药物的基本作用

药物的基本作用是指药物对机体原有功能活动的影响，包括兴奋作用和抑制作用。兴奋作用是使机体原有功能活动加强，如尼可刹米可兴奋被抑制的呼吸中枢；抑制作用是使机体原有功能活动减弱，如阿托品可使痉挛的胃肠平滑肌松弛。同一药物对不同的器官可产生不同的作用，如肾上腺素对心脏可产生兴奋作用，而对支气管平滑肌则产生抑制作用。而且药物的兴奋作用和抑制作用并不是固定不变的，在一定条件下可以相互转化。例如，中枢兴奋药过量中毒时可致惊厥，持续的惊厥又可导致衰竭性呼吸抑制。药物对病原体的作用，主要是通过干扰病原体的代谢而抑制其生长繁殖。例如，青霉素抑制细菌细胞壁的合成；氯霉素抑制细菌核糖体的合成。

二、药物作用的方式

（一）局部作用与吸收作用

药物作用于机体时，根据其是否被吸收入血，可分为局部作用和吸收作用。在用药局部产生的药物作用称为局部作用，如碘伏消毒皮肤、局麻药的局麻作用等；药物被机体吸收入血后所产生的作用称为吸收作用，如口服阿司匹林产生解热镇痛作用、肌内注射青霉素治疗革兰氏阳性菌引起的呼吸道感染等。

（二）选择性作用

一种药物对机体各组织器官的作用并非一致。在一定剂量下，多数药物只对某一个或几个组织器官的某些功能影响特别明显，而对于其他组织器官的影响并不突出，这就是药物的选择性作用。例如，洋地黄选择性地作用于心脏，苯巴比妥选择性地作用于中枢神经系统。

选择作用是临床治疗用药的理论基础和药物分类的依据。一般来说，选择性高的药物，副作用少、疗效较好，可针对性地治疗疾病；但药物的选择性作用是相对的，某些药物随剂量的不同，选择性作用的表现也不同。

（三）药物作用的两重性

药物可以治病救人，但也会对机体带来不利的影响，即不良反应，这就是药物作用的两重性。在为患者选药治病时，应充分考虑以尽可能发挥药物的防治作用，并预防或减少不良反应的发生，以促进患者的早日康复。

1. 防治作用　包括预防作用和治疗作用，是临床用药的目的所在。预防作用是在疾病发生前，提前用药以防止疾病的出现，如长期服用小剂量的阿司匹林可以防止血栓栓塞性疾病的发生。治疗作用是指疾病发生后，用药消除病因或缓解症状，以促进疾病的早日痊愈。

治疗作用包括对因治疗（消除引起疾病的原因）和对症治疗（缓解疾病的症状）。中医上常说的“急则治标，缓则治本”，讲的就是对因治疗和对症治疗的关系。

2. 不良反应　凡与用药目的无关，并为患者带来不适或痛苦的反应统称为不良反应。常见的药物不良反应有以下几种类型。

（1）副作用（side reaction）：药物在治疗剂量时出现的与治疗目的无关的作用。副作用是药物的固有作用，可预知，但不可避免。随用药目的的改变，治疗作用与副作用可以互相转变。例如，阿托品有松弛内脏平滑肌和抑制腺体分泌的作用，用于治疗胃肠痉挛时，解痉是治疗作用，抑制唾液腺分泌引起的口干为副作用；而当用于术前给药时，抑制唾液腺分泌为治疗作用，因松弛膀胱平滑肌而加重老年人的尿潴留成为副作用。

（2）毒性反应（toxic reaction）：是药物在用量过大、用药时间过长或机体对药物敏感性过高时产生的对机体有明显损害的反应。毒性反应的危害较大，一般是可以预知的。毒性反应分为急性毒性反应和慢性毒性反应两种。药物的致癌、致畸胎、致突变作用，是药物的特殊慢性毒性作用，称为药物的“三致作用”。例如，沙利度胺（又称反应停），是20世纪50年代的一种药物，对孕妇的早期妊娠呕吐具有积极治疗效果，曾被广泛用于孕妇的早期妊娠反应，但几年后发现，用过此药的孕妇分娩的婴儿多为四肢短小的畸形儿，被称为“海豹儿”，历史上称这一事件为“沙利度胺”事件。

（3）变态反应（allergic reaction）：是一类免疫反应，又称过敏反应。变态反应的发生与剂量无关，与药物原有作用无关，不易预知，但过敏体质者易发生，结构相似的药物可发生交叉过敏。变态反应常表现为皮疹、药热、血管神经性水肿、哮喘等，严重者可发生过敏性休克，如抢救不及时可致死亡。

（4）后遗效应（residual effect）：是指停药后血药浓度已降至最小有效浓度以下时残存的药物作用。例如，服用巴比妥类催眠药后，次晨出现乏力、困倦等现象。

（5）反跳现象（rebound reaction）：是指突然停药后原有疾病加剧的现象。例如，长期服用降压药可乐定，停药后次日血压明显回升。

（6）特异质反应（idiosyncratic reaction）：少数特异体质的患者对某些药物反应特别敏感，与先天遗传异常有关。例如，葡萄糖-6-磷酸脱氢酶（G-6-PD）缺乏的患者，应用磺胺类药物时可发生溶血反应。

三、药物的作用机制

药物的作用机制是药效学研究的重要内容，也是新药开发的依据，主要探索药物作用产生的根本原因。

（一）受体学说

药物与受体相结合，通过信号传导系统引起细胞的反应，是一种重要的药物作用机制。

1．受体的概念　受体（receptor）是存在于细胞膜、细胞质或细胞核中的生物大分子。其具有高度的特异性，能与体内的某些活性物质或药物相结合，引起生物效应，表现为细胞或组织器官功能的兴奋或抑制。

2．药物对受体的作用　药物影响受体而发挥作用需要具备两个条件：亲和力、内在活性。根据药物与受体作用的不同，可将药物分为以下两类，见表1-1。

（1）受体激动药（agonist）：与受体既具有较强亲和力，又具有内在活性的药物，称为受体激动药。其可以与相应的受体结合并激动受体，继而产生一定的生物效应的药物。例如，乙酰胆碱可结合并激动胆碱受体，为胆碱受体激动药。

（2）受体拮抗药（antagonist）：与受体只有较强亲和力，而无内在活性的药物，称为受体拮抗药或受体阻断药。即可以与相应的受体结合，但不能激动受体，甚至可以阻断激动药与受体结合而发生作应的药物。例如，阿托品可与胆碱受体结合，阻断乙酰胆碱与之结合而产生拮抗乙酰胆碱的效应，为胆碱受体拮抗药。

表1-1　作用于受体的药物分类

种类	亲和力	内在活性
受体激动剂	较强	较强
受体拮抗剂	较强	无

3．受体的调节　细胞膜上受体的数目或反应性可因周围的生物活性物质、药物的作用、药物浓度的影响而发生改变。例如，哮喘患者长期应用异丙肾上腺素治疗，可使相应受体数目减少而疗效降低；高血压患者应用普萘洛尔，因使相应受体数目增多，若突然停药可引起反跳现象。

（二）其他作用机制

1．改变酶的活性　如磺胺类药物的抗菌活性是通过抑制细菌二氢叶酸合成酶起效的。

2．参与或干扰机体的代谢过程　如铁剂通过参与机体血红蛋白的合成而起到抗贫血作用。

3．影响生物膜的通透性或离子通道　如青霉素是通过抑制细菌细胞壁成分黏肽的合成，从而造成细菌细胞壁缺损而起到抗菌作用。

4．改变细胞周围的理化环境　如氢氧化铝通过中和胃内盐酸起到治疗消化性溃疡的作用；快速静脉滴注20%的甘露醇通过提高血浆晶体渗透压水平而起到脱水作用。

5．影响递质的释放或激素的分泌　如磺酰脲类降糖药通过刺激内源性胰岛素释放起到抗糖尿病的作用。

第3节　药物代谢动力学

药物代谢动力学简称药动学，是研究药物的体内过程及血药浓度随时间的动态变化规律，为

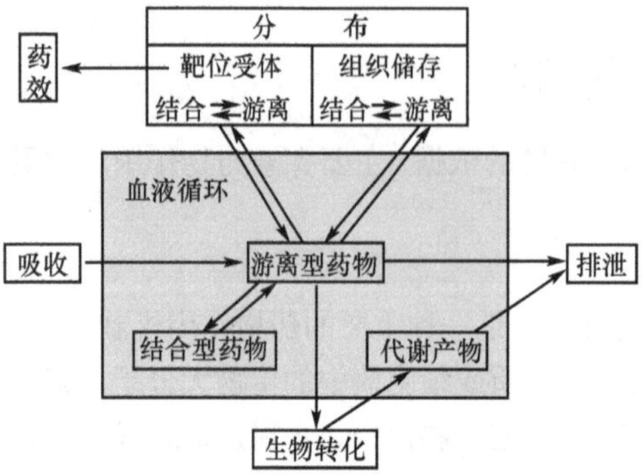

图 1-1　药物的体内过程示意图

临床制订药物治疗方案提供依据。

一、药物的体内过程

药物进入机体后，会发生位置和化学结构的变化，包括药物的吸收、分布、生物转化（代谢）和排泄四个过程，见图 1-1。

（一）跨膜转运

药物在体内的吸收、分布、排泄均需通过组织细胞的生物膜，这个过程称为药物的跨膜转运，是药物体内过程的基础。

药物跨膜转运的方式比较见表 1-2。

表 1-2　药物的跨膜转运方式比较

转运方式		转运方向	是否消耗能量	是否需要载体	影响因素
滤过		高浓度→低浓度	否	否	分子量
简单扩散		高浓度→低浓度	否	否	理化性质；解离度 一般分子量小、脂溶性高、极性小、非解离型药物易被转运
载体转运	异化扩散	高浓度→低浓度	否	是	载体具有选择性、饱和性和竞争性的特点
	主动转运	低浓度→高浓度	是	是	

（二）药物的吸收

药物的吸收是指药物从用药部位转运至血液的过程。药物吸收的快慢和多少，直接影响药物呈现作用的快慢和强弱，药物的吸收受多种因素的影响。

1．药物的理化性质　一般来说，药物的分子量越小、脂溶性越高、解离度越小，越容易被吸收；反之则难被吸收。

2．给药途径　在组织不破损、无炎症的情况下，除静脉和动脉给药直接进入血液循环外，药物吸收的速度从快到慢依次为肺泡给药（气雾吸入）、肌内或皮下注射、黏膜给药（包括口服、舌下给药）、皮肤给药。

3．其他影响因素　一般来说，药物浓度大，吸收面积广，局部血流快，可使药物吸收加快，反之则慢。例如，胃肠淤血时，药物吸收就减慢。

（三）药物的分布

药物吸收后随血液循环到达机体各组织器官的过程称为药物的分布。药物在体内的分布是不均匀的，而且药物的分布和药物的作用是相关的。影响药物分布的因素主要有以下几种。

1．与组织的亲和力　有些药物与某些组织有较高的亲和力，如碘主要集中在甲状腺，而氯喹在肝脏中浓度较高。

2．透过屏障的难易　药物分布至作用部位，要透过不同的屏障，如毛细血管壁、血脑屏障、胎盘等。对于血脑屏障，脂溶性物质如乙醚易于通过，而水溶性化合物则难以通过，如青霉素不易通过血脑屏障，进入脑脊髓液的量少，故用其治疗流行性脑脊髓膜炎（简称流脑）时，须加大剂量。对于胎盘，非解离型的高脂溶性药物如巴比妥类易于通过，如妊娠期妇女用药应考虑药物是否会通过胎盘而对胎儿造成不良影响。

3．与血浆蛋白的结合　有一些药物在血浆中一部分与血浆蛋白结合，另一部分保持自由状态。保持自由状态的药物分子量小，易转运到作用部位产生药理效应，如磺胺嘧啶与血浆蛋白结合率低，可分布到脑脊液中的量比较多，故为治疗流脑首选药。

（四）药物的生物转化

药物在体内经过某些酶的作用，使化学结构发生变化，称为药物的生物转化或代谢。药物在体内代谢的主要场所是肝脏，此外，肠、肾、肺等组织也可产生有意义的药物代谢。

多数药物经过代谢，其药理作用减弱或消失，也有少数药物只有经过代谢才能发挥作用。药物代谢需要酶的参与，体内药物代谢酶主要有两类：一类是特异性酶，能催化特定底物的代谢，如胆碱酯酶水解乙酰胆碱；另一类是非特异性酶，主要指肝脏微粒体酶系统，此酶系统可转化数百种化合物，是促进药物转化的主要酶系统，又称肝药酶。

肝药酶的活性和数量可受遗传、年龄、营养等多种因素的影响，也易受到药物的诱导或抑制。凡能使肝药酶活性增强或合成增多的药物称为药酶诱导剂，如苯妥英钠、苯巴比妥钠等；凡能使肝药酶活性降低或合成减少的药物称为药酶抑制剂，如氯霉素。药酶诱导剂可加速自身或其他药物的代谢，致药效降低，这是药物反复应用产生耐受性的原因之一；反之，药酶抑制剂则可使药效增强，应适当降低用药剂量以防中毒反应的发生。

（五）药物的排泄

药物的排泄是指药物及其代谢产物经过机体的排泄或分泌器官排出体外的过程。肾脏是主要的排泄器官，肾功能不全时，肾脏排泄药物的能力减弱，应酌减药物用量和给药次数。增加尿量，可降低尿液中药物的浓度，加快药物的排泄。改变尿液的 pH 可使药物的解离程度发生变化，对弱酸性或弱碱性药物的影响较大，临床常利用改变尿液 pH 的办法加速药物的排泄以治疗药物中毒，如治疗水杨酸中毒时可给予碳酸氢钠碱化尿液，使其排泄增加。药物除经肾脏排泄外，还可通过其他途径排出。例如，挥发性药物主要通过呼吸道排泄，口服的药物多随粪便排泄。有的药物被吸收后经肝脏排入胆汁，再随胆汁进入肠中，进入肠中的药物可部分被重吸收，形成“肝肠循环”，使药物排泄缓慢，作用延长，如洋地黄毒苷。有的药物如吗啡可通过乳腺排出，引起乳儿中毒。此外，少数药物也可经唾液腺、汗腺排出。

二、药动学基本概念

1．首关消除（first pass elimination）　是指口服给药时，药物在进入血液循环前，被肝脏或胃肠道的某些酶灭活，使进入体循环药量减少，药效降低的一种现象。舌下给药和直肠给药等方式可避免这一现象。例如，硝酸甘油为避免首关消除常采用舌下给药。对于治疗指数高的药物可增加剂量克服首关消除，而对于治疗指数较低的药物，必须通过改变给药途径来克服。

2．生物利用度（bioavailability）　药物被机体吸收利用的程度和速度可用生物利用度来表示。

$$生物利用度=（吸收进入体循环的药量/给药剂量）\times 100\%$$

3．药物的时量关系和时效关系　药物的体内过程是一个连续变化的动态过程，随时间的变化，血药浓度及药物的作用强度也会随之变化，这种动态变化过程，可用时量关系和时效关系来表示，见图 1-2。

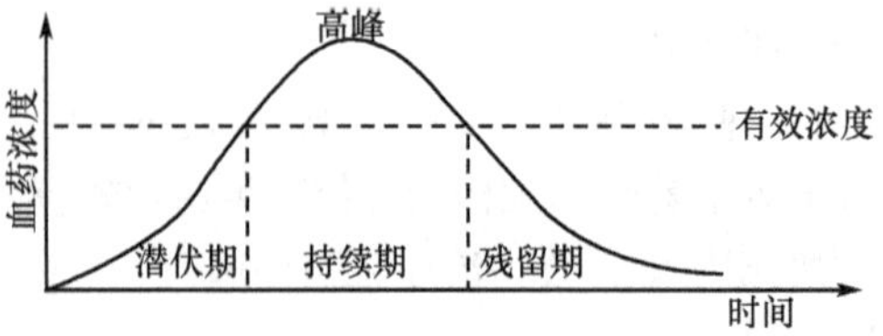

图 1-2 非静脉给药的时量（效）关系曲线

时量关系是血药浓度随时间变化的动态变化过程。时效关系是药物的作用强度随时间变化的动态变化过程。根据时量（效）关系，给药后血药浓度升高，在出现疗效前的一段时间称为潜伏期，当药物的吸收速度和药物的消除速度相等时达峰浓度，从给药时至峰浓度的时间称为达峰时间；以后血药浓度逐渐下降，为药物的消除过程。当达到最低有效浓度时，药物作用开始消失。从疗效出现到作用基本消失这段时间，是维持有效浓度或基本疗效的时间，称为持续期。而将体内药物已降至有效浓度以下，但又未从体内完全消除的时间称为残留期。

峰浓度的大小与给药剂量有关，残留期的长短反映了药物消除的快慢。因此，在临床用药时，为了更好地发挥药物的疗效，防止蓄积中毒，应测定患者的血药浓度，以便确定合理的给药剂量和给药间隔时间。

4．药物的消除和蓄积　药物的消除是指药物在体内逐渐减少消失的过程，包括了药物在体内的代谢和排泄过程。消除主要有两种类型：

（1）恒比消除：是指单位时间内药物按恒定比例进行的消除。药物的消除速度与血药浓度有关，大多数药物的消除属于此种类型。

（2）恒量消除：是指单位时间内药物按恒定数量进行的消除。药物消除的速度与血药浓度无关。当药物用量过大或机体肝肾功能不全，超过恒比消除的极限时，机体以恒量消除的形式将药物自体内消除，当血药浓度降低后则转为恒比消除。

药物的蓄积是指反复多次给药后，药物进入体内的速度大于消除速度，使体内的药量或血药浓度逐渐增高，称为药物的蓄积。合理的药物蓄积可使药物达到有效的治疗水平，取得满意的治疗效果，但药物过度蓄积时，则会引起药物的蓄积性中毒。

5．半衰期（half life，$t_{1/2}$）是指血浆药物浓度下降一半所需要的时间。其反映了药物在体内消除的速度，对于符合恒比消除的药物来说，半衰期是恒定的，不随血药浓度的高低和给药途径的变化而改变。但肝、肾功能不良时，药物的半衰期可能延长，患者易发生蓄积中毒，用药护理时应注意。在用药护理中，可根据药物的半衰期制订给药方案，确定给药次数、给药间隔。对于恒比消除的药物来说，一次用药后，约经过 5 个半衰期，体内药物基本消除，见表 1-3。

表 1-3　恒比消除药物的消除和蓄积变化

半衰期数	一次给药		连续恒速恒量给药后
	消除药量（%）	蓄积药量（%）	体内蓄积药量（%）
1	50.0	50.0	50.0
2	75.0	25.0	75.0
3	87.5	12.5	87.5
4	93.7	6.3	93.8
5	96.9	3.1	96.9
6	98.4	1.6	98.5
7	99.2	0.8	99.3

6. 稳态血药浓度（steady-state concentration，C_{ss}） 以半衰期为给药间隔时间，连续恒量给药，经 4～5 次给药后，血药浓度基本达稳定水平，称为稳态血药浓度，又称坪浓度或坪值。达坪值时药物吸收量和消除量达平衡，药物在体内不再蓄积。稳态浓度的高低取决于连续恒量给药时的给药剂量，剂量大则稳态浓度高，剂量小则稳态浓度低。如每日给药总量相等，改变给药次数，坪值不变。如病情需要立即达坪值时，可采取首次剂量加倍，然后改为常用量的方法，此种给药在一个半衰期内即能达坪，见图 1-3。

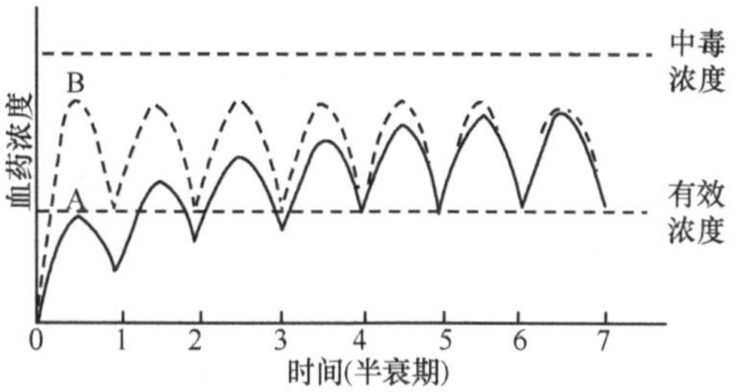

图 1-3 连续恒量血管外给药的血药浓度时间曲线

第 4 节 影响药物作用的因素

药物进入机体后能否发挥防治作用，受到来自机体和药物等诸多因素的影响。

一、机体方面的因素

（一）年龄

1. 小儿 小儿特别是早产儿和新生儿，因机体各系统生理功能尚未发育完全，个体差异较大，对药物比较敏感，有时与成人有较大差别。因此，小儿用药必须谨慎遵守儿科用药原则，同时要加强给药后的观察和护理。对小儿身体发育可产生影响、发生不可逆损害、产生严重不良反应的药物必须引起重视，要慎重使用。对小儿禁忌使用的药物应严格遵守规定，谨慎用药。例如，婴儿的血脑屏障发育不全，对吗啡特别敏感易致呼吸抑制；四环素可影响钙代谢，易发生牙齿黄染或骨骼发育停滞。

2. 老年人 老年人因生理功能衰退，对药物的敏感性有很大变化，对许多药物的敏感性增加甚至出现严重不良反应。例如，老年人使用心血管药物易致血压下降，使用非甾体抗炎药易致消化道出血等。因肝、肾功能减退，药物的消除速度减慢，血浆半衰期会有不同程度的延长，长期用药易致蓄积中毒。因此，老年人用药应慎重，60 岁以上的老年人给药剂量一般为成人的 3/4。此外，一些老年人的记忆力减退，用药依从性降低，在用药护理中，应详细向老年患者讲解服药方法，并进行用药监护，防止错误用药造成药物无效或产生毒性。

（二）性别

性别对药物的反应无明显差异，但性别差异可导致某些药物代谢差异，如一般男性对阿司匹林的清除率高于女性。妇女的月经、妊娠、分娩、哺乳等生理特点，对药物的反应较一般情况有所不同，用药时应适当考虑。例如，在月经期和妊娠期禁用剧泻药和抗凝血药，妊娠早期禁用激素类药物等已知的致畸胎药物。

（三）精神因素

患者的精神因素与药物的疗效关系密切。乐观的情绪，有利于提高机体的抗病能力。患者对药物的信任、依赖程度也可以提高药物的疗效。医护人员的任何医疗或护理活动，包括言谈举止都可以发挥安慰剂作用，因此可以适当利用这一效应做心理治疗或心理护理。

（四）遗传因素

多数药物的异常反应与遗传因素有关，遗传因素是影响药物反应个体差异的决定性因素之一。遗传变异可使部分药物的药效学、药动学发生变化。例如，双香豆素的血浆半衰期，在一卵双生个体间几无差别，而在二卵双生个体间可能差别几倍；葡萄糖-6-磷酸脱氢酶（G-6-PD）缺陷者服用阿司匹林、伯氨喹、磺胺类、维生素 K 时，可发生溶血反应；快乙酰化代谢型人群服用异烟肼后，血药浓度较低，半衰期较短，而慢乙酰化代谢型患者服用同样剂量异烟肼后，药效维持时间长，易发生外周神经炎。

（五）病理状态

病理因素能影响机体对药物的敏感性，如阿司匹林可使发热患者的体温降至正常，而对正常体温无影响。患者在中枢神经系统抑制的病理状态下，能耐受较大剂量的中枢兴奋药而不惊厥，如巴比妥类中毒时应用大剂量中枢兴奋药也不易引起惊厥。病理因素也能改变机体处理药物的能力，如肝、肾功能低下时，药物的清除率降低，使药物的半衰期延长，血药浓度增高，效应增强及产生严重的不良反应，此外一些药物可诱发或加重疾病，如糖皮质激素可诱发或加重溃疡病和糖尿病等。因此，在病理状态下进行用药护理时，应高度重视并密切观察。

（六）昼夜节律

体温、血压、肾上腺皮质激素的分泌都有昼夜变化规律，如血浆皮质激素浓度在早晨 8：00 左右最高，随后降低，直至午夜零点降到最低，因此根据其昼夜分泌规律给药，可提高疗效，减少不良反应。

二、药物方面的因素

（一）药物的化学结构

药物的化学结构是药理作用的物质基础。一般来说，化学结构相似的药物产生的药理作用往往相似，如苯二氮䓬类药物均具有镇静、催眠作用；但也有些药物虽然化学结构相似却具有相反的药物作用，如华法林与维生素K结构相似，但前者为抗凝血药，后者为止血药。

（二）药物剂型和给药途径

药物因剂型不同给药途径往往也不同。一般而言，注射剂比口服剂型吸收快；口服给药时，溶液剂吸收最快，散剂次之，片剂和胶囊剂较慢。吸收快的剂型，血药浓度达峰时间较快，故起效快；吸收慢的剂型，因其潜伏期长，故起效慢，维持时间长。

给药途径主要影响药物的吸收、药物作用产生的速度和维持时间。但有些药物采用不同的给药途径可产生不同的药理作用，如硫酸镁溶液口服可产生导泻作用，而硫酸镁注射液肌内注射可致骨骼肌松弛，呈现抗惊厥作用。利多卡因局部给药可产生局部麻醉作用，而静脉注射则可产生抗心律失常作用，主要用于治疗室性心律失常。

因此，临床给药应根据患者病情需要选择不同的制剂和给药途径，如危重患者和不能口服者多采用注射给药。

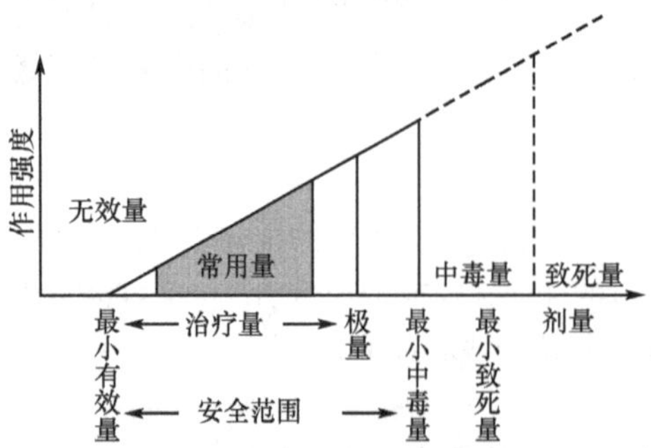

图 1-4 量效关系示意图

（三）药物的剂量

药物的剂量与效应之间关系密切。在一定范围内，剂量越大，血药浓度越高，作用也就越强，此为药物的剂量-效应关系，简称量效关系。但超过一定范围，随给药剂量的增加，血药浓度不断增高，则会引起毒性反应，出现中毒甚至死亡（图 1-4）。

1. 药物剂量指标

（1）最小有效量（minimal effective dose）：出现防治作用的最小剂量。

（2）极量（maximal dose）：又称最大治疗量，是指出现最大治疗作用的剂量。

（3）治疗量（therapeutic dose）：最小有效量到极量之间的剂量。

（4）最小中毒量（minimal toxic dose） 引起毒性反应的最小剂量。

（5）常用量 临床用药时，为了使疗效可靠且用药安全，常采用比最小有效量大些，比极量小些的剂量作为常用量。

2．药物安全性指标 目前常用的评价药物安全性的指标有以下三种。

（1）安全范围（margin of safety）：是指最小有效量和最小中毒量之间的范围。安全范围越大，药物的毒性越小。

（2）治疗指数（therapeutic index，TI）：是半数致死量（LD_{50}）与半数有效量（ED_{50}）的比值。半数致死量（LD_{50}）是指在测定药物毒性的动物实验中，使半数实验动物死亡的剂量。半数有效量（ED_{50}）是指在测定药物疗效的动物实验中，使半数实验动物出现疗效指标的剂量。一般治疗指数越大，药物越安全。但仅用治疗指数来衡量一个药物的安全性有时也是不可靠的，还需参考药物的安全系数。

（3）安全系数：又称安全指数，是指最小中毒量（LD_5）与最大治疗量（ED_{95}）的比值。该比值越大，说明用药越安全。

（四）联合用药及药物的相互作用

两种或多种药物同时或先后使用，称为联合用药，又称配伍用药。联合用药的目的是为了同时达到多种治疗目的，提高疗效，减少不良反应，防止耐受性或耐药性的发生。合理的联合用药可增强疗效，不合理的多药联用也常导致药物间不良的相互作用而降低疗效、加重不良反应甚至产生药源性疾病。因此，在联合用药中应注意可能发生的药物不良相互作用。

药物联合应用后出现的作用及效应称药物的相互作用，药物的相互作用可使药效加强，也可使药效降低或不良反应加重。因此，在给药护理中要加以注意。

1．配伍禁忌 药物在体外配伍时直接发生物理、化学的相互作用而降低疗效，甚至产生毒性影响药物的使用，此为配伍禁忌。在同时使用多种药物时，要认真审核药物的配伍禁忌表，避免发生配伍禁忌的差错或事故。注射剂在混合使用或大量稀释时易产生化学或物理改变。因此，静脉给药时应特别注意配伍禁忌，避免发生严重后果。

2．影响药效学的相互作用 联合用药时，药物在不同的药效学作用机制上产生相同或相反的生理功能调节作用，表现为药物效应增强（即协同作用）或药物效应减弱（即拮抗作用）。例如，吗啡与阿托品合用治疗胆绞痛，前者具有镇痛作用，后者可解除胆道痉挛，两药合用可增强疗效，为协同作用。而沙丁胺醇的扩张支气管作用可被普萘洛尔所拮抗，若两药合用，可使前者的作用减弱，为拮抗作用。

3．影响药动学的相互作用 联合用药时，一种药物通过影响另一种药物的吸收、分布、代谢和排泄，而使另一种药物的作用或效应发生变化。例如，青霉素与丙磺舒合用，后者可使前者排泄减慢而使前者作用增强。苯巴比妥能诱导肝药酶，当其与保泰松合用时，可使保泰松代谢加快，药效降低。

（五）药物对机体反应性的影响

长期反复用药后可引起机体对药物反应发生变化，主要表现为耐受性、耐药性和依赖性。还可因长期用药突然停药后发生停药综合征。

1．耐受性和耐药性 耐受性（tolerance）为机体连续多次用药后对药物的反应性降低，增加剂量可恢复反应，停药后耐受性可消失。例如，药物在短时间内反复应用数次后出现药效下降或消失为快速耐受性。如耐受性发生的比较缓慢，在长期连续用药后机体对药物的效应逐渐减弱，但增加药物剂量还可维持原有的药效称为慢性耐受性。耐药性（drug resistance）是指病原体或肿瘤细胞对反复应用的化学治疗药物的敏感性降低，也称抗药性。滥用抗菌药物是病原体产生耐药性的重要原因。

2．依赖性和停药综合征　依赖性是指长期应用某种药物后，机体对这种药物产生生理性或精神性的依赖和需求。生理性依赖，即停药后患者产生身体戒断症状。精神性依赖，即停药后患者只表现主观不适，无客观症状和体征。对吗啡产生药物依赖性者在停药后可发生精神和躯体一系列特有的症状。产生药物依赖性的主要原因是药物滥用。药物滥用是指无病情根据的大量长期应用药物，尤其是自我应用麻醉药品。因此，麻醉药品的贮存、使用必须遵照《中华人民共和国药品管理法》（简称《药品管理法》）严格管理和使用。

患者长期反复用药后突然停药可发生停药症状，如高血压患者长期应用β受体阻断药后，如突然停药，血压及心率可反跳性升高，患者症状加重。故长期用药的患者停药时必须逐渐减量至停药，可避免停药综合征的发生。

三、其他因素

饮食、生活习惯和方式、工作环境对药物代谢酶的活性和作用靶点的敏感性都有显著的影响，导致一些药物的代谢和作用存在明显的个体或种族差异。例如，高血压、糖尿病等慢性疾病的患者，药物治疗的同时配合饮食疗法治疗效果更佳，抗酸药治疗消化性溃疡时饭前服用效果较好，驱虫药要求空腹或半空腹服用。

第5节　药物的一般知识和给药护理的基本技能

一、药物的一般知识

1．药品的名称与分类　药品一般有三种名称，即通用名、商品名和化学名。通用名是药品的法定名称，通常采用世界卫生组织推荐使用的国际非专利药品名称。商品名是药品生产厂商自己确定，经药品监督管理部门核准的产品名称，在一个通用名下，由于生产厂家的不同，可有多个商品名称。化学名是根据药物的化学结构，按照一定的命名原则确定的名称。例如，解热镇痛药——阿司匹林为其通用名，巴米尔是该药的商品名，化学名称为2-（乙酰氧基）苯甲酸。

我国《处方药与非处方药分类管理办法（试行）》，将药物分为处方药和非处方药两大类。处方药是指必须凭执业医师或执业助理医师处方才可调配、购买和使用的药物；非处方药是指不需要凭执业医师或执业助理医师处方即可自行判断、购买和使用的药物。我国还实行基本药物管理制度，国家基本药物是指适应基本医疗卫生需求，剂型适宜，价格合理，能够保证供应公众可公平获得的药品。

我国《药品管理法》规定，国家对麻醉药品、精神药品、医疗用毒性药品和放射性药品实行特殊管理，以保证其合法、合理使用，正确发挥其防治疾病的作用。

知识链接　**药物与药品**

药物是指作用于机体用于预防、治疗和诊断疾病的化学物质。药物不一定经过审批，也不一定是市面有售的化学物质。例如，常见的麦芽，有养心益气的作用，就可作为药物使用，但并不是药品。

药品是指用于预防、治疗、诊断人的疾病，有目的地调节人的生理功能并规定有适应证或者功能主治、用法和用量的物质，包括中药材、中药饮片、中成药、化学原料药及其制剂、抗生素、生化药品、放射性药品、血清、疫苗、血液制品和诊断药品等。经过国家药品监督管理局审批，允许其上市生产、销售的药物，不包括正在上市前临床试验中的药物。

2．药品的剂型与外观质量检查

（1）药品的常用剂型：药品的常用剂型有很多，根据其形态可分为液体剂型、固体剂型、半固体剂型。根据给药途径的不同，可将药品分为经胃肠道给药剂型和非经胃肠道给药剂型，见表1-4。

表1-4　药品的常用剂型分类

分类	经胃肠道给药剂型	非经胃肠道给药剂型
特点	药物制剂经口服后进入胃肠道，起局部作用或经吸收而发挥全身作用的剂型	除口服给药途径以外的所有其他剂型，这些剂型可在给药部位起局部作用或被吸收后发挥全身作用
常用剂型	散剂、片剂、颗粒剂、胶囊剂、溶液剂、乳剂、混悬剂	注射给药剂型，如注射剂；呼吸道给药剂型，如喷雾剂；皮肤给药剂型，如洗剂、软膏剂；黏膜给药剂型，如滴眼剂、贴膜剂；腔道给药剂型，如栓剂

（2）药品外观质量检查：是指通过人的视觉、触觉、听觉、嗅觉等感官试验，对药品的外观形状、包装、容器、标签进行检查，来判定药品的质量优劣，见表1-5。

表1-5　药品的外观检查要点

检查内容	主要检查要点
重量差异	片剂、注射剂、酊剂、软膏剂、糖浆剂、颗粒剂等均不超过该剂型规定重量或装量差异的限度
注射剂	水针剂、大输液应检查透明度，有无色泽变化、浑浊沉淀、结晶析出、发霉、异物、装量、冷爆、裂瓶、封口漏气等，如维生素C注射液，为无色或微黄澄明液体，如果密封不严或储存不当，可缓慢分解为糖醛，糖醛遇空气氧化聚合，使药液变黄失效
粉针剂	检查是否粘瓶、结块、瓶盖松动及安瓿印字等，如注射用青霉素钠为白色结晶粉末，由于具有引湿性，吸潮或受热后易分解使其效价降低或失效
片剂	检查有无吸潮、变形、变色、粘连、溶化、发霉、结晶析出、边缘不整、松片、裂片等情况
颗粒剂	检查有无吸潮结块、发黏、生霉、变色等，包装封口是否严密，有无破裂等现象
胶囊剂	检查有无软化、漏药、破裂、变形、粘连、内容物收缩、结块等，软胶囊有无气泡及畸形丸，如维生素AD胶丸，内含黄色或深黄色油状液，久贮后会发霉、粘连、出油、酸败等
滴眼剂	检查有无浑浊、沉淀等
酊剂、糖浆剂、乳剂、软膏剂等	检查有无挥发、沉淀、发霉、变色、酸败等

3．药品标签与说明书　我国《药品说明书和标签管理规定》中指出，药品说明书和标签由国家市场监督管理总局予以核准。药品说明书应当包含药品安全性、有效性的重要科学数据、结论和信息，用以指导安全、合理使用药品。药品说明书应当充分包含药品不良反应信息，详细注明药品不良反应。药品的标签是指药品包装上印有或者贴有的内容，分为内标签和外标签。药品的内标签应当包含药品通用名称、适应证或者功能主治、规格、用法用量、生产日期、产品批号、有效期、生产企业等内容。药品外标签应当注明药品通用名称、成分、性状、适应证或者功能主治、规格、用法用量、不良反应、禁忌、注意事项、贮藏、生产日期、产品批号、有效期、批准文号、生产企业等内容。适应证或者功能主治、用法用量、不良反应、禁忌、注意事项不能全部

注明的，应当标出主要内容并注明“详见说明书”字样。药品标签中的有效期应当按照年、月、日的顺序标注，如“有效期至 2014 年 12 月”或者 “有效期至 2014 年 12 月 15 日”；也可以表示为“有效期至 2014.12”或者“有效期至 2014/12/15”等。

4．药物领取与保管　护士在领取和保管药物时，应遵循以下原则。

（1）剧毒药和麻醉药：应凭医生处方和空安瓿领取，加锁保管，专人负责，专本登记，班班交接。

（2）标识清晰：内服药为蓝药标，外用药为红药标，剧毒药为黑药标。标签应注明中英文药名、剂量或浓度。

（3）按药性保管：易氧化或遇光变质药，装入有色瓶内，放阴凉处，如氨茶碱、维生素 C、盐酸肾上腺素；针剂盒用黑纸遮盖；易挥发、潮解、风化药，装瓶盖紧，如乙醇、酵母片、糖衣片；易被热破坏的药物，放冰箱保存，如生物制剂（疫苗、抗毒血清、白蛋白）、胰岛素注射液、青霉素皮试液；易燃烧药物，远离明火，如乙醇、乙醚、环氧乙烷。

（4）分类放置：按内服、外用、注射、剧毒等分类放置，定期检查，按有效期先后顺序排列和使用，发现药品浑浊、沉淀变色、潮解、异味或超过有效期均不能使用。

（5）患者个人专用特殊药物：应注明床号、姓名，单独发放。

二、用药护理的基本技能

1．医嘱与处方知识

（1）医嘱：系指经主治医生在医疗活动中为诊治患者而下达的医学指令。医嘱由医生下达，由护士执行。医嘱中对于药物的名称、剂量、浓度、用法等都有明确要求，是护士执行药物治疗护理等工作的重要依据。

知识链接　**医　嘱　单**

医嘱单是护士执行治疗护理等工作的重要依据，也是护士完成医嘱前后的核查依据。医嘱的内容包括日期、时间、护理常规、护理级别、饮食、体位、药物（名称、剂量、浓度、用法等）、各种检查、治疗、术前准备和医生、护士的签名等。医嘱单分为长期医嘱、临时医嘱和备用医嘱三种。

（2）处方：是医生在诊疗活动中为患者开具的作为医疗用药发药凭证的医疗文书，执行处方是护士的日常工作，应严格对待。医疗处方由前记、正文和后记三部分构成。麻醉药品、精神药品、医疗毒性药品等特殊管理药品的处方、急诊处方当日有效。处方中常用的外文缩写词见表 1-6。

表 1-6　处方常用外文缩写词

缩写词	中文	缩写词	中文
Rp 或 R	请取	12mn	午夜 12 时
Sig．或 S	用法	a.c.	饭前
q.m.	每晨 1 次	p.c.	饭后
q.n.	每晚 1 次	h.s.	临睡前
q.d.	每日 1 次	pr.dos	顿服，一次量
q.2d.	每 2 日 1 次	p.r.n.	必要时（可重复）
q.o.d.	隔日 1 次	s.o.s.	需要时（用一次）
b.i.d.	一日 2 次	p.o.或 o.s.	口服

续表

缩写词	中文	缩写词	中文
t.i.d.	一日3次	i.h.	皮下注射
q.i.d.	一日4次	i.m.	肌内注射
b.i.w.	每周2次	i.v.	静脉注射
q.h.	每小时	iv.gtt	静脉滴注
q.n.	每晚	stat!	立即
am	上午	cito!	急速地
pm	下午	lent.	缓慢地
12n	中午12时		

2．常用剂型的给药护理

（1）口服给药的护理：口服给药是最常用、最安全和最简便的给药途径。但口服药物大多受首过消除的影响，生物利用度较低。口服给药时，护士应严格执行医嘱，按时给药，并根据药物特性指导给药。例如，服用片剂、丸剂、胶囊剂时，应嘱患者温开水吞服，切忌干吞，以防药物损伤食管；刺激性药物如阿司匹林、吲哚美辛、硫酸亚铁等宜在餐后服用，以减轻药物对胃黏膜的刺激；碳酸氢钠等抗酸药及胃黏膜保护剂如枸橼酸铋钾等应在餐前服，而 H_2 受体拮抗剂西咪替丁等睡前服效果更好；止咳糖浆不宜用水服，而应徐徐咽下；服用磺胺药时应嘱患者多饮水；服用维生素C、硫酸亚铁片时，不得用茶水送服等。

（2）注射剂型的给药护理：注射给药多用于全身治疗，药物作用快而强，尤其适用于危重患者的急救和不能吞咽或昏迷患者的治疗。注射前，护士应熟悉患者病情，严格执行核对制度；注射中严密观察患者反应，若出现不良反应及时报告医生，并协助医生进行必要的处理。同时根据药物特性进行用药护理，如注射用药物必须用规定的注射用溶媒稀释；同时注射两种或两种以上药物时，应考虑药物间是否发生相互作用；能引起过敏性休克的药物，在给药前必须按要求作皮试等。

（3）局部外用剂型的给药护理：局部给药常常仅限于药物容易接受的器官和组织，如皮肤、眼、耳、鼻、口腔、直肠等。护士在给患者局部用药时应向患者说明给药目的，交待正确的用药方法，并根据不同剂型进行用药护理。例如，皮肤给药时，对于破损部位应注意无菌操作，并严密观察局部作用的药物因透皮吸收产生的副作用；用阿托品、毛果芸香碱等药物滴眼时，嘱患者用手指压迫眼内眦和鼻根部2～3分钟，以免药液吸收后引起毒性反应；含漱给药时，药物温度不宜超过40℃，浓度不能太高，以免破坏口腔及咽部的正常防御功能，同时嘱患者含漱药液数分钟，并不得将其咽下。

自测题

A_1 型题

1. 可以改变或查明机体的生理功能及病理状态，用以预防、诊断和治疗疾病的物质称为（　　）

A. 生物制品　　B. 药物
C. 制剂　　D. 抗生素
E. 试剂

2. 根据药物是否吸收入血，药物作用可分为（　　）

A. 防治作用和不良反应

B. 选择作用和普遍作用

C. 局部作用和吸收作用

D. 兴奋作用和抑制作用

E. 副作用和毒性作用

3. 药物的吸收是指（　　）

A. 药物进入胃肠道

B. 药物随血液分布到各组织器官

C. 药物与作用部位结合

D. 药物从给药部位进入血液循环

E. 静脉给药

4. 药物的副作用是在下列哪种情况下发生的（　　）

A. 极量　　B. 治疗剂量

C. LD_{50}　　D. 最小中毒量

E. 最小有效量

5. 受体激动药的特点是（　　）

A. 具有亲和力

B. 具有内在活性

C. 具有亲和力而无内在活性

D. 兼有亲和力和内在活性

E. 不具有亲和力和内在活性

6. 药物的半数致死量（LD_{50}）是（　　）

A. 抗生素杀死一半细菌的剂量

B. 抗寄生虫药杀死一半寄生虫的剂量

C. 使 50%人产生作用的剂量

D. 使 50%实验动物死亡的剂量

E. 致死量的一半

7. 首过消除发生在（　　）

A. 舌下给药　　B. 口服给药

C. 皮下注射给药　　D. 静脉给药

E. 肌内注射给药

8. 药物的治疗量是指药物剂量在（　　）

A. 最小有效量与最小致死量之间

B. 常用量与极量之间

C. 最小有效量与最小中毒量之间

D. 最小有效量与极量之间

E. 常用量与最小中毒量之间

9. 药物半衰期是（　　）

A. 药物被转化一半所需的时间

B. 药物被排泄一半所需的时间

C. 血浆中的药物浓度下降一半所需的时间

D. 药物浓度减少一半所需的时间

E. 药物被吸收一半所需的时间

10. 按药物的半衰期为间隔给药，约经几个半衰期达稳态血药浓度（　　）

A. 1　　B. 3

C. 5　　D. 7

E. 9

11. 能使机体机能活动增强的药物作用称（　　）

A. 防治作用　　B. 治疗作用

C. 兴奋作用　　D. 抑制作用

E. 预防作用

12. 若每一个半衰期给药一次，为了迅速达到稳态血药浓度可将首次剂量（　　）

A. 增加半倍　　B. 增加一倍

C. 增加两倍　　D. 增加三倍

E. 增加四倍

13. 下列为吸收作用的是（　　）

A. 口服抗酸药治疗胃溃疡

B. 口服硫酸镁导泻

C. 缝合外伤前注射局麻药

D. 阿司匹林用于感冒发热

E. 口服去甲肾上腺素治疗上消化道出血

14. 易氧化和遇光变质的药物是（　　）

A. 硫酸亚铁、葡萄糖酸钙

B. 维生素 C、氨茶碱

C. 过氧乙酸、酵母片

D. 疫苗、抗毒血清

E. 乙醚、环氧乙酸

15. 隔日 1 次的外文缩写是（　　）

A. q. d.　　B. q. o. d.

C. q. i. d.　　D. t. i. d.

E. b. i. d.

16. 药疗工作常用外文缩写，正确的是（　　）

A. 每日 1 次 q.o.d.　B. 每小时 1 次 q.d.

C. 每周 1 次 b.i.d.　D. 每晨 1 次 q.m.

E. 每周 1 次 q.n.

17. 内服药包装上的标签颜色是（　　）

A. 红色　　B. 棕色
C. 蓝色　　D. 黑色
E. 绿色

18. 药物保管中，剧毒药使用的标签颜色是（　　）
A. 蓝色　　B. 红色
C. 黑色　　D. 绿色
E. 棕色

19. 需在 2～10℃低温箱保管的药品是（　　）
A. 维生素 E　　B. 氨茶碱
C. 白蛋白　　D. 氨苄西林
E. 地西泮

20. 需要避光保存的药物是（　　）
A. 肾上腺素　　B. α-糜蛋白酶
C. 维生素 K　　D. 葡萄糖酸钙
E. 洋地黄

（石少婷）

第2章 传出神经系统药物

引 言

传出神经系统药物通过影响受体和递质而产生作用，其种类繁多，作用广泛，用途多样，临床常用于心搏骤停、各种休克、内脏绞痛、青光眼、重症肌无力、有机磷酸酯类农药中毒等，尤其在心搏骤停、休克、有机磷酸酯类农药中毒等危重急症的抢救中发挥重要作用。

第1节 概 述

作用于传出神经的药物称传出神经系统药物。这类药物的作用与相应的传出神经功能相似或相反，因此，了解传出神经的解剖和生理，是学习本类药物的基础。

一、传出神经系统的分类

（一）传出神经的解剖学分类

传出神经系统包括自主神经系统和运动神经系统，见图 2-1。

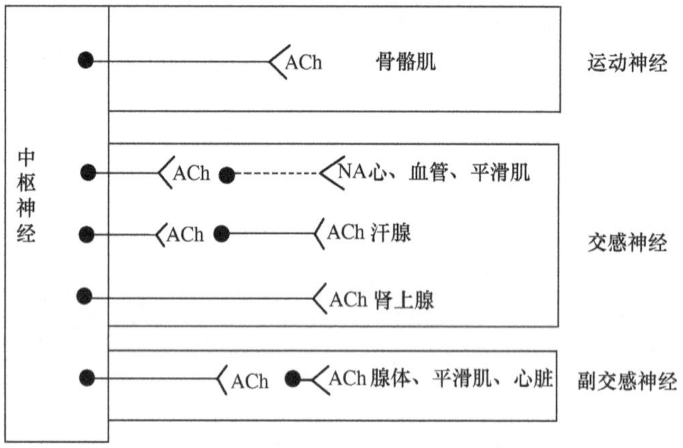

图 2-1 传出神经分类模式图

ACh：乙酰胆碱；NA：去甲肾上腺素；-----去甲肾上腺素能神经；——胆碱能神经

运动神经系统自中枢发出后直接支配骨骼肌；而自主神经系统则不同，在到达效应器之前须在神经节交换神经元，故有节前纤维和节后纤维之分。

（二）传出神经按递质分类

当神经兴奋时，传出神经末梢可释放各种传递信息的化学物质，称为递质。兴奋时末梢释放乙酰胆碱（ACh）的神经称为胆碱能神经；而末梢主要释放去甲肾上腺素（NA）的称为去甲肾上腺素能神经或肾上腺素能神经。

1. 胆碱能神经　主要包括交感神经的节前纤维、副交感神经节前纤维和节后纤维、极少数交感神经的节后纤维（如支配汗腺分泌和骨骼肌血管舒张的神经）、运动神经。

2. 肾上腺素能神经　大多数交感神经节后纤维。但在少数效应器上同时受多巴胺能神经、阿片能神经等神经的多重支配。

二、传出神经递质的生物代谢

1. 乙酰胆碱的代谢　主要在胆碱能神经末梢内进行。胆碱和乙酰辅酶 A 在胆碱乙酰化酶作用下合成乙酰胆碱，并贮存于囊泡中，当胆碱能神经兴奋时，突触前膜通透性发生改变，在 Ca^{2+} 参与下，使一定量的囊泡与突触前膜融合，产生裂孔，将乙酰胆碱排入突触间隙，释放出的乙酰胆碱作用于受体引起生理效应。

由突触前膜释放之后的乙酰胆碱，几乎 100%被分布在突触部位的胆碱酯酶（ChE）迅速水解灭活。

2. 去甲肾上腺素的代谢　主要在去甲肾上腺素能神经末梢内进行。其合成原料是酪氨酸，酪氨酸在酪氨酸羟化酶作用下合成多巴，又在多巴脱羧酶催化下生成多巴胺，多巴胺进入囊泡后在 β-羟化酶的催化下生成去甲肾上腺素并贮存在囊泡中。当去甲肾上腺素能神经兴奋时，神经冲动使突触前膜通透性发生改变，Ca^{2+}内流，使一定量的囊泡与突触前膜融合，产生裂孔，将去甲肾上腺素释放至突触间隙，释放出的去甲肾上腺素作用于受体引起生理效应。

大部分的去甲肾上腺素被神经末梢再摄取后循环利用；少数未储存部分，被线粒体内单胺氧化酶（MAO）灭活；少数未摄取部分，主要被突触后膜儿茶酚氧位甲基转移酶（COMT）灭活。

三、传出神经受体的类型、分布及兴奋效应

（一）受体的类型、分布

传出神经系统的受体根据能与之结合的递质来命名。能与乙酰胆碱结合的受体称为胆碱受体；能与去甲肾上腺素结合的受体称为肾上腺素受体。

1. 胆碱受体　指能选择性与乙酰胆碱结合的受体。可分为毒蕈碱型和烟碱型两类。

（1）M 受体（毒蕈碱型胆碱受体）：指对以毒蕈碱为代表的拟胆碱药较为敏感的受体。又分为 M_1受体、M_2受体等亚型。主要位于副交感神经节后纤维所支配的效应器细胞膜上，如心脏、血管、支气管及胃肠道平滑肌、瞳孔括约肌和腺体等。

（2）N 受体（烟碱型胆碱受体）：指对烟碱比较敏感的受体。又分为 N_1受体和 N_2受体两种亚型。分布于神经节细胞、肾上腺髓质和骨骼肌细胞膜上。

2. 肾上腺素受体　指能与去甲肾上腺素或肾上腺素结合的受体。又可分为 α 肾上腺素受体和 β 肾上腺素受体两类。

（1）α 肾上腺素受体（α 受体）：可分为 α_1受体和 α_2受体两种亚型。α 受体分布于血管平滑肌、瞳孔开大肌、胃肠和膀胱括约肌及去甲肾上腺素能神经末梢突触前膜、胰岛 B 细胞、血小板等处。

（2）β 肾上腺素受体（β 受体）：又分为 β_1受体、β_2受体等亚型。β_1受体主要分布于心脏和脂肪等组织，β_2受体位于支气管和血管（骨骼肌和冠状血冠）平滑肌等处。气管和血管平滑肌、骨骼肌和冠脉血管、肝脏、脂肪等处。

（二）受体的效应

递质与受体结合可激动受体而呈现作用，不仅能激动突触后膜受体完成自上而下的化学传递，还能激动突触前膜受体而调节递质释放。不同的递质可通过激动不同的受体而呈现不同的作用。

1. 胆碱受体的效应

（1）M 样作用：当 M 受体被激动时所呈现的作用。表现为瞳孔缩小、腺体分泌增加（唾液腺、汗腺、泪腺）、心脏抑制（传导减慢、心率减慢、心肌收缩力减弱）、血管舒张、支气管及胃

肠道平滑肌收缩等。

（2）N 样作用：当 N 受体被激动时所呈现的作用。表现为神经节兴奋、肾上腺髓质分泌增加、骨骼肌收缩等。

2. 肾上腺素受体的效应

（1）α 型作用：当 α 受体被激动时所呈现的作用。表现为血管收缩、瞳孔扩大、胃肠和膀胱括约肌收缩及去甲肾上腺素和胰岛素分泌减少、血小板聚集等。

（2）β 型作用：当 β 受体被激动时所呈现的作用。表现为心脏兴奋（传导加快、心率加快、收缩力增强）、支气管平滑肌和血管平滑肌舒张、糖原和脂肪分解、血糖升高、去甲肾上腺素分泌增多等。

多数效应器都接受胆碱能神经和去甲肾上腺素能神经的双重支配（表 2-1）。而这两类神经兴奋时所产生的效应往往相互拮抗。当两类神经同时兴奋时，则主要显示占优势的神经效应。

表 2-1 传出神经系统的受体分布和效应

效应部位			肾上腺素能神经兴奋		胆碱能神经兴奋	
			受体	效应	受体	效应
心脏	心肌		β_1	收缩力加强	M	收缩力减弱（心房）
	窦房结		β_1	心率加快	M	心率减慢
	传导系统		β_1	传导加速	M	传导减慢
平滑肌	血管	皮肤、黏膜	α	收缩	M	舒张
		腹腔内脏	α，β_2	收缩为主		
		脑、肺	α	收缩	M	舒张
		骨骼肌	α，β_2	舒张为主	M	舒张（交感）
		冠状动脉	α，β_2	舒张为主		
	支气管		β_2为主	舒张	M	收缩
	胃肠道	胃	β_2	舒张	M	收缩
		小肠	α，β_2	舒张	M	收缩
		括约肌	α	收缩	M	舒张
	膀胱	逼尿肌	β	舒张	M	收缩
		括约肌	α	收缩	M	舒张
	眼	虹膜括约肌			M	收缩（缩瞳）
		虹膜辐射肌	α	收缩（缩瞳）		—
		睫状肌	β	舒张（远视）	M	收缩（近视）
腺体	汗腺		α	掌心分泌	M	分泌（交感）
	唾液腺		α	分泌小量稠液	M	分泌多量稀液
	胃肠、呼吸道				M	分泌
代谢	肝糖代谢		α，β_2	肝糖原分解		
	骨骼肌糖代谢		β_2	肌糖原分解		
	脂肪代谢		α，β_1	脂肪分解		
植物神经节					N_1	兴奋
肾上腺髓质					N_1	分泌（交感）
骨骼肌					N_2	收缩（运动神经）

四、传出神经系统药物的作用方式

1. 直接作用　大多药物可直接与受体结合而产生激动（兴奋）或拮抗（阻断）作用。作用于胆碱受体的有拟胆碱药、抗胆碱药；作用于肾上腺素受体的有拟肾上腺素药和抗肾上腺素药。其作用强度取决于亲和力，作用性质则主要取决于内在活性。

2. 间接作用　有些药物通过影响神经递质的合成、代谢、贮存或摄取，产生激动或拮抗递质的作用。例如，抑制 ChE 的药物使 ACh 蓄积，间接引起胆碱受体兴奋，同样属于拟胆碱药。

五、传出神经系统药物分类

按药物的作用方式及对受体选择性的差异进行分类，见表 2-2。

表 2-2　传出神经系统药物分类

分类			代表药物
受体相关	胆碱受体激动药	M，N 受体激动药	卡巴胆碱
		M 受体激动药	毛果芸香碱、氯贝胆碱
	胆碱受体拮抗药	N 受体激动药	烟碱（工具药）
		M 受体拮抗药	阿托品、山莨菪碱、东莨菪碱
		N_1 受体拮抗药	六甲双胺、美加明、咪噻芬
		N_2 受体拮抗药	筒箭毒碱、琥珀胆碱
	肾上腺素受体激动药	α，β 受体激动药	肾上腺素、多巴胺、麻黄碱
		α受体激动药	去甲肾上腺素、间羟胺、羟甲唑啉
		$α_2$ 受体激动药	可乐定（见中枢降压药）
		β 受体激动药	异丙肾上腺素
		$β_1$ 受体激动药	多巴酚丁胺
		$β_2$ 受体激动药	沙丁胺醇、特布他林
	肾上腺素受体拮抗药	α，β 受体拮抗药	拉贝洛尔
		$α_1$，$α_2$ 受体拮抗药	酚妥拉明、酚苄明
		$α_1$ 受体拮抗药	哌唑嗪、特拉唑嗪
		$α_2$ 受体拮抗药	育亨宾
		β 受体拮抗药	普萘洛尔、吲哚洛尔
		$β_1$ 受体拮抗药	阿替洛尔、美托洛尔
		$β_2$ 受体拮抗药	布他沙明
递质相关	胆碱酯酶抑制药		新斯的明、吡斯的明
	胆碱酯酶复活药		碘解磷定、氯解磷定

第 2 节 胆碱受体激动药

案例 2-1

患者，女，55 岁。10 小时前右眼出现红肿、胀痛，伴视力剧降，随后，右眼红痛逐渐加重，并伴有头晕、恶心、呕吐。就诊后，诊断为右眼急性闭角型青光眼。遵医嘱用 2%毛果芸香碱频滴眼，2 小时后症状缓解。数小时后相继出现全身不适、流泪、流涎、心悸等而急诊。

问题：1. 该患者使用毛果芸香碱滴眼后症状为何能够缓解？

2. 数小时后出现全身不适症状，原因是什么？

3. 使用毛果芸香碱滴眼时应注意哪些问题？

M 受体激动药

M 受体激动药是一类能选择性地与 M 胆碱受体结合并激动该受体，产生与 ACh 相似的 M 受体激动效应的药物。

毛果芸香碱（pilocarpine）

毛果芸香碱是从毛果芸香属植物叶中提取的生物碱。已能人工合成。

【药理作用】该药直接激动 M 受体，呈现 M 样作用。其特点是对眼及腺体的作用较强。

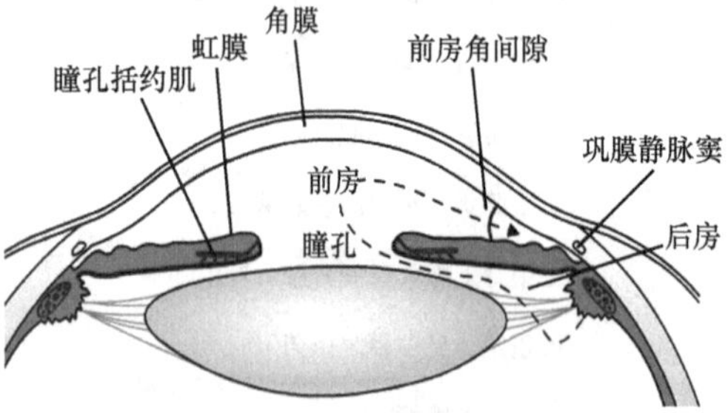

图 2-2 房水回流示意图

1. 对眼的作用

（1）缩小瞳孔：激动瞳孔括约肌上的 M 受体，使瞳孔括约肌收缩，导致瞳孔缩小。

（2）降低眼压：由于瞳孔括约肌收缩而使虹膜向中心方向拉紧，根部变薄，使前房角间隙扩大，房水易于通过小梁网进入巩膜静脉窦，使眼压降低，见图 2-2。

（3）调节痉挛：眼睛的调节作用主要依赖于晶状体屈光度的改变。由于激动了睫状肌上的 M 受体，使睫状肌向中心方向收缩，致使悬韧带松弛，晶状体借本身弹性而变凸，屈光度增加，患者固定于近视状态，而视远物则模糊不清。这种现象称为调节痉挛，见图 2-3。

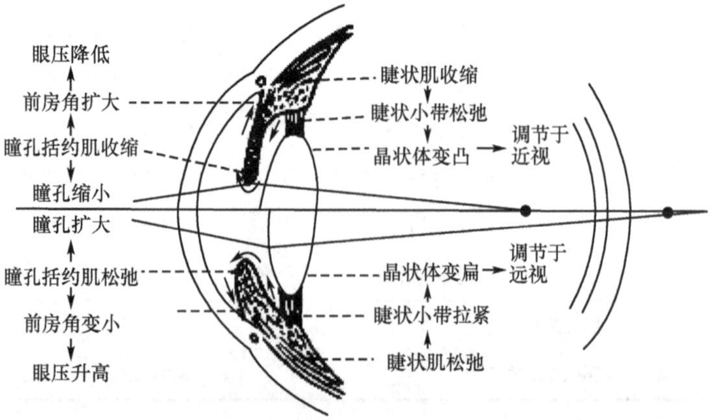

图 2-3 M 受体激动药（上半图）和 M 受体拮抗药（下半图）对眼的作用

2．增加腺体分泌　激动M受体，使腺体分泌增加，以汗腺、唾液腺最为明显。

【临床应用】 主要用于治疗青光眼。与扩瞳药交替用于虹膜睫状体炎以防止虹膜和晶状体粘连。注射可用于M受体拮抗药中毒的解救。

知识链接　**青光眼**

青光眼为临床常见的眼科疾病，主要是由于房水回流障碍引起眼压的增高。表现为眼胀、头痛、视力减退、视野缩小等，严重时可致失明。眼压的正常值范围为10～20mmHg。

青光眼分为闭角型青光眼和开角型青光眼，前者主要因前房角狭窄，房水回流不畅所致；后者主要是小梁网及巩膜静脉窦变性，阻碍房水回流而造成的。

【不良反应】 吸收过量可出现M受体过度兴奋的症状，如腹痛、腹泻、多汗、流涎、支气管痉挛等，可用阿托品对症处理。

【用药护理】

1．用药前护理　询问患者的用药史和过敏史。支气管哮喘、急性结膜炎、角膜炎患者慎用。毛果芸香碱滴眼液浓度以1%～2%为宜，浓度过高易出现头痛、眼痛等症状。吸收过量产生的M受体过度兴奋症状可用阿托品对抗。

2．用药中护理　明确用药目的，指导患者学会正确的用药方法。嘱患者滴眼时应将下眼睑拉成杯状，同时以示指压迫内眦，避免药物经鼻泪管流入鼻腔增加药物吸收而产生不良反应。

3．用药后护理　用药后可能引起视远物不清，须与患者解释原因，避免引起恐慌，在症状消失前不做用眼的精细工作尤其是开车等注视远方的工作，停药后症状会消失。定期进行眼科检查，根据病情变化调整治疗方案。

第3节　胆碱酯酶抑制药和胆碱酯酶复活药

案例2-2

患者，女，28岁。误服"敌敌畏"（有机磷酸酯类农药）后感觉不适、恶心、呕吐（有特殊蒜臭味）、流涎、肌震颤等，半小时后被发现即送医院。检查所见，大汗、呕吐、小便失禁、对光反射迟钝、肺部湿啰音、言语不清、精神恍惚等。诊断为急性有机磷农药中毒。遵医嘱立即行2%碳酸氢钠溶液反复洗胃、静脉注射阿托品10mg，每小时1次，共用20mg达阿托品化后，改为1mg每4小时皮下注射；同时，氯解磷定1g稀释后静脉注射，根据胆碱酯酶活性调整用量。

问题： 有机磷农药的中毒机制、中毒表现、解救原则各是什么？

胆碱酯酶抑制药能与ChE结合，抑制其活性，使神经末梢释放的ACh在突触间隙蓄积，激动M受体和N受体，呈现M样和N样作用。可见，胆碱酯酶抑制药属于拟胆碱药。

根据用药后胆碱酯酶活性恢复的速度不同，胆碱酯酶抑制药分为两类：可逆性胆碱酯酶抑制药，如新斯的明、毒扁豆碱等；难逆性胆碱酯酶抑制药，如有机磷酸酯类。

一、可逆性胆碱酯酶抑制药

新斯的明（neostigmine）

该药为季铵类化合物，脂溶性低，口服不易吸收且难于通过血-脑屏障，中枢作用不明显。

也不易透过角膜，对眼的作用弱。

【药理作用与临床应用】该药可逆性抑制胆碱酯酶活性，使 M 受体、N 受体兴奋而呈现 M 样和 N 样作用，因其作用的选择性较强，表现为如下特点。

1．兴奋骨骼肌　由于抑制胆碱酯酶和直接激动 N_2 受体，并且促使运动神经末梢释放 ACh，使骨骼肌收缩作用强大而持久。

本药为重症肌无力的首选药，也用于解救非去极化肌松药（如筒箭毒碱）中毒。

知识链接

重症肌无力

重症肌无力是神经-肌肉传递障碍引起的一种慢性自身免疫性疾病。主要表现为骨骼肌活动后易疲劳，休息后好转，症状“晨轻晚重”。早期以局部症状为主，常见体征为眼睑下垂、声音嘶哑、表情淡漠；后期可发展至全身，出现四肢乏力、呼吸困难而危及生命。

2．兴奋平滑肌　能兴奋胃肠道平滑肌及膀胱逼尿肌，故适用于术后腹气胀、尿潴留，促进排气和排尿。

3．抑制心脏　由于抑制胆碱酯酶，使心脏部位 ACh 积聚，激动 M 受体使心率减慢。可用于阵发性室上性心动过速。

【不良反应】过量可致恶心、呕吐、心动过缓等 M 样症状和肌震颤、肌无力等 N 样症状，严重者可致肌无力加重，称“胆碱能危象”。

其他可逆性胆碱酯酶抑制药的作用特点见表 2-3。

表 2-3　其他可逆性胆碱酯酶抑制药的作用特点

药物	药理作用及临床应用
吡斯的明（pyridostigmine）	作用与新斯的明相似而较长，适应证类似
毒扁豆碱（physostigmine）	选择性差，仅作为局部用药。对眼的作用较毛果芸香碱强而久。主要用于治疗青光眼
加兰他敏（galanthamine）	作用与新斯的明相似而较弱，常用于脊髓灰质炎后遗症的处理
依酚氯铵（edrophonium chloride）	作用快而强，作为重症肌无力的诊断用药和抢救非去极化型肌松药中毒

【用药护理】

1．用药前护理　明确用药目的，评估患者生命体征情况，若心动过缓宜先用阿托品，使心率增至 80 次/分钟后再用本药。机械性肠梗阻、尿路梗阻及支气管哮喘患者禁用。新斯的明口服剂量一般应比注射剂量大 10 倍以上。一般不作静脉注射，以免引起严重的心动过缓甚至心搏骤停。

2．用药中护理　用药中要注意鉴别疾病与药物引起的肌无力症状，用药后肌无力现象应缓解改善，若肌无力不仅不缓解，反而加重的，要警惕出现胆碱能危象。一经发现，立刻停药并使用 M 受体拮抗药和胆碱酯酶复活药。因口服与注射剂的生物利用度差异很大，改变给药途径时须调整剂量。

3．用药后护理　监测患者心率、呼吸、吞咽能力及握力等是否改善，指导家属学会观察，将上述观察结果及时向医生反馈，以便调整用药剂量，防止出现胆碱能危象。

护考链接

患者，女，25 岁。因胃溃疡进行手术，术后出现肠胀气，应选用下列何药治疗（　　）

A. 新斯的明　　B. 山莨菪碱　　C. 毛果芸香碱
D. 烟碱　　E. 毒扁豆碱

解析： 新斯的明兴奋平滑肌，可用于治疗手术后腹胀，故答案为A。

毒扁豆碱（physostigmine）

该药为叔胺类化合物，脂溶性高。滴眼后易透过角膜，易透过血-脑屏障。对眼的作用与毛果芸香碱相似，但作用强而持久。主要用于治疗青光眼。

滴眼后可致睫状肌收缩而引起调节痉挛，导致视物模糊，并可引起头痛、眼痛等。因选择性低，很少全身用药。

二、难逆性胆碱酯酶抑制药（有机磷酸酯类中毒及解毒药）

有机磷酸酯类（即有机磷）包括农、林业用杀虫剂，如敌敌畏、乐果、对硫磷（1605）等；战争神经毒剂，如沙林、塔朋、梭曼等。在生产、使用过程中，如不注意防护会引起中毒。

有机磷磷酸酯类有刺鼻的蒜臭味，可经皮肤、黏膜、呼吸道、消化道等多种途径吸收进入人体，与胆碱酯酶结合成难以水解的磷酰化胆碱酯酶，造成乙酰胆碱在体内大量蓄积，引起一系列的中毒症状。

（一）中毒机制

吸收进入人体的有机磷酸酯类可与胆碱酯酶结合，生成难以水解的磷酰化胆碱酯酶，使胆碱酯酶失去水解乙酰胆碱的能力，导致乙酰胆碱在体内蓄积，过度激动胆碱受体，呈现出一系列中毒症状。

随时间推移，胆碱酯酶将发生难以逆转的所谓“老化”现象，胆碱酯酶活性不能恢复。因此，一旦中毒，应迅速抢救，及早使用解毒药。

（二）中毒症状

轻度中毒者以M样症状为主，表现为恶心、呕吐、腹痛、大小便失禁、瞳孔缩小、视物模糊、心率减慢、血压下降、出汗、流涎、肺部湿啰音、发绀等。

中度中毒者除M样症状外，还伴有N样症状，后者表现为肌肉震颤、抽搐，重者可见呼吸肌麻痹、血压升高及心动过速。

重度中毒除以上症状加重之外，还出现了中枢毒性，先兴奋后抑制，躁动不安、失眠、谵语、昏迷，因呼吸、循环衰竭而死亡。

（三）急性中毒的解救原则

1. 迅速清除毒物　根据中毒途径采取不同措施，如经皮肤吸收者，可用温水或肥皂水清洗皮肤；经消化道吸收者可选1%盐水或2%碳酸氢钠溶液反复洗胃，并用硫酸镁导泻。需注意的是敌百虫遇碱可转变为毒性更强的敌敌畏，故敌百虫中毒时不能用碱性溶液洗胃；对硫磷遇高锰酸钾可被氧化成毒性更强的对氧磷，故对硫磷中毒时不能用高锰酸钾溶液洗胃。

2. 维持生命体征　保持气道通畅，必要时给予人工呼吸或吸氧等。

3. 尽早应用解毒药　常用的解毒药有M受体拮抗药和胆碱酯酶复活药。

（四）常用解毒药的特点

M受体拮抗药

阿托品（atropine）

【药理作用与临床应用】 拮抗M受体，迅速解除M样症状；可通过血-脑屏障，减轻部分中枢中毒症状；但不能恢复胆碱酯酶的活性，对骨骼肌震颤等N样症状无效。

对中度以上中毒病例，必须合用胆碱酯酶复活药。

【用药护理】

1．用药前护理　评估患者中毒症状。明确阿托品的用药原则：尽早、足量、反复用药直至达“阿托品化”后逐渐减量。明确阿托品化的指征：瞳孔开大、皮肤干燥、面部红热、心率加快、肺部啰音减少或消失、意识障碍逐渐转清等。有机磷酸酯类中毒患者对阿托品的耐受性大，用药量可不受《中华人民共和国药典》规定的极量限制。

2．用药中护理　在治疗过程中，如患者出现谵妄、躁动、心率加快、体温增高，提示阿托品中毒，此时应减少阿托品的用量，并加用毛果芸香碱对抗阿托品中毒，注意此时解救阿托品中毒不能用新斯的明或毒扁豆碱，以免加重对胆碱酯酶的抑制。

3．用药后护理　评估药物疗效，监测不良反应。

胆碱酯酶复活药

氯解磷定（pralidoxime chloride，PAM-CL）

本品水溶液稳定，使用方便，可肌内注射或静脉给药。

【药理作用与临床应用】氯解磷定与磷酰化胆碱酯酶的磷酰基结合，使胆碱酯酶恢复活性；直接结合游离的有机磷农药形成无毒产物而排出，能迅速解除N样症状；也能减轻部分中枢中毒症状。但对已蓄积的大量乙酰胆碱产生的M样症状效果差，故应与阿托品合用。

【不良反应】氯解磷定用量过大或注射过速时可致视物模糊、恶心、心动过速等毒性，甚至出现呼吸抑制；遇碱可水解为氰化物，故禁与碱性溶液混合。

碘解磷定（pralidoxime iodide，PAM）

该药的药理作用及临床应用与氯解磷定相似，但水溶液不稳定、刺激性大，不良反应较多，现已少用。

第4节　胆碱受体拮抗药

案例 2-3

患者，男，72岁。因老年性白内障入院。在术前晚上用1%阿托品滴眼液3次，每次1～2滴，约半小时后患者自觉口干、下腹胀痛，排小便未果。检查发现，瞳大5mm，膀胱区膨隆而有波动感，行导尿处理。次日术前，给药同上，患者表现一样。术后停用阿托品后一切正常。

问题：1．阿托品滴眼液致瞳孔散大、尿潴留的原因是什么？

2．临床应用时应如何进行用药护理？

胆碱受体拮抗药是一类能与胆碱受体结合并不激动胆碱受体的药物。因其阻碍乙酰胆碱和胆碱受体激动药与胆碱受体结合，从而产生抗胆碱作用。按其对胆碱受体选择性的不同，分为M受体拮抗药和N受体拮抗药。

一、M受体拮抗药

阿托品（atropine）

该药口服吸收迅速，广泛分布于全身各组织，作用维持3～4小时，约80%经肾排出。

【药理作用】阿托品系选择性M受体拮抗药，其作用与用药剂量密切相关。

1．抑制腺体分泌　唾液腺、汗腺最敏感，常见口干和皮肤干燥；泪腺和呼吸道腺体次之；胃酸分泌影响较小。

2．对眼睛的作用　与毛果芸香碱作用相反。

（1）扩瞳：拮抗瞳孔括约肌 M 受体，瞳孔开大肌α受体相对占优势，故瞳孔扩大。

（2）升高眼压：由于扩瞳导致前房角间隙变窄，房水回流受阻，最终眼压升高，见图 2-3。

考点：阿托品对眼的作用

（3）调节麻痹：因阻断睫状肌 M 受体，睫状肌离心性松弛并使悬韧带被拉紧，晶状体变扁，视力调节固定于远视而看近物模糊不清，该现象称为调节麻痹，见图 2-3。

3．松弛内脏平滑肌　阿托品对正常活动的平滑肌影响较小，但对痉挛状态的平滑肌呈现显著的松弛作用。按解痉作用强度不同，依次为：胃肠道平滑肌、尿道与膀胱逼尿肌、胆道和支气管平滑肌，对子宫平滑肌影响较小。

4．兴奋心脏

（1）加快心率：较大剂量（1～2mg），拮抗窦房结 M 受体，因解除迷走神经对心脏的抑制而使心率加快。但心率加快的次数取决于迷走神经张力的大小，青壮年作用较明显，幼儿及老年则影响较小。

（2）加快房室传导：阿托品可拮抗迷走神经过度兴奋所致房室传导阻滞，以加快房室传导。

5．扩张血管　大剂量下可引起血管扩张，特别是处于痉挛状态的微血管扩张作用更加明显，通过改善微循环以增加重要脏器的血流灌注量。

其作用机制尚未阐明，此作用与拮抗 M 受体无关。

6．兴奋中枢　大多属于毒性反应范畴。较大剂量致呼吸中枢兴奋；中毒剂量可致中枢明显兴奋，表现为烦躁、多语、幻觉、谵妄及定向障碍等。重者可见惊厥、昏迷及呼吸抑制等。

【临床应用】

1．缓解各种内脏绞痛　对胃肠绞痛和膀胱刺激征疗效好；对胆绞痛与肾绞痛疗效差，常与镇痛药哌替啶合用。

2．抑制腺体分泌　用于全身麻醉前给药，以减少呼吸道腺体及唾液腺分泌，防止分泌物阻塞呼吸道及吸入性肺炎的发生。也可用于严重盗汗和流涎症的治疗。

3．眼科应用

（1）虹膜睫状体炎：与缩瞳药交替，有助于炎症消退并防止后遗症发生。

（2）眼底检查：因扩瞳作用持续 1～2 周，常用作用较短的合成品代替。

（3）儿童验光配镜：由于儿童期睫状肌调节功能较强，但成年后没必要选用。

4．缓慢型心律失常　解除迷走神经对心脏的抑制，适用于窦性心动过缓、房室传导阻滞等。

5．抗休克　因血管扩张作用以改善微循环，大剂量用于中毒性休克。伴有高热、心率过快者慎用。用药前需补足血容量。

6．解救有机磷酸酯类中毒　可有效缓解其 M 样症状及部分中枢毒性。

【不良反应】

1．副作用　阿托品作用广泛，引起副作用较多，如口干、视物模糊、心悸、皮肤干燥而潮红等。

2．毒性反应　过量后可见高热、呼吸加快、烦躁不安、惊厥甚至呼吸麻痹。其解救方法主要是对症处理，选用镇静药或抗惊厥药以对抗中枢毒性；选用胆碱受体激动药毛果芸香碱或 ChE 抑制药毒扁豆碱以减轻外周毒性，呼吸抑制可采用人工呼吸，必要时吸氧。

【用药护理】

1．用药前护理

（1）用药前评估

1）评估患者一般情况：测定患者的体温、血压、心率等。

2）了解患者的疾病情况和用药史。老年及心动过速者慎用，对心率>100 次/分，体温高于38℃及眼压高的患者，因病情需要必须使用本类药时，应及时向医生反馈情况，防止发生意外。因阿托品能够升高眼压，并且松弛膀胱逼尿肌而加重前列腺增生患者排尿困难，故青光眼及前列腺增生患者禁用。

3）询问有无药物过敏史。

（2）健康宣教：向患者解释用药的目的，教给患者正确的用药方法并告知所用药物可能的不良反应及处理措施。

2．用药中护理

（1）嘱患者滴眼时应压迫内眦，防止药液经鼻泪管黏膜吸收，引起不良反应；滴眼后，应嘱患者避免强光或戴墨镜保护眼睛。用阿托品后出现口干的患者可用冷开水含漱。抗休克时，在补足血容量的基础上用药，护士应密切关注患者体温变化，对于休克伴有高热或心率加快者不宜使用。

（2）阿托品可致视近物模糊，患者用药期间应避免驾驶、机械操作或高空作业。

（3）阿托品的最低致死量成人为 80～130mg，儿童约为 10mg。有机磷农药中毒患者对阿托品耐受性增大，用药量一般都超过通常的致死量。用药前应做好查对，以免误用中毒。注射大剂量阿托品前，应备好毛果芸香碱、毒扁豆碱或新斯的明及地西泮等。

3．用药后护理

（1）注意观察患者的血压、呼吸、心率等。若出现瞳孔扩大、猩红热样皮疹、呼吸加快及中枢兴奋症状者，提示为阿托品中毒，应立即向医生报告，及时停药并对症处理。解救的主要措施是消除毒物和对症治疗：①应用镇静药对抗其中枢兴奋症状，但应严格控制剂量以免产生中枢抑制的协同作用而加重中枢抑制；②应用拟胆碱药毛果芸香碱、毒扁豆碱或新斯的明对抗其外周作用；③对呼吸抑制者，可采用人工呼吸和吸氧等措施抢救。还可用冰袋及乙醇溶液擦浴，以降低体温。

（2）监测药物的不良反应，密切观察所用药物有无不良反应发生。

其他 M 胆碱受体阻断药作用特点比较见表 2-4。

表 2-4　其他 M 胆碱受体阻断药作用特点比较

药名	作用特点	用途
山莨菪碱（anisodamine）	选择性解除血管及胃肠平滑肌的痉挛，对眼、腺体、中枢作用弱于阿托品	取代阿托品用于胃肠道等内脏绞痛和感染性休克
东莨菪碱（scopolamine）	①外周作用类似阿托品，抑制腺体分泌作用强；②中枢抑制作用强，产生镇静、催眠甚至麻醉作用，但对呼吸中枢有兴奋作用；③防晕止吐、抗震颤麻痹作用	可代替阿托品用于麻醉前给药
丙胺太林（propantheline）	对胃肠道 M 受体的选择性高，解痉和抑制胃液分泌的作用较强而持久	主要用于治疗胃、十二指肠溃疡和胃肠绞痛
哌仑西平（pirenzepine）	能选择性拮抗胃壁细胞上的 M_1 受体，抑制胃酸和胃蛋白酶分泌	主要用于消化性溃疡的治疗（详见消化系统药）
后马托品（homatropine）	散瞳及调节麻痹作用比阿托品出现快，时间短（持续 1～2 日）	可代替阿托品用于验光和检查眼底，小儿验光须用阿托品
托吡卡胺（tropicamide）	起效快持续时间更短（4～6 小时）	用于眼底检查

二、N受体拮抗药

（一）N_1受体拮抗药

N_1受体拮抗药又称神经节阻滞药。选择性地与N_1受体结合，竞争性阻断乙酰胆碱对N_1受体的激动作用，从而阻断神经冲动在神经节的传导。由于不良反应多，临床已趋于淘汰。

（二）N_2受体拮抗药

N_2受体拮抗药又称骨骼肌松弛药，简称肌松药。选择性地与N_2受体结合，阻碍神经肌肉接头处神经冲动的正常传递，使骨骼肌松弛。主要作为外科麻醉的辅助用药。据作用机制不同而分以下两类：

1．除极化型骨骼肌松弛药

琥珀胆碱（suxamethonium）

本药与N_2受体结合后，引起与乙酰胆碱相似且持久的去极化作用，致N_2受体对递质乙酰胆碱产生脱敏现象，最终骨骼肌松弛。本药作用快而短，静脉注射后1分钟见效，2分钟达峰效应，但约5分钟作用消失。临床用于气管镜检查、气管内插管、食管镜检查等。

不良反应可见肌痛、眼压升高、血钾升高等。因其可被胆碱酯酶灭活，故当过量时禁用新斯的明解救。

2．非除极化型骨骼肌松弛药

筒箭毒碱（d-tubocurarine）

该类药是N_2受体的竞争性拮抗药。源于南美洲防已科等植物中提取的生物碱，是临床应用最早的典型非除极化肌松药。由于来源有限且毒性较大，现已少用。该药不受胆碱酯酶代谢，过量时可选新斯的明。

泮库溴铵（pancuronium bromide）

泮库溴铵为人工合成的长效药。肌松作用较筒箭毒碱强5～10倍、起效快、作用久、蓄积小，适用于各种手术的维持肌松和气管插管等。术中注意监测心率和血压。

3．用药护理

（1）用药前护理：评估患者的肌张力、眼压、血压、肝肾功能等状况，有无心血管疾病、支气管哮喘史及用药史等。

（2）用药中护理：肌松药的安全范围小，使用中应密切观察患者的血压、呼吸、心电图等；观察患者唾液分泌情况，防止发生吸入性肺炎。肌松药过量易引起呼吸肌麻痹而导致呼吸衰竭，应准备好呼吸机。筒箭毒碱使用时还应备好新斯的明。

（3）用药后护理：评估药物疗效，监测不良反应。

第5节　拟肾上腺素药

案例2-4

患者，女，9岁。因畏寒、咽痛2日，由母亲陪同就医。诊断急性扁桃体炎。给予青霉素等治疗，皮试（—）。注射青霉素后，顿觉不适、面色苍白、冷汗如注，测血压40/26mmHg，诊断为青霉素过敏性休克。

问题：该患者应首选何药进行抢救？为什么？

拟肾上腺素药又称为肾上腺素受体激动药或拟交感药，是能选择性地与肾上腺素受体相结合并激动受体，产生与交感神经兴奋时效应相似的一类药物。此类药物作用广泛，根据药物对肾上腺素受体的选择性不同，分为α、β受体激动药、α受体激动药和β受体激动药等三类。

一、α、β受体激动药

肾上腺素（adrenaline）

肾上腺素是肾上腺髓质分泌的主要激素。药用可从家畜肾上腺提取或人工合成。由于在胃肠道黏膜和肝脏迅速氧化、结合而失效，故口服无效。常采用皮下注射或肌内注射。皮下注射吸收缓慢，肌内注射吸收较快，作用维持 10～30 分钟。静脉注射立即起效，作用仅维持数分钟。紧急情况下可采用静脉注射或心内注射。

【药理作用】激动α、β受体，产生较强的α型和β型作用。

1．兴奋心脏　激动 β_1 受体，使心肌收缩力加强，心率加快，传导加快，心输出量增加，同时心肌耗氧量也增加。剂量过大或静脉给药过快可致心律失常，甚至心室纤颤。

2．舒缩血管　肾上腺素对血管的作用取决于各部位血管平滑肌上α、β受体分布及其密度。肾上腺素能激动血管平滑肌上的α、β_2 受体，使α受体占优势的皮肤、黏膜和内脏血管收缩，而以 β_2 受体占优势的骨骼肌血管和冠状动脉舒张。

3．影响血压　肾上腺素对血压的影响与剂量有关。

（1）治疗量的肾上腺素：激动 β_1 受体，能兴奋心脏，增加心输出量，使收缩压增高，见图 2-4。由于骨骼肌血管的扩张作用抵消或超过了皮肤黏膜及肾血管等的收缩作用，故舒张压不变或稍降，脉压增大。

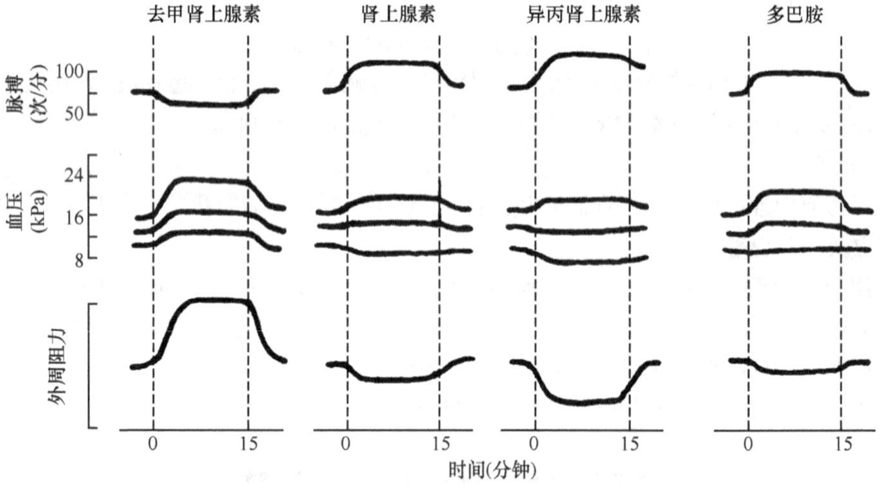

图 2-4　主要拟肾上腺素药的作用比较

（2）大剂量的肾上腺素：除强烈兴奋心脏外，还可使血管平滑肌的α受体兴奋占优势，外周阻力显著提高，则收缩压和舒张压均升高。若先给予α受体拮抗药（如酚妥拉明等），再用肾上腺素，取消了肾上腺素的α型缩血管作用，而β型舒张血管作用优势增强，导致肾上腺素的升压效应翻转为降压作用，该现象称为肾上腺素升压作用的翻转，见图 2-5。故α受体拮抗药引起的低血压禁用肾上腺素解救，只可选择α受体激动药。

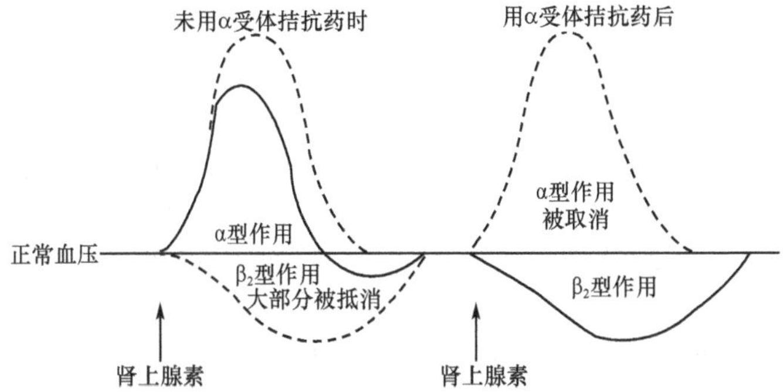

图 2-5　肾上腺素升压作用的翻转

4．扩张支气管　激动支气管平滑肌 $β_2$ 受体，使支气管平滑肌舒张；激动$α_1$受体，使支气管黏膜下血管收缩，还能抑制肥大细胞释放致敏物质（如白二烯等），以减轻或消除支气管黏膜水肿。

5．促进代谢　激动 β 受体，使糖原、脂肪分解，机体代谢加快，耗氧量增加。

【临床应用】

1．心搏骤停　由麻醉、手术意外、溺水、药物中毒、急性传染病及心脏传导阻滞等多种原因所致的心搏骤停，在进行心脏按压、人工呼吸和纠正酸中毒的同时，肾上腺素对改善心输出量和血压有重要的作用。对电击引起的心搏骤停，应配合电除颤等措施进行抢救。常用“心脏复苏三联针”（肾上腺素和阿托品各 1mg、利多卡因 100mg）心内注射。阿托品能解除迷走神经对心脏的抑制，利多卡因可消除心室颤动，与肾上腺素合用优势作用互补、不利因素拮抗。

2．过敏性休克　过敏性休克时小血管扩张、毛细血管通透性升高，引起血压下降；支气管平滑肌痉挛，导致呼吸困难。肾上腺素可激动α、β 受体产生：收缩血管、降低血管通透性，兴奋心脏，舒张支气管，抑制过敏介质释放等作用，可升高血压，迅速缓解过敏性休克的各种症状。本品为抢救过敏性休克的首选药。常采用肌内或皮下注射，严重病例也可用 0.9%氯化钠溶液稀释后缓慢静脉注射。

知识链接

过敏性休克

过敏性休克是外界某些抗原性物质进入易致敏的机体后，通过免疫机制在短时间内触发的一种严重的全身性过敏性反应，多突然发生且程度严重，若不及时处理，常可危及生命。常因药物、血清制剂、输血等引起，蚊虫叮咬过敏、食物或花粉过敏也会引起严重过敏性反应。主要表现为血压下降、呼吸道阻塞，与血管扩张、毛细血管通透性增加有关。

3．治疗支气管哮喘　皮下注射用于支气管哮喘急性发作。作用强，但维持时间短。可作为支气管哮喘急性发作的控制用药。

4．与局麻药配伍　在局麻药液中加入少量肾上腺素（1∶250 000），可使注射部位血管收缩，从而延缓局麻药的吸收，减少中毒并延长局麻作用时间。但手指、足趾、阴茎等处则不宜加肾上腺素，以免引起局部组织缺血坏死。

5．局部止血　将浸有 0.1%盐酸肾上腺素溶液的纱布或棉球填塞在出血处可减少鼻黏膜和牙龈出血。

【不良反应】治疗量可见心悸、烦躁不安、面色苍白、恐慌、搏动性头痛、血压升高等。休息静卧可缓解上述症状。剂量过大或静脉注射速度过快，可致心动过速、血压骤升，有发生脑出血、心律失常的危险。

【用药护理】

1. 用药前护理

(1)明确用药目的，评估患者的心血管系统功能状态：血压、呼吸、脉搏、瞳孔大小等生命体征；对休克患者还应测其体重、液体出入量及微循环情况；询问患者是否患有糖尿病、高血压、器质性心脏病、心律失常、动脉硬化、甲状腺功能亢进、外周血管痉挛性疾病等，并询问相关用药史。

(2)高血压、器质性心脏病、糖尿病和甲状腺功能亢进等患者禁用。

2. 用药中护理

(1)严格掌握剂量和给药途径：不宜静脉推注，口服无效。皮下注射极量为一次 1mg。皮下或肌内注射时应确定回吸无血，以免误入血管造成严重不良反应。静脉给药应严格控制给药剂量和滴速。肾上腺素化学性质不稳定，在中性、碱性溶液中易氧化，见光易分解，变成红色或棕色即失效不可再用。宜避光阴凉处保存。

(2)用药过程中，患者身边应有专人陪护：随时监测患者的血压、心率、呼吸、尿量等，观察患者的心功能是否恢复、休克是否被纠正、哮喘症状是否得到改善、有无不良反应发生。

3. 用药后护理

(1)观察患者用药后的疗效，以及血压、心率、脉搏及用药局部变化。

(2)密切观察用药后有无不良反应出现。

护考链接

患者，女，23 岁。注射青霉素过程中，感觉头晕、胸闷。面色苍白，脉细弱，血压下降，应立即注射的药物是(　)

A. 异丙嗪　B. 多巴胺　C. 阿托品　D. 盐酸肾上腺素　E. 去甲肾上腺素

解析：青霉素的主要不良反应为过敏反应，严重时可引起过敏性休克，肾上腺素是治疗过敏性休克的首选药，故答案为 D。

多巴胺(dopamine，DA)

多巴胺是去甲肾上腺素生物合成的前体，药用为人工合成品。口服无效，常采用静脉滴注给药；在体内迅速被 MAO 和 COMT 代谢失效，故作用时间短暂；不易透过血-脑屏障，故无明显的中枢作用。

【药理作用】DA 可直接激动α受体、β_1受体和多巴胺受体(D_1受体)，并可促进神经末梢释放去甲肾上腺素。

1. 兴奋心脏　DA 激动心脏 β_1受体，使心肌收缩力加强，心输出量增加，一般剂量对心率影响不明显，大剂量可使心率加快。但很少引起心律失常。

2. 舒缩血管　激动肾、肠系膜和冠状血管上的 D_1受体，使肾、肠系膜和冠状血管舒张；激动α受体，使皮肤、黏膜、骨骼肌血管收缩。

3. 影响血压　治疗量 DA 使收缩压升高，舒张压不变或略升，脉压加大。大剂量因α受体兴奋作用占优势而引起血管收缩，故收缩压、舒张压均增高。

4. 改善肾功能　治疗量 DA 能激动肾血管 D_1 受体，使肾血管扩张，增加肾血流量及肾小球滤过率；还能直接抑制肾小管对 Na^+的重吸收，产生排钠利尿作用。大剂量 DA 可激动肾血管α受体，使肾血管收缩，减少肾血流量。

【临床应用】

1. 治疗休克 主要用于感染性休克、心源性休克、低血容量性休克等，尤其适用于伴有心肌收缩力减弱、尿量减少而血容量已补足的休克。

2. 治疗急性肾衰竭 常与高效能利尿药合用。

【不良反应】一般剂量不良反应较轻，偶见恶心、呕吐。剂量过大或静脉滴注速度过快可引起心动过速、心律失常和肾血管收缩导致肾功能下降等。一旦发生，应减慢滴速或停药，症状可很快消失。心动过速者禁用，高血压及心脏有器质性病变者慎用。

麻黄碱（ephedrine）

麻黄碱是从麻黄科植物麻黄中提取的生物碱，现已人工合成。口服易吸收，1小时后可达峰浓度。易透过血-脑屏障。一次给药可维持3～6小时，大部分以原形经肾排出。

【药理作用】麻黄碱能直接激动α及β受体，又能促进去甲肾上腺素能神经末梢释放去甲肾上腺素。与肾上腺素相比，其特点是：化学性质稳定，口服有效；兴奋心脏、收缩血管、升高血压和舒张支气管的作用弱而持久；中枢兴奋作用显著，可致失眠；连续用药可产生快速耐受性。

【临床应用】本药主要用于防治硬膜外和蛛网膜下隙麻醉所引起的低血压；预防支气管哮喘和治疗轻症哮喘；常用0.5%～1%溶液滴鼻，缓解鼻黏膜充血所致鼻塞症状等。

【不良反应】本药有中枢兴奋作用，可引起不安、焦虑、失眠等，尽量避免晚间服药，如需晚间服用，宜加用镇静催眠药。老年人和前列腺增生者易引起急性尿潴留，用药前应注意排尿。禁忌证同肾上腺素。

考点：麻黄碱的临床应用

二、α受体激动药

去甲肾上腺素（noradrenaline，NA）

去甲肾上腺素是去甲肾上腺素能神经末梢释放的主要递质，也可由肾上腺髓质少量分泌。药用为人工合成品。化学性质不稳定，遇光易失效，应避光保存。在碱性溶液中被迅速氧化变为粉红乃至棕色而失效，故禁与碱性药物混合使用。

本药口服无吸收。皮下注射和肌内注射因强烈收缩血管，易导致局部组织坏死，常采用静脉滴注给药，在体内迅速被去甲肾上腺素能神经末梢摄取或被COMT和MAO破坏，作用短暂，仅维持1～2分钟。

【药理作用】主要激动α受体，对β_1受体作用较弱，对β_2受体几无作用。

1. 收缩血管 激动血管α_1受体，使全身小动脉和小静脉收缩，以皮肤、黏膜血管收缩最为明显，其次为肾血管。此外脑、肝、肠系膜及骨骼肌血管也都呈收缩倾向。但因心脏兴奋，代谢产物（腺苷）增多，可致冠状动脉舒张；由于血压升高，提高了冠状动脉的灌注压，冠状动脉流量增加。

2. 兴奋心脏 激动心脏β_1受体，使心肌收缩力增加，心率加快，传导加快，心输出量增加，较肾上腺素作用弱。在整体情况下，由于血压升高，心率可反射性减慢。剂量过大，也能引起心律失常，但较肾上腺素少见。

3. 升高血压 小剂量静脉滴注时因心脏兴奋，收缩压升高；外周血管收缩作用不明显，舒张压略升，脉压增大。较大剂量因血管强烈收缩，外周阻力明显增高，收缩压升高的同时，舒张压也显著升高，脉压减小。

4. 其他 治疗量对代谢影响小，仅在大剂量时才会出现血糖升高。去甲肾上腺素可使孕妇子宫收缩频率增加。

【临床应用】

1. 休克和低血压　治疗休克应以改善微循环和补充血容量为主，故去甲肾上腺素类药物在休克治疗中已不占主要地位。仅限于嗜铬细胞瘤切除术、交感神经切除术、败血症、药物反应等所致的急性低血压状况。在抢救心搏骤停时，静脉给予 NA 可作为辅助用药，仅限于短期使用。

2. 上消化道出血　用 1～3mg 稀释后缓慢口服，可使食管或胃黏膜血管收缩而产生止血效果。

【不良反应】

1. 局部组织缺血坏死　静脉滴注时间过长、药物浓度过高或药液外漏，可使局部血管强烈收缩，局部组织缺血坏死。若发现注射部位皮肤苍白或药液外漏时，应立即更换注射部位，进行局部热敷，并用普鲁卡因或α受体拮抗药酚妥拉明作局部浸润注射，以扩张血管。

2. 急性肾衰竭　静脉滴注时间过长或剂量过大，可使肾血管强烈收缩，产生少尿、无尿和肾实质损伤，引起急性肾衰竭。应密切观察尿量和局部反应，尿量至少保持在 25ml/h 以上。

3. 停药反应　长期静脉滴注 NA 骤然停药，可出现血压突然下降，应逐渐减慢滴速后缓慢停药。

【用药护理】

1. 用药前护理　明确用药目的，评估患者的血压、呼吸、脉搏、瞳孔大小等生命体征；对休克患者还应检测其体重、液体出入量及微循环情况；高血压、动脉硬化症、冠心病及器质性心脏病、少尿或无尿休克患者禁用。去甲肾上腺素化学性质不稳定，见光易失效，宜避光阴凉处保存。在酸性溶液中较稳定。与多种药物有配伍禁忌，应单独使用。

2. 用药中护理　一般采用静脉滴注给药，严禁皮下和肌内注射。静脉滴注时严格控制滴速：4～8μg/min，极量 25μg/min。静脉滴注结束时，应加液体稀释，逐渐停药。静脉滴注时如发现药液外漏或注射部位皮肤苍白，应更换注射部位，进行热敷，并用普鲁卡因或α受体拮抗药如酚妥拉明作局部浸润注射，以扩张血管。静脉滴注时，若尿量小于 25ml/h 是急性肾衰竭的预兆，应及时报告医生，采取必要措施，防止急性肾衰竭。

考点：去甲肾上腺素的药理作用、临床应用和不良反应

3. 用药后护理　观察药物疗效，检测不良反应。

间羟胺（metaraminol）

间羟胺可直接激动α受体，对 β_1 受体作用较弱。还可促进去甲肾上腺素能神经末梢释放 NA。短期连续用药，可因囊泡内递质减少，作用逐渐减弱而产生快速耐受性。

与去甲肾上腺素相比，间羟胺的主要特点是：收缩血管、升高血压作用较弱而持久；有兴奋心脏作用，但对心率影响不明显，不易引起心律失常，有时可因血压升高，反射性地使心率减慢；很少引起急性肾衰竭；给药方便，除静脉给药外，也可肌内注射。常作为 NA 的良好代用品，用于各种休克早期或其他类型低血压。

去氧肾上腺素（phenylephrine）

去氧肾上腺素主要激动 α_1 受体，使血管收缩、血压升高，反射性减慢心率。应用较方便，可用于麻醉药引起的低血压；治疗阵发性室上性心动过速。因对肾血管收缩作用比 NA 强，易引起肾衰竭，已少用于抗休克。局部滴眼时，扩瞳作用强、起效快而维持时间短，且无升高眼压和调节麻痹作用，临床用其 2%～5%溶液滴眼扩瞳，做眼底检查。

羟甲唑啉（oxymetazoline）

羟甲唑啉为外周突触后膜 α_1 受体激动药，为鼻部黏膜血管的收缩药。用于减轻感冒、鼻炎、

花粉症或其他呼吸道过敏引起的鼻黏膜充血症状。可导致小儿中枢神经系统抑制症状，禁用于 2 岁以下儿童。

三、β 受体激动药

异丙肾上腺素（isoprenaline）

异丙肾上腺素为人工合成品，口服无效，气雾吸入或舌下含服吸收较快，亦可静脉滴注。

【药理作用】对 β_1、β_2 受体均有强大的激动作用，对α受体几无作用。

1. 兴奋心脏　异丙肾上腺素可激动心脏 β_1 受体，增强心肌收缩力、加快心率、加速传导、增加心输出量。与肾上腺素相比，作用较强，可引起心律失常，但较肾上腺素少见。

2. 舒张血管　激动 β_2 受体，可舒张骨骼肌血管、冠状动脉；对肾血管和肠系膜血管有较弱的舒张作用。

3. 影响血压　由于心脏兴奋、心输出量增加，收缩压升高；通过兴奋 β_2 受体，使骨骼肌血管扩张，外周阻力下降，故而舒张压下降，脉压增大，平均动脉压下降。

4. 扩张支气管　对各种平滑肌均有舒张作用，尤其当张力增高时，松弛作用更加明显。激动 β_2 受体，松弛支气管平滑肌，还能抑制支气管黏膜的肥大细胞释放炎性介质。对支气管黏膜血管无收缩作用，故消除水肿效果不如肾上腺素。

5. 促进代谢　能促进糖原和脂肪分解，增加组织耗氧量。升高血糖作用较肾上腺素弱。

【临床应用】

1. 支气管哮喘　用于控制支气管哮喘急性发作，舌下含服或气雾剂吸入，作用快而强，但有快速耐受现象。

2. 房室传导阻滞　用于治疗Ⅱ、Ⅲ度房室传导阻滞，可采用舌下给药；对完全性房室传导阻滞，心电监护下缓慢静脉滴注。

3. 心搏骤停　用于植入人工心脏起搏器后出现的心动过缓或心脏阻滞等紧急情况。常与去甲肾上腺素或间羟胺合用行心腔内注射。

4. 休克　适用于治疗心输出量较低、外周阻力较大的感染性休克。应在补足血容量的前提下使用。

【不良反应】常见心悸、头痛、头晕等。长期应用易产生耐受性。当支气管哮喘患者已明显缺氧时，剂量过大易引起心律失常，甚至心室颤动而引起猝死。

【用药护理】

1. 用药前护理　明确用药目的，评估患者的心血管系统功能状态：血压、呼吸、脉搏、瞳孔大小等生命体征；冠心病、心肌炎和甲状腺功能亢进等患者禁用。

2. 用药中护理　异丙肾上腺素可采取舌下含服、气雾吸入、静脉滴注等给药方式。舌下含服时应嘱患者嚼碎药片，否则不易达到速效。舌下含化或气雾吸入时，待药物完全吸收后应立即漱口，以免刺激口腔和咽喉。用药过程中应注意控制心率。若成人患者心率大于 120 次/分、儿童患者心率大于 140～160 次/分，应根据病情减量或停药。对已有明显缺氧的哮喘患者，应嘱其自用异丙肾上腺素气雾剂或舌下含服时勿超量使用，以免诱发心律失常。

考点：异丙肾上腺素的药理作用和临床应用

3. 用药后护理　观察药物疗效，监测不良反应。

多巴酚丁胺（dobutamine）

多巴酚丁胺口服无效，仅供静脉注射。选择性激动 β_1 受体，治疗量可增强心肌收缩力，增加心输出量，对心率影响不明显。较少引起心律失常。临床主要用于充血性心力衰竭、急性心肌梗死时伴有心脏失代偿。用于休克时，疗效较异丙肾上腺素更优。连续用药可产生快速耐受性。

第6节 抗肾上腺素药

案例 2-5

患者，女，43 岁。因肢端动脉痉挛症入院就诊。遵医嘱静脉滴注酚妥拉明注射液。治疗中患者如厕站起时忽然晕倒，血压 60/40mmHg。

问题： 1. 该患者晕倒的原因是什么？

2. 此时应选何药升压？为什么？

抗肾上腺素药又称肾上腺素受体拮抗药，是一类能与肾上腺素受体结合，本身不产生或较少产生拟肾上腺素作用，从而拮抗去甲肾上腺素能神经递质或肾上腺素受体激动药作用的药物。根据对受体选择性不同，分为α受体拮抗药、β受体拮抗药和α、β受体拮抗药三类。

一、α受体拮抗药

α受体拮抗药能选择性地与α受体结合，阻断去甲肾上腺素能神经递质及受体激动药的作用。根据药物对受体的选择性分为α_1、α_2受体拮抗药、α_1受体拮抗药和α_2受体拮抗药。

（一）α_1、α_2受体拮抗药

酚妥拉明（phentolamine）

酚妥拉明属短效α受体拮抗药，由于去甲肾上腺素能神经递质与该类药物竞争同一受体，故又称为竞争性α受体拮抗药。该药口服吸收差，生物利用度低。常采用肌内注射或静脉给药，肌内注射作用维持 30～45 分钟，静脉注射 2～5 分钟起效，大部分以无活性产物经肾脏排泄。

【药理作用】主要阻断α受体，包括α_1受体和α_2受体。

1．扩张血管　能阻断血管平滑肌α_1受体，并且直接松弛血管平滑肌，使血管舒张，血压下降，降低肺动脉压和外周阻力。

2．兴奋心脏　酚妥拉明能使心肌收缩力增强，心率加快，心输出量增加。这一作用部分由血管舒张、血压下降，反射性地兴奋交感神经引起；部分是阻断去甲肾上腺能神经末梢突触前膜α_2受体，使去甲肾上腺素释放增加。

3．其他　酚妥拉明可以兴奋胃肠平滑肌；兼有组胺样作用而使胃酸分泌增加；也能阻断 5-HT 受体，促进肥大细胞释放组胺。

【临床应用】

1．外周血管痉挛性疾病　如雷诺病、血栓闭塞性脉管炎及对抗静脉滴注去甲肾上腺素外漏引起的局部血管痉挛，以防组织坏死。

2．嗜铬细胞瘤　用于嗜铬细胞瘤的鉴别诊断、嗜铬细胞瘤所致的高血压危象及手术前准备。但做鉴别诊断时，有严重低血压的危险，应特别慎重。

3．休克　适用于感染性、心源性和神经性等休克。可扩张血管，降低外周阻力，增加心输出量。在补足血容量的基础上，可明显改善重要脏器血液灌注和缓解微循环障碍。

4．顽固性充血性心力衰竭　酚妥拉明能扩张外周小血管，减轻心脏前、后负荷，使左心室舒张末期压和肺动脉压下降，心输出量增加，心力衰竭得以减轻。其中降低肺血管阻力较为明显，故使肺水肿得以改善。

知识链接

雷诺综合征

雷诺综合征（Raynaud disease）是指肢端动脉阵发性痉挛。常于寒冷刺激或情绪激动等因素影响下发病，表现为肢端皮肤颜色间歇性苍白、发绀和潮红。一般以上肢较重，偶见于下肢。由苍白转至正常需 15～30 分钟，该病的病因目前仍不明确，与寒冷刺激，交感神经异常兴奋、内分泌紊乱、遗传等因素有关。许多免疫结缔组织疾病者常伴有雷诺综合征，因此认为与机体免疫功能异常也有关。其结局为指端干性坏死。

【不良反应】

1．心血管反应　常见低血压，静脉给药可引起心率加快、心律失常和心绞痛，冠心病者慎用。

2．胃肠反应　常见恶心、腹痛、腹泻、乏力、呕吐、鼻塞等，可诱发或加重溃疡病，胃、十二指肠溃疡者慎用。

【用药护理】

1．用药前护理　明确用药目的，用药前检测患者的血压、心率、体重等。通过患者提供的实验室检查结果，掌握其血糖水平及心、肝、肾功能情况。询问患者既往用药史，有无支气管哮喘、肌无力、消化性溃疡等疾病及相关的用药史。胃炎、消化性溃疡、冠心病者慎用。

2．用药中护理　嘱患者用药过程中在餐中、餐后服药，或与牛奶同服可减轻消化道反应。静脉给药为防止直立性低血压：①静脉给药须缓慢；②注射给药后应让患者静卧 30 分钟，变换体位时动作要慢；③用药过程中定时测血压和脉搏，每日不少于两次；④一旦发生低血压反应，可使患者取头低位仰卧，用去甲肾上腺素升压，一般用 2mg 去甲肾上腺素加入 5%葡萄糖液 250～500ml 中，以 1 ml/min 速度静脉滴注，禁用肾上腺素升压。抗休克时应充分补液。

3．用药后护理　观察药物疗效，监测不良反应。

妥拉唑啉（tolazoline）

妥拉唑啉的α受体阻断作用与酚妥拉明相似，但作用较弱，而拟胆碱作用和组胺样作用较强。主要用于治疗外周血管痉挛性疾病及对抗去甲肾上腺素静脉滴注药液外漏。不良反应与酚妥拉明相同，但发生率较高。

酚苄明（phenoxybenzamine）

酚苄明为长效α受体拮抗药，局部刺激性强，口服仅 20%～30%吸收，起效缓慢，需数小时才发挥作用。仅采用静脉给药，约 1 小时达峰值，经肝脏代谢，由肾脏和胆汁排泄。能阻断血管平滑肌上的α受体，使血管扩张，外周阻力降低，血压下降。反射性引起心率加快，心输出量增加。其特点是起效缓慢，作用强大而持久，用途与酚妥拉明相似，也可用于良性前列腺增生，改善排尿困难。

（二）α_1 受体拮抗药

哌唑嗪（prazosin）、特拉唑嗪（terazosin）（见第 6 章抗高血压药）。

二、β 受体拮抗药

β 受体拮抗药能阻断 β 受体，拮抗去甲肾上腺素能神经递质或肾上腺素受体激动药的 β 型效应，产生 β 受体阻断效应。根据药物对受体选择性不同，分为三类：β_1、β_2 受体拮抗药，如普萘洛尔（propranolol）、噻吗洛尔（timolol）、吲哚洛尔（pindolol）等；选择性 β_1 受体拮抗药，如美托洛尔（metoprolol）、阿替洛尔（atenolol）；α、β 受体拮抗药如拉贝洛尔（labetalol）等。

【药理作用】 β 受体拮抗药作用广泛，其共性如下。

1．β受体阻断作用

（1）抑制心脏：阻断心脏 β_1 受体，使心率减慢，心肌收缩力减弱，传导减慢，心输出量减少，心肌耗氧量下降，血压降低。非选择性β受体拮抗药（如普萘洛尔）由于对血管 β_2 受体也有阻滞作用，加上其抑制心脏的作用，可反射性兴奋交感神经。使血管收缩，外周阻力增加，导致肝、肾、骨骼肌及冠状动脉血流量降低。

（2）收缩支气管平滑肌：阻断支气管平滑肌 β_2 受体，使支气管平滑肌收缩而增加气道阻力。此作用对正常人肺功能影响较小，而对支气管哮喘或慢性阻塞性肺部疾病患者则可诱发或加重哮喘的发作。

（3）影响代谢：可抑制交感神经兴奋所致的脂肪、糖原分解。

（4）减少肾素分泌：阻断肾小球旁器细胞 β_1 受体，抑制肾素分泌，因而抑制肾素-血管紧张素-醛固酮系统对机体的调节作用，这可能是其抗高血压的主要原因之一。

2．内在拟交感活性　有些β受体拮抗药（如吲哚洛尔）在阻断β受体的同时，还具有微弱的β受体激动作用，称为内在拟交感活性。具有内在拟交感活性的药物其β受体拮抗作用强度有所减弱。

3．膜稳定作用　有些β受体拮抗药具有局麻样作用和奎尼丁样作用，这两种作用均与其影响细胞膜对离子的通透性有关，故称为膜稳定作用。在人体难以达到有效血药浓度，因而几无临床意义。

4．其他　部分β受体拮抗药可减少儿茶酚胺引起的震颤，有抗血小板聚集作用，通过减少房水的形成具有降低眼压作用等。

【临床应用】

1．心律失常　主要用于多种原因引起的快速型心律失常。尤其是交感神经兴奋性过高、甲状腺功能亢进症等引起的窦性心动过速疗效好，可减少肥厚型心肌病所致心律失常，还可用于运动或情绪激动所致的室性心律失常。

2．心绞痛和心肌梗死　对心绞痛有良好的疗效。能使心绞痛的发作减少，运动耐量增加，长期应用可降低复发率和猝死率。

3．高血压　为一线抗高血压药物，能降低高血压患者的血压，并减慢心率。可单独使用，也可与其他抗高血压药合用。

4．充血性心力衰竭　可改善心脏的舒张功能，缓解交感神经过度兴奋引起的心肌损害。

5．甲状腺功能亢进症的辅助治疗　降低基础代谢率，辅助迅速控制甲状腺危象症状；还可用于预防偏头痛、心动过速、肌肉震颤。噻吗洛尔滴眼，用于治疗青光眼。

【不良反应】

1．一般不良反应　恶心、呕吐、轻度腹泻等，偶见过敏反应如皮疹、血小板减少等。

2．心血管系统反应　阻断心脏 β_1 受体，引起心脏抑制，加重窦性心动过缓、房室传导阻滞、心功能不全等患者的病情。用药过程中注意心率的变化，心率低于50次/分时应立即报告医生。

3．诱发或加重支气管哮喘　阻断支气管平滑肌的 β_2 受体，导致支气管平滑肌收缩，可增加呼吸道阻力，诱发、加重哮喘。

4．反跳现象　长期应用β受体拮抗药突然停药，可使疾病原有症状复发或加重，如血压上升、严重心律失常、心绞痛加重等，这种现象与β受体向上调节有关。因此，长期用药者应逐渐减量、缓慢停药。

5．其他　出现疲劳、失眠、精神抑郁等症状。

【用药护理】

1. 用药前护理　β 受体拮抗药主要用于多种心血管系统疾病。用药前检测患者的血压、心率、体重等。通过患者提供的实验室检查结果，掌握血糖水平及心、肝、肾功能情况。心功能不全、窦性心动过缓、重度房室传导阻滞和支气管哮喘等患者禁用，心肌梗死、肝功能不良者慎用。

2. 用药中护理

（1）合理选择给药方法：普萘洛尔口服，食物可延缓其吸收，故服用本药应避开用餐时间。因可引起多梦，故不宜睡前服用。静脉给药应用 5%～10%葡萄糖液稀释后静脉滴注。静脉注射 β 受体拮抗药速度应缓慢，也应备好阿托品、肾上腺素及 β 受体激动药，以防患者对药物敏感而出现低血压、循环衰竭或支气管哮喘。

（2）观察药物疗效：用 β 受体拮抗药期间，若发现患者安静时心率低于 50 次/分，应立即报告医生。若患者伴有糖尿病而又用 β 受体拮抗药时，尤其应注意血糖变化，以免出现低血糖反应。β 受体拮抗药用药期间不宜突然停药，须在两周内逐渐减量停药；反之，可出现“反跳现象”：表现为心绞痛、血压急剧升高、心律失常等。患者突然停药而出现上述情况，护士应会识别并报告医生以便及时对症处理。

3. 用药后护理　用药后应据患者病种不同而分别定时测量患者的血压、呼吸、心率、心电图、肝肾功能、血糖水平是否恢复正常，详细观察患者的心血管系统疾病症状是否缓解或改善，有无不良反应发生。

三、α、β 受体拮抗药

拉贝洛尔（labetalol）

拉贝洛尔可选择性拮抗 α_1 受体，同时拮抗 β_1 和 β_2 受体，口服给药用于中、重度高血压的治疗，高血压危象可采取静脉给药（见第 6 章抗高血压药）。

同类药物还有阿罗洛尔（arotinolol），主要用于高血压、心绞痛、室上性心动过速和原发性震颤，尤其对高血压合并冠心病者疗效较好。

小　结

根据传出神经末梢释放化学递质的不同，将传出神经系统分为胆碱能神经和去甲肾上腺素能神经。这些递质与不同的受体结合，产生不同的生理效应。

胆碱受体激动药包括 M 受体激动药毛果芸香碱和胆碱酯酶抑制药。胆碱受体拮抗药包括 M 受体拮抗药和 N 受体拮抗药。M 受体拮抗药阿托品为有机磷酸酯类中毒解救的首选药，还可用于缓解内脏绞痛、感染性休克等。N 受体拮抗药作为外科麻醉的辅助用药，使肌肉松弛以便于外科操作。

肾上腺素受体激动药，按其对血管作用的差别分为血管收缩药和血管扩张药，多数药物可用于抢救休克。肾上腺素、去甲肾上腺素、间羟胺等，可使血管收缩，血压升高而抗休克，其中肾上腺素是治疗过敏性休克的首选药。肾上腺素受体拮抗药分为α受体拮抗药和 β 受体拮抗药。

自 测 题

A₁型题

1. ACh 作用消除的主要方式是（　　）
A. 被 MAO 灭活　B. 被 COMT 灭活
C. 被 ChE 代谢　D. 被突触前膜再摄取
E. 被消化酶破坏

2. β 型作用不包括（　　）
A. 肾素释放　B. 支气管扩张
C. 心脏兴奋　D. 瞳孔缩小
E. 冠脉扩张

3. 释放 NA 的去甲肾上腺素能神经是（　　）
A. 运动神经
B. 副交感神经节前纤维
C. 交感神经节后纤维
D. 副交感神经节后纤维
E. 大部分交感神经节后纤维

4. M 受体激动时，不会出现（　　）
A. 腺体分泌
B. 骨骼肌收缩
C. 胃肠平滑肌收缩
D. 心脏抑制
E. 瞳孔缩小

5. $β_1$受体主要分布于（　　）
A. 心脏　B. 支气管平滑肌
C. 血管　D. 脂肪细胞
E. 腺体

6. 毛果芸香碱对眼的作用是（　　）
A. 瞳孔缩小，眼压升高
B. 瞳孔缩小，眼压降低
C. 瞳孔散大，眼压降低
D. 瞳孔散大，眼压升高
E. 以上都不是

7. 青光眼的首选治疗药是（　　）
A. 毛果芸香碱　B. 新斯的明
C. 毒扁豆碱　D. 肾上腺素
E. 阿莫西林

8. “阿托品化”的指标不包括（　　）
A. 瞳孔散大　B. 颜面潮红
C. 皮肤干燥　D. 肺部湿啰音消失
E. 心率减慢

9. 急性有机磷农药中毒患者使用胆碱酯酶复活药的原则，正确的是（　　）
A. 应该尽量地少用
B. 应该尽早地使用
C. 不与阿托品合用
D. 只用于轻度中毒
E. 只用于重度中毒

10. 下列哪项与拮抗 M 受体无关（　　）
A. 平滑肌松弛　B. 扩瞳
C. 抑制腺体分泌　D. 加快心率
E. 血管扩张

11. 治疗胆绞痛时宜选（　　）
A. 阿托品＋哌替啶
B. 阿托品　C. 哌替啶
D. 阿司匹林　E. 阿司匹林＋哌替啶

12. 阿托品对眼睛的作用是（　　）
A. 扩瞳，升高眼压，视近物模糊
B. 扩瞳，升高眼压，视远物模糊
C. 扩瞳，降低眼压，视近物模糊
D. 扩瞳，降低眼压，视近物清楚
E. 扩瞳，升高眼压，视近物清楚

13. 能够舒张肾血管，增加肾血流量，治疗急性肾衰竭的药物是（　　）
A. 肾上腺素　B. 去甲肾上腺素
C. 异丙肾上腺素　D. 多巴胺
E. 间羟胺

14. 静脉滴注剂量过大或时间过长最易引起肾衰竭的药物是（　　）
A. 多巴胺　B. 肾上腺素
C. 去甲肾上腺素　D. 麻黄碱
E. 异丙肾上腺素

15. 因可致局部组织缺血坏死而禁用皮下和肌内注射的药物是（　　）
A. 麻黄碱　B. 肾上腺素

C. 去甲肾上腺素 D. 间羟胺
E. 去氧肾上腺素

16. 少量肾上腺素与局麻药配伍的目的主要是（　　）
A. 防止出现低血压
B. 防治过敏性休克
C. 中枢抑制作用
D. 促进止血
E. 延长局麻作用时间及防治吸收中毒

17. 下列哪一项疾病不是β肾上腺素受体拮抗药的适应证（　　）
A. 高血压 B. 甲状腺功能亢进
C. 心绞痛 D. 窦性心动过速
E. 支气管哮喘

18. 肾上腺素升压作用可被哪类药物所翻转（　　）
A. M 受体拮抗药 B. N 受体拮抗药
C. α受体拮抗药 D. β受体拮抗药
E. H_1 受体拮抗药

19. 普萘洛尔不宜用于（　　）
A. 高血压 B. 心绞痛
C. 窦性心动过缓 D. 甲亢
E. 充血性心力衰竭

A_2 型题

20. 患者，女，53岁。2个月前右眼疼痛，视物模糊，2日前突然右眼球胀痛，头痛加剧，视力下降。就诊后，被诊断为青光眼，可选何药治疗（　　）
A. 吡斯的明 B. 加兰他敏
C. 新斯的明 D. 毛果芸香碱
E. 毒扁豆碱

21. 青光眼患者，选用毛果芸香碱滴眼治疗，以下说法错误的是（　　）
A. 可用1%的滴眼液
B. 将药液滴于下穹隆或内眦处
C. 将药液滴于角膜表面
D. 滴药后嘱患者压迫内眦2～3分钟
E. 用药后观察患者头痛及视力的改变

22. 患者，男，42岁。在喷洒农药时发生农药急性中毒，就诊，口吐白沫、恶心、呕吐和呼吸困难，应立即注射的药物是（　　）
A. 碘解磷定 B. 哌替啶
C. 新斯的明 D. 毛果芸香碱
E. 阿托品

23. 患者，男，30岁。因胃溃疡急性穿孔进行手术治疗，术后出现尿潴留，选用的药物是（　　）
A. 毛果芸香碱 B. 新斯的明
C. 氢氯噻嗪 D. 呋塞米
E. 毒扁豆碱

24. 患者，男，50岁。农药厂工人，在生产有机磷农药工作中违反操作规定，出现恶心、呕吐、多汗、流涎、瞳孔缩小、呼吸困难、大汗、肺水肿、惊厥等症状。全血胆碱酯酶活力降至30%以下，在治疗时使用阿托品静脉给药。当出现阿托品中毒时应采取的治疗措施是（　　）
A. 立即停药 B. 密切观察
C. 对症处理 D. 应用解磷定
E. 应用毛果芸香碱

25. 患者，女，35岁。在田间喷洒农药时不慎污染衣服。为了避免农药经皮肤黏膜吸收而发生中毒。该女性应立即（　　）
A. 去医院就诊
B. 离开现场、脱去污染衣服
C. 肥皂水清洗皮肤
D. 用热水冲洗皮肤
E. 用乙醇溶液清洗皮肤

26. 患者同时出现气喘、胃肠痉挛、呼吸困难、唾液分泌等症状，以下何药疗效最佳（　　）
A. 阿托品 B. 新斯的明
C. 后马托品 D. 氯解磷定
E. 654-2

27. 患者，男，45岁。双眼睑下垂6～7日，渐加重，近两日四肢活动无力，晨起轻，下午重，诊断为重症肌无力。对该患者最好用何种药物治疗（　　）
A. 毛果芸香碱 B. 毒扁豆碱
C. 新斯的明 D. 阿托品

E. 后马托品

28. 患者，女，15 岁。因突发寒战，高热，呕吐入院。经检查：血压 79/45mmHg，脑膜刺激征阳性，白细胞 25×10^9/L，中性粒细胞 90%，脑脊液涂片发现革兰氏阴性球菌。患者四肢厥冷，口唇发绀，面色苍白，考虑伴有感染性休克，此时应给何药抗休克（ ）

A. 去甲肾上腺素 B. 多巴胺
C. 肾上腺素 D. 阿托品
E. 新斯的明

29. 患者，男，18 岁。寒战，发热，咽痛 2 日入院。查体：T 39℃，双侧扁桃体肿大Ⅱ度，诊断为急性扁桃体炎，拟用青霉素治疗。青霉素皮试（－）。注射青霉素后，患者突感头晕，恶心，呕吐，全身湿冷，面色苍白，血压已测不到，此时该用何药抢救（ ）

A. 肾上腺素 B. 去甲肾上腺素
C. 间羟胺 D. 山莨菪碱
E. 多巴胺

30. 患者，女，6 岁。因溺水而致呼吸、心跳停止。此时，除立即进行人工呼吸、心脏按压外，还应选用下列何种措施抢救（ ）

A. 肾上腺素心腔注射
B. 异丙肾上腺素静脉滴注
C. 去甲肾上腺素静脉滴注
D. 间羟胺肌内注射
E. 麻黄碱肌内注射

31. 患者，男，50 岁。确诊为精神分裂症，连续使用氯丙嗪治疗 3 日后，突然出现血压下降、头晕等症状，此时要用下列何药升压（ ）

A. 麻黄碱 B. 多巴胺
C. 肾上腺素 D. 去甲肾上腺素
E. 阿托品

32. 患者，女，28 岁，患雷诺病。除应采用防寒保暖措施外，还可用下列何药治疗（ ）

A. 麻黄碱 B. 酚妥拉明
C. 阿托品 D. 多巴胺
E. 普萘洛尔

33. 患者，男，60 岁。因剧烈眼痛、头痛被诊断为青光眼，应用下列何药治疗（ ）

A. 普萘洛尔 B. 吲哚洛尔
C. 噻吗洛尔 D. 阿替洛尔
E. 美托洛尔

（于 剑）

第3章 麻 醉 药

引 言

麻醉药分为局部麻醉药和全身麻醉药。其在临床的应用主要是减轻患者痛苦，以利于手术的进行。

麻醉药是指能够引起机体局部或全身痛觉、温觉、触觉、压觉等感觉逐渐减弱或消失，便于进行外科手术的药物。临床上分为局部麻醉药和全身麻醉药。

第1节 局部麻醉药

案例 3-1

患者，女，52 岁。因不慎滑倒致左下肢骨折，须行左下肢手术。麻醉医生行腰部硬膜外麻醉，给予利多卡因和丁卡因混合麻醉后 5 分钟，患者出现烦躁不安、谵妄、挣扎，伴呼吸困难，面色苍白，出汗。查体：心率 150 次/分，血压 80/55mmHg，脉搏细速，诊断为局部麻醉药吸收中毒。

问题： 1. 分析局部麻醉药毒性反应发生的主要原因。

2. 简述局部麻醉药吸收中毒后对机体的影响。

3. 如何预防和治疗局部麻醉药吸收中毒？

局部麻醉药（简称局麻药），是一类作用于神经末梢或神经干周围，可逆性地阻断神经冲动的产生和传导，在意识清醒的条件下使局部痛觉、温觉等感觉暂时减弱或消失，以便于临床医生在无痛情况下进行手术的药物。

知识链接

局麻药小史

在 18 世纪中叶的南美洲，人们有咀嚼古柯树叶以消除饥饿及疲劳感的习惯。古柯树叶含有能使人产生舒适感并增强耐力的生物碱，是当地人们生活和社交中备受欢迎的礼物。1860 年德国化学家 Niemanl 从其中分离出有效成分并命名为可卡因（cocaine），1884 年 Koller 首度将其用于眼部局部手术，从此世界上产生了第一个局麻药——可卡因（古柯碱）。由于可卡因有严重毒性和成瘾性，科学家们一直致力于寻求其替代品。1905 年人工合成了毒性较可卡因小的普鲁卡因，此后又陆续合成了一系列局麻药，成为临床手术局部麻醉中不可缺少的药物。

一、局麻药的作用

（一）局麻作用

局麻药对中枢神经、传入神经和传出神经都有阻断作用，可提高神经细胞兴奋阈值，延长动作电位的不应期，减慢传导速度，直至完全丧失兴奋性和传导性。局麻药对不同感觉神经纤维的麻醉作用有一定顺序，因而感觉功能也按一定顺序消失，首先痛觉消失，继之依次为冷觉、温觉、触觉、压觉消失。神经功能的恢复则按相反的顺序进行。

局麻药能穿透神经细胞膜，阻滞 Na^+内流，抑制神经细胞动作电位的产生和传导，从而产生局麻作用。

（二）吸收作用

局麻药吸收后可引起全身作用，这种作用与局麻药的用药目的无关，可对机体带来不同程度的危害，主要损害的是中枢神经系统和心血管系统。

1. 中枢神经系统　局麻药吸收后能抑制中枢神经系统，表现为先兴奋后抑制。初期出现不安、眩晕、震颤和焦虑等现象，随后中枢过度兴奋可转为抑制，引发患者昏迷，甚至呼吸麻痹。

2. 心血管系统　局麻药吸收后抑制心脏，降低心肌兴奋性，使心肌收缩力减弱，传导减慢。多数局麻药可通过抑制交感神经而使血管扩张，导致血压下降。因此在血药浓度过高时可引起低血压，甚至休克等心血管反应。但心肌对局麻药耐受性较高，中毒后通常是呼吸先停止，故应及时采用人工呼吸抢救。

二、局麻药的给药方式

常用的局部麻醉方式有表面麻醉、浸润麻醉、传导麻醉、蛛网膜下隙（腔）麻醉和硬膜外麻醉，见图 3-1。

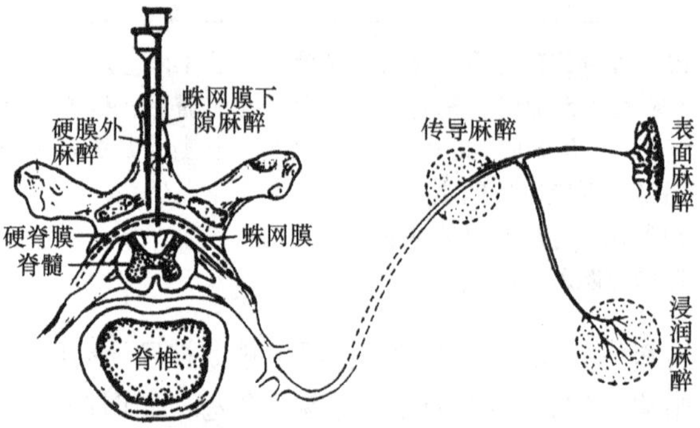

图 3-1　局麻药给药方法示意图

1. 表面麻醉　又称黏膜麻醉，将穿透力强的局麻药液直接喷或滴、涂于黏膜表面，麻醉黏膜下神经末梢。常用于眼、鼻、咽喉、气管、尿道黏膜手术和检查。

2. 浸润麻醉　将局麻药液注入术野皮下或其附近组织，使局部神经末梢被药液浸润而麻醉，常用于浅表小手术。一般所需药液量较多，故毒性大的药物不适宜浸润麻醉。

3. 传导麻醉　将药液注射到外周神经干附近，使该神经干支配的区域产生麻醉，多用于口腔、面部、四肢手术。

4. 蛛网膜下隙麻醉　简称腰麻，将局麻药液经腰椎间隙注入蛛网膜下隙，麻醉该部位的脊神经根，常用于下腹部和下肢手术。因蛛网膜下隙连通脑脊液，故扩散力强的药物不适宜腰麻。

5. 硬膜外麻醉　将局麻药液注入硬脊膜外隙，麻醉通过硬脊膜外隙穿出椎间孔的脊神经根，适用于颈部以下的多种手术。

三、常用局麻药

普鲁卡因（procaine）

本药黏膜穿透力弱，一般不用作表面麻醉；常用于浸润麻醉、传导麻醉、腰麻和硬膜外麻醉；亦可用于病灶或损伤部位的局部封闭。极少数人可发生过敏反应，用药前应做皮肤过敏试验。

利多卡因（lidocaine）

本药有全能局麻药之称。主要用于传导麻醉和硬膜外麻醉；因扩散力强，慎用于腰麻；对普鲁卡因过敏者可使用本品。静脉给药用于心律失常的治疗。

丁卡因（tetracaine）

本药麻醉强度高于普鲁卡因，毒性较强，一般不用于浸润麻醉。对黏膜的穿透力强，常用于表面麻醉，也可用于传导麻醉、腰麻和硬膜外麻醉。

布比卡因（bupivacaine）

本品起效较快，作用时间长，多用于传导麻醉、硬膜外麻醉。因对运动神经阻滞差，尤适用于上胸段硬膜外麻醉，避免了呼吸肌抑制引起的呼吸困难。胎儿/母亲血的浓度比为0.3左右，故产科应用较安全，对新生儿无明显抑制。

护考链接

（1、2题共用题干）患者，男，45岁。腰麻注药后，先感胸闷，继而心慌、烦躁、恶心、呕吐，血压下降，随后呼吸困难。

1. 以上症状产生的原因可能是（　　）

A. 中毒反应　　B. 过敏反应　　C. 注射药物过快

D. 剂量过小　　E. 麻醉平面过高

2. 局部麻醉药通过影响神经细胞膜上的哪种离子发挥作用（　　）

A. 阻滞 Na^+ 内流　　B. 阻滞 Na^+ 外流　　C. 促进 K^+ 外流

D. 抑制 K^+ 外流　　E. 抑制 Ca^{2+} 内流

解析： 1. 本题考查局麻药吸收后的毒性反应主要损害中枢神经系统和心血管系统，故答案为A。2. 本题考查局麻药的作用机制，通过阻滞 Na^+ 内流起局麻作用，故答案为A。

四、常用局麻药的用药护理

（一）用药前护理

1. 评估患者心、肺、肝、肾功能，呼吸、血压、心率是否正常，各种反射是否存在，意识是否清醒等。

2. 了解患者是否用过局麻药，有无药物过敏史，有无支气管哮喘、糖尿病及外科手术病史。

3. 嘱患者除了门诊一些小手术，麻醉前一般都应禁食、禁饮水，以防在手术中因呕吐而发生误吸和窒息的危险。

（二）用药中护理

1. 认真核对药名、浓度、剂量。

2. 为避免局麻药物误注入血管内，每次推药前必须回吸无血后方可注射。

3. 局麻药液均显酸性，不得与碱性药液配伍应用。与葡萄糖配伍，局麻效力降低。局麻药中如加入肾上腺素，应密切注意患者的血压及心脏功能。指、趾、鼻和阴茎环行浸润麻醉时，不加肾上腺素，以免导致组织坏死。

4. 心脏病、高血压、甲状腺功能亢进症等患者进行局麻时禁加肾上腺素。

（三）用药后护理

1. 注意观察患者的血压、呼吸、心率等。

2. 腰麻和硬膜外麻醉可引起血压下降，术后应保持头低足高卧位12小时，以防直立性低血压；若患者出现明显血压下降或心动过缓时，可注射麻黄碱。硬膜外麻醉易致术后头痛，注意观察。

3．若发现早期中毒症状，及时抢救：着重采取维持呼吸和循环功能的措施，加压给氧、输液、给予地西泮等。如果中毒症状经处理已经控制，还应注意复发的可能，必须密切观察。

4．极少数人用药数分钟后发生过敏反应，出现皮肤潮红、荨麻疹、哮喘，甚至休克。也可在给药数小时后，出现头痛，面、舌、颈、咽喉处的黏膜水肿，并伴有轻重不等的全身症状。一旦有过敏症状时，立即停药，给予抗过敏药物，必要时静脉注射肾上腺素。

第2节　全身麻醉药

全身麻醉药是一类能广泛抑制中枢神经系统，暂时引起意识、感觉和反射消失，骨骼肌松弛，便于进行外科手术的药物。根据给药途径的不同，可将全麻药分为吸入麻醉药和静脉麻醉药。

知识链接　**麻醉过程分期**

麻醉过程可分为四期：第一期（镇痛期）适用于进行小手术。第二期（兴奋期）不宜做任何手术和外科检查。第一期和第二期合称为诱导期。第三期（外科麻醉期）适合手术。第四期（中毒期）。现在临床上大多采用综合用药，典型的麻醉分期现已很难看到，但它可作为参考，以衡量麻醉深度，警惕意外的发生。

常用的吸入麻醉药包括麻醉乙醚、氟烷、恩氟烷、异氟烷、氧化亚氮等。

常用的静脉麻醉药包括硫喷妥钠、氯胺酮（能产生分离麻醉）等。

临床上常采用联合用药的方式以达到完善的术中和术后镇痛及满意的外科手术条件，称为复合麻醉，见表3-1。

表3-1　复合麻醉用药

用药目的	常用药物
镇静、消除紧张情绪	苯巴比妥、地西泮
抑制迷走神经反射	阿托品类
镇痛	阿片类
基础麻醉	巴比妥类、水合氯醛
诱导麻醉	硫喷妥钠、氧化亚氮
骨骼肌松弛	琥珀胆碱、筒箭毒碱
低温麻醉	氯丙嗪
控制性降压	硝普钠、钙拮抗药
神经安定镇痛术	氟哌利多＋芬太尼

知识链接　**区别麻醉药和麻醉药品**

麻醉药是指作用于中枢神经系统，引起机体全身或局部痛觉、温觉等感觉逐渐减弱或消失的药物，用药目的是便于进行外科手术或其他医护操作。分为局部麻醉药和全身麻醉药。麻醉药品是指连续使用产生欣快感，极易产生生理依赖性的药物。我国《刑法》中称其为毒品，属于国家特殊管理药品。

小 结

麻醉药物是使痛觉、温觉、触觉、压觉等感觉逐渐减弱或消失的一类药物。根据对意识的影响分为两类：局部麻醉药和全身麻醉药。普鲁卡因黏膜穿透力差不用于表面麻醉，局部封闭疗法常和糖皮质激素合用，首次用药需要皮试；利多卡因是全能局麻药，尚有抗心律失常作用。丁卡因毒性强，不宜用于浸润麻醉。局麻药吸收中毒主要影响中枢神经系统和心血管系统，前者主要表现为先兴奋后抑制；后者表现为心脏抑制和血管扩张，引起低血压，可用麻黄碱防治。为减少吸收中毒、延长麻醉时间常在局麻药中加入少量的肾上腺素。

自 测 题

A_1型题

1. 为了延长局麻药的作用时间，常在局麻药中加入适量的（ ）

A. 肾上腺素 B. 去甲肾上腺素
C. 异丙肾上腺素 D. 麻黄碱
E. 多巴胺

2. 可用于抗心律失常的局麻药是（ ）

A. 丁卡因 B. 普鲁卡因
C. 利多卡因 D. 布比卡因
E. 异氟烷

3. 普鲁卡因不宜用于（ ）

A. 表面麻醉 B. 浸润麻醉
C. 传导麻醉 D. 腰麻
E. 硬膜外麻醉

4. 应做皮试的局麻药是（ ）

A. 丁卡因 B. 利多卡因
C. 布比卡因 D. 普鲁卡因
E. 氯胺酮

A_2型题

5. 患儿，2岁。在玩耍时将黄豆塞入鼻腔，次日家长发现鼻塞，来院就诊。诊断为鼻腔异物，医生在局麻下行鼻腔异物取出术，应选用的局麻药物是（ ）

A. 利多卡因 B. 普鲁卡因
C. 丁卡因 D. 布比卡因
E. 罗哌卡因

6. 患者，男，41岁。手外伤，医生在局麻下行清创缝合，下面叙述错误的是（ ）

A. 用普鲁卡因作浸润麻醉
B. 局麻液中加少量肾上腺素
C. 普鲁卡因皮试
D. 缝合后应用抗菌药物防止感染
E. 嘱患者抬高患肢

7. 患者，男，38岁。因铁屑溅入眼中，医生在局麻下行角膜异物取出术，下面处理错误的是（ ）

A. 用丁卡因作表面麻醉
B. 用普鲁卡因作表面麻醉
C. 取异物轻柔，防角膜穿孔
D. 术后用抗菌眼药水
E. 嘱患者不要揉搓眼睛

（王 心）

第4章 中枢神经系统药物

引 言

中枢神经系统疾病是目前影响人类健康的常见病，通过使用本章药物可使其症状得以缓解，疾病得到治疗。中枢神经系统药物涉及作用部位广泛，药物种类繁多，应根据临床疾病特点、治疗药物特点来进行合理选药。

第1节 镇静催眠药

案例 4-1

患者，男，20岁。因与女朋友发生争吵后，一气之下吞服大量（约700mg）地西泮。患者出现昏迷、发绀、呼吸抑制、血压下降、各种反射减弱，诊断为地西泮中毒。

问题：对患者应采取哪些急救措施？

镇静催眠药是一类能抑制中枢神经系统，发挥镇静催眠作用的药物。小剂量呈现镇静作用，较大剂量呈现催眠作用，大剂量产生抗惊厥作用。

按化学结构不同可分为三类：苯二氮䓬类、巴比妥类及其他类。

考点：苯二氮䓬类在镇静催眠应用中为什么可代替巴比妥类

一、苯二氮䓬类

本类药安全范围大，不良反应少，几乎无麻醉或致死作用。有良好的抗焦虑和镇静催眠作用，为目前最常用的镇静催眠药。本类药可与中枢神经系统内的苯二氮䓬受体结合，增强γ-氨基丁酸（GABA）的功能，对中枢神经系统产生抑制作用。根据半衰期的长短可分为三类：长效类，如地西泮（diazepam）；中效类，如劳拉西泮（lorazepam）；短效类，如三唑仑（triazolam）。

地西泮（diazepam）

本药口服吸收快而完全，肌内注射吸收慢而不规则，故不主张肌内注射；静脉注射中枢抑制作用快，维持时间短。可透过胎盘屏障及血脑屏障，也可经乳汁分泌。在肝内转化为具有药物活性的去甲地西泮和去甲羟地西泮，经肾排泄。

知识链接 **生理性睡眠的两个时相**

当人进入睡眠以后，在睡眠过程中是非快速动眼睡眠时相（慢相睡眠）与快速动眼睡眠时相（快相睡眠）的反复循环。先经过80～120分钟的慢相睡眠（此睡眠与疲劳的消除及精力的恢复有关），接着便进入快相睡眠（此睡眠与智力发育有关），以后再转入慢相而后又至快相。如此慢相→快相→慢相→快相的周期循环，整夜有3～4次。如果发生睡眠障碍，久而久之会出现脑电图缓慢波形，导致思维能力和耐力下降，发生身心疾病，故对失眠的治疗具有重要意义。

【药理作用与临床应用】

1．抗焦虑　小剂量即可明显改善患者紧张、不安、忧虑、恐惧的症状。对各种原因导致的焦虑均有显著疗效。主要用于焦虑症。

2．镇静催眠　中等剂量可呈现镇静催眠作用。不引起全身麻醉，能产生近似生理性睡眠，醒后无明显不良反应。临床主要用于治疗各种失眠，尤其对焦虑性失眠疗效好；也可用于麻醉前给药。

3．抗惊厥、抗癫痫　地西泮具有强大的抗惊厥作用，用于破伤风、子痫、小儿高热和某些药物中毒引起的惊厥；静脉注射地西泮是治疗癫痫持续状态的首选药，也可与苯妥英钠合用治疗癫痫大发作。

4．中枢性肌肉松弛　抑制脊髓的多突触反射，引起较强的肌肉松弛，缓解骨骼肌痉挛。用于脑血管意外或脊髓损伤引起的中枢性肌强直，局部病变所致的骨骼肌痉挛（如腰肌劳损等）。

考点：地西泮的药理作用与临床应用

【不良反应】

1．治疗量连续用药可有一定蓄积性，出现嗜睡、头昏、乏力、记忆力下降等；大剂量偶致共济失调、言语不清、视物模糊等；过量致急性中毒时可引起昏迷和呼吸抑制，可用特效解救药氟马西尼解救。

考点：地西泮中毒的解救药

2．长期用药可产生耐受性和依赖性，久用突然停药可出现戒断症状，表现为失眠、焦虑、噩梦、惊厥等。

3．静脉注射过快时可引起心血管和呼吸抑制，故静脉注射速度宜缓慢，每分钟不宜超过5mg。

苯二氮䓬类其他药物比较见表4-1。

表4-1　苯二氮䓬类其他药物比较

类别	药物	特点及用途
长效类（$t_{1/2}$>30小时）	氟西泮（flurazepam）	具有较好催眠作用，用于各种失眠症，对维持睡眠困难及早醒者疗效较好
中效类（$t_{1/2}$>5～30小时）	硝西泮（nitrazepam）	催眠、抗癫痫作用强，用于各种失眠和癫痫
	氯硝西泮（clonazepam）	抗惊厥、抗癫痫作用强
	奥沙西泮（oxazepam）	与地西泮相似但较弱，用于焦虑失眠及癫痫
	艾司唑仑（estazolam）	用于焦虑致暂时性心理紧张所引起的失眠
短效类（$t_{1/2}$>5小时）	三唑仑（triazolam）	催眠作用强而短，用于入睡困难者
	阿普唑仑（alprazolam）	镇静、催眠和抗焦虑作用比地西泮强，用于焦虑、抑郁、恐惧、顽固性失眠

二、巴比妥类

本类药为巴比妥酸的衍生物。根据其半衰期的长短可分为四类，见表4-2。

表4-2　巴比妥药物分类及特点

类别	药物	主要用途	显效时间（小时）	作用维持时间（小时）
长效类（慢效类）	苯巴比妥（phenobarbital）	抗惊厥、抗癫痫	0.5～1	6～8
	巴比妥（barbital）	镇静、催眠	0.5～1	6～8
中效类	戊巴比妥（pentobarbital）	抗惊厥	0.25～0.5	3～6
	异戊巴比妥（amobarbital）	镇静、催眠	0.25～0.5	3～6
短效类（速效类）	司可巴比妥（secobarbital）	抗惊厥、镇静、催眠	0.5	2～3
超短效类（超速效类）	硫喷妥钠（thiopental sodium）	静脉麻醉	立即	0.25

【药理作用与临床应用】巴比妥类主要抑制中枢神经系统。随着剂量增加依次出现镇静、催眠、抗惊厥和麻醉作用；过量时麻痹延髓呼吸中枢及血管运动中枢，甚至死亡。

本类药物由于安全范围小，不良反应多且严重，又易产生依赖性，目前已少用。但苯巴比妥目前仍用于抗惊厥、癫痫大发作，麻醉前给药；硫喷妥钠用于静脉麻醉和基础麻醉。

【不良反应】

1．耐受性和依赖性　短期反复用药可产生耐受性，长期连续用产生依赖性，故避免长期使用或滥用。

2．后遗效应　服用催眠剂量的巴比妥类药物，次晨可出现头晕、困倦、乏力、嗜睡、定向障碍等反应，故服药期间避免从事驾车、操作机器或高空作业等危险性工作。

考点：巴比妥类不良反应

3．急性中毒　患者一次大剂量服用巴比妥类或静脉注射过快、过量，均可引起急性中毒，表现为昏迷、呼吸抑制、体温和血压下降等，多因呼吸衰竭而死亡。

4．其他　苯巴比妥具有肝药酶诱导作用，可加速许多药物在肝脏代谢，影响药物疗效，如香豆素类、氢化可的松、洋地黄毒苷、氯霉素等。少数患者可引起荨麻疹、剥脱性皮炎、血管神经性水肿等过敏反应。

三、其　他　类

佐匹克隆（zopiclone）

佐匹克隆为新型快速催眠药，具有镇静、抗焦虑、抗惊厥和肌肉松弛作用。主要用于催眠。其特点是入睡快，延长睡眠时间，明显增加深睡眠，轻度减少快动眼睡眠时相（REMS），睡眠质量高，醒后舒适。长期使用无明显的耐药性和反跳现象。

唑吡坦（zolpidem）

唑吡坦为新型非苯二氮䓬类催眠药，口服吸收快，维持时间短，为短效催眠药。本品以不影响快动眼睡眠为特点，能明显缩短入睡时间，延长非快动眼睡眠，在基本不改变睡眠结构的基础上，提高睡眠质量。仅用于镇静和催眠，抗焦虑、中枢性肌松作用和抗惊厥作用很弱。耐受性、后遗效应、药物依赖性和停药戒断症状轻微。

本品不宜与其他中枢抑制药合用。老人、肝及呼吸系统疾病患者宜减量；15 岁以下儿童、孕妇、哺乳期妇女禁用。疗程不宜超过 4 周。

水合氯醛（chloral hydrate）

水合氯醛口服吸收迅速，用于催眠，约 15 分钟起效，持续 6～8 小时，因其不缩短快动眼睡眠时相，故不良反应较小。大剂量亦可用于破伤风、子痫和小儿高热等惊厥。

对胃有刺激性，消化道溃疡患者慎用，临床常灌肠给药。久用可产生耐受和成瘾，防止滥用。

四、镇静催眠药用药护理

（一）用药前护理

1．用药前评估

（1）评估患者一般情况：测定患者的血压、心率、呼吸、肝功能、肾功能等。

（2）详细询问患者的既往史、家族史、个人史：了解患者失眠、焦虑的原因及程度，既往机体状况，是否吸烟嗜酒，有无生活紧张和压力过大等情况。

（3）询问用药史及药物过敏史：是否应用过镇静催眠药，详细询问药物的种类、剂量、用药时间、用法、疗效及不良反应等。有无药物过敏史。

2．健康宣教　向患者解释失眠与焦虑多由于精神负担过重、工作生活压力过大所致，疾病进程受多种因素影响，目前并无理想根治药物，应用镇静催眠药主要以改善症状、缓解痛苦、提高患者生活质量为目的。教给患者服药的方法并告知所用药物可能的不良反应及处理措施；让患者进行自我监护；向患者讲清非药物治疗的重要性，注重饮食习惯、戒烟限酒、调适心理、适当运动等。

（二）用药中护理

1. 正确选药　由于失眠、焦虑的治疗时间普遍较长，应综合患者的病理和生理状态选择用药。应严格掌握适应证，避免滥用药及长期用药。老年人和小儿慎用巴比妥类药物，青光眼、重症肌无力、妊娠期及哺乳期妇女、驾驶员及机械操作者禁用巴比妥类药物。

2. 用量用法　指导患者及家属学会观察和预防药物的不良反应。口服给药者，告知患者及家属长期应用该类药物容易产生依赖性，应规律用药，不可随意增减剂量，应在医生指导下遵医嘱更替使用药物，指导患者正确服药，避免长期用药而产生依赖性。

3. 观察　护士应确定患者将药物服下后离开，以防患者将药物囤积而发生意外。注射给药者应严格掌握剂量和注射速度，如巴比妥类药物注射速度不宜过快，以防急性中毒；静脉注射地西泮应缓慢，以免引起血压过低、呼吸抑制等不良反应；如有发生，抢救时应采用支持疗法为主，同时配以特效解救药，如地西泮中毒采用氟马西尼解救。

4. 巴比妥类药物急性中毒的处理　①清除毒物：口服中毒者应立即洗胃，一般可用 0.01%～0.02%高锰酸钾或温开水，以 10～15g 硫酸钠导泻（忌用硫酸镁）。②保证呼吸循环功能：进行人工呼吸、吸氧等治疗，必要时可用呼吸兴奋药或升压药，以维持呼吸和循环功能。③加速毒物排泄：5%碳酸氢钠注射液静脉滴注以碱化血液、尿液，减少药物在肾小管的重吸收，促进排泄；应用利尿药，加速毒物排泄，一般用 20%甘露醇注射液或 25%山梨醇注射液 200ml 静脉注射或快速滴注等。④有条件者可做血液透析。

5. 其他　嘱患者服药期间忌酒、忌烟，少饮浓茶、咖啡。和患者进行沟通，注重心理疏导，引导患者改变不利于睡眠的生活方式，避免过度劳累，精神紧张，培养健康的兴趣爱好，提高心理和身体素质，尽量用非药物方法缓解焦虑和失眠问题。

（三）用药后护理

1. 观察疗效　定期测量患者的血压、心率、呼吸及肝肾功能等，进一步评价用药后睡眠和精神状态的改善程度，如睡眠延长、焦虑缓解、精神乐观积极等。

2. 监测药物的不良反应　密切观察药物的不良反应，如依赖性、成瘾性等，并指导患者及家属学会早期识别，一经发现，及时报告医生调整给药方案。对药物过量中毒患者，要注意监测呼吸、体温变化，保持皮肤干燥清洁，定时翻身，防止产生压疮。

3. 制订进一步措施，完善护理计划　考察患者心理治疗和适当休息、增强运动等其他综合治疗手段的效果，根据患者的实际情况，不断修订护理计划。一般来说，连续使用地西泮不应超过 4～6 周，如需继续使用，应停药 2 周后再继续使用，并尽量及早及时逐渐减量停药。

第 2 节　抗癫痫药

案例 4-2

患者，女，32 岁。行走中突然意识丧失，全身强直-阵挛性抽搐，口吐白沫，随后进入沉睡状态。诊断为癫痫急性发作。

问题： 1. 请分析此患者可能为哪种类型癫痫？

2. 可选用何种药物治疗？应如何进行用药护理？

癫痫是由于多种原因引起大脑局部病灶神经元突发性的异常高频率放电，并向周围正常组织扩散引起的大脑功能短暂失调综合征，表现为突然发作、短暂运动、感觉功能及精神异常，反复发作，发作时伴有异常脑电图，见图 4-1。

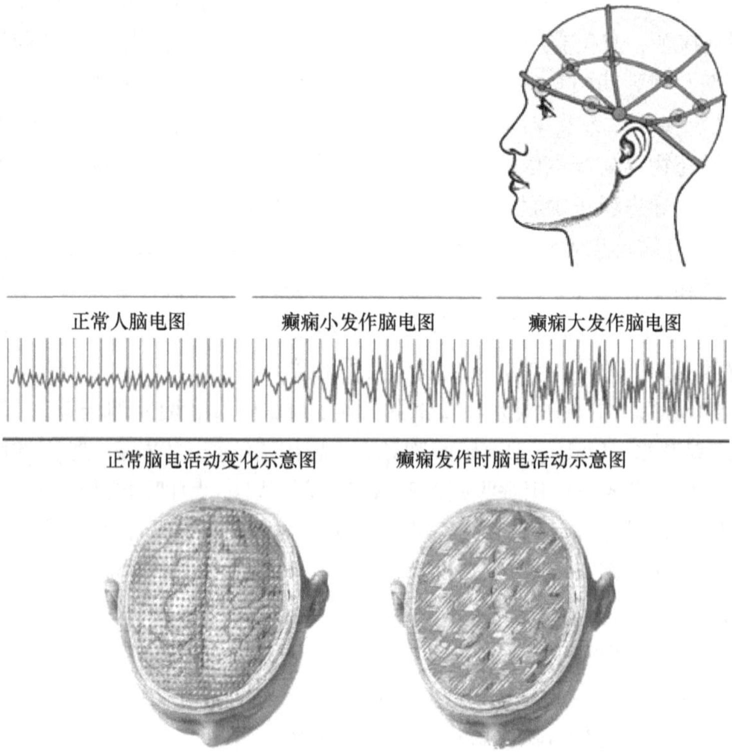

图 4-1　正常脑电图与癫痫发作时脑电图比较

一、癫痫的临床类型

癫痫的分类较复杂，常见类型如下，见表 4-3。

表 4-3　癫痫发作的常见类型

发作分类	临床特征	治疗药物
局限性发作		
1. 单纯局限性发作	局部肢体运动或感觉异常，持续 20～60 秒	卡马西平、苯妥英钠、苯巴比妥
2. 复合性局限性发作（精神运动性发作）	发作时有意识障碍，常伴有无意识的活动，如唇抽搐、摇头等	卡马西平、苯妥英钠、扑米酮、丙戊酸钠
全身性发作		
1. 强直-阵挛性发作（大发作）	突然意识丧失，全身骨骼肌呈持续性强直性痉挛，而后转为阵挛性抽搐，继之较长时间的中枢抑制，而后恢复	苯妥英钠、苯巴比妥、丙戊酸钠
2. 失神性发作（小发作）	短暂的意识突然丧失，常有对称的阵挛性活动	乙琥胺、丙戊酸钠
3. 肌阵挛性发作	单侧肢体部分肌群或全身部分肌群发生短暂的休克样抽动，脑电图伴有短暂暴发的多棘波	首选糖皮质激素、丙戊酸钠
4. 癫痫持续状态	指大发作持续状态，反复抽搐，持续昏迷，不及时解救可危及生命	地西泮、劳拉西泮、苯妥英钠、苯巴比妥

二、常用抗癫痫药

癫痫是一种以反复发作为特征的慢性疾病，以药物治疗为主要治疗手段。但目前药物只能控制癫痫的发作，却不能有效地预防和根治，患者需长期甚至终生用药。常用的抗癫痫药有苯妥英钠、卡马西平、丙戊酸钠、乙琥胺、苯二氮䓬类、巴比妥类等。

苯妥英钠（phenytoin sodium）

抗癫痫作用机制较为复杂，包括以下几方面。

1．细胞膜稳定作用　苯妥英钠可减少 Na^+内流，对高频率异常放电的神经元的钠通道阻滞作用明显，而对正常神经元的低频放电无明显影响。较高浓度的苯妥英钠还能抑制 K^+外流，使动作电位时程延长。

2．苯妥英钠能抑制神经末梢对 GABA 的摄取，使 GABA 受体上调，而间接增强 GABA 的作用，使 Cl^-内流增加，使神经细胞膜超极化。

苯妥英钠不能抑制癫痫病灶异常高频放电，但通过上述作用和机制抑制异常高频放电的扩散，使癫痫发作停止。治疗浓度的苯妥英钠无明显镇静作用是其特点之一。

【药理作用与临床应用】

1．抗癫痫　苯妥英钠是治疗强直-阵挛性发作（大发作）、单纯局限性发作的首选药；对复合性局限性发作（精神运动性发作）疗效次之；对失神性发作（小发作）、肌阵挛性发作无效，有时甚至使病情恶化。静脉注射可控制癫痫持续状态。

2．治疗中枢疼痛综合征及外周性神经痛　治疗三叉神经痛、舌咽神经痛和坐骨神经痛等，与其细胞膜稳定作用有关。

3．抗心律失常　主要用于强心苷中毒引起的心律失常（见第6章）。

考点：苯妥英钠的药理作用、临床应用

知识链接　**三叉神经痛**

三叉神经痛是最常见的脑神经疾病之一，以一侧面部三叉神经分布区内反复发作的阵发性剧烈疼痛为主要表现。多发生于中老年人，头面部右侧多于左侧。

1. 发病特点　在头面部三叉神经分布区域内，可骤然发病，骤停，有闪电样、刀割样、烧灼样、顽固性、难以忍受的剧烈性疼痛。说话、洗脸、刷牙或微风拂面，甚至走路时都会导致阵发性的剧烈疼痛。疼痛历时数秒或数分钟，疼痛呈周期性发作，发作间歇期无明显不适。

2. 治疗药物　卡马西平、苯妥英钠、布洛芬、布桂嗪、谷维素、维生素 B_1。

【不良反应】

1．局部刺激　苯妥英钠碱性较强，对胃肠道有刺激性，口服易引起食欲减退、恶心、呕吐、腹痛等症状，宜饭后服用。静脉注射可发生静脉炎，宜稀释后选用较粗大血管缓慢注射，不宜肌内注射。

2．牙龈增生　长期应用可引起齿龈增生，多见于儿童及青少年，轻者不影响继续用药；注意口腔卫生，防止齿龈炎，经常按摩齿龈可以减轻。

3．神经系统反应　可见眩晕、精神紧张、头痛等症状。用药量过大或用药时间过长可引起急性中毒，可致共济失调、眼球震颤、复视等。严重者可出现精神错乱、昏睡甚至昏迷。

4．血液系统反应　长期应用可致叶酸缺乏，导致巨幼红细胞性贫血，与本药抑制叶酸吸收和代谢有关，可补充甲酰四氢叶酸治疗。

5．心血管系统反应　静脉注射过快可致心律失常、心脏抑制和血压下降，宜在心电图监护

下进行。

6．过敏反应　偶可引起皮疹、粒细胞缺乏、血小板减少、再生障碍性贫血和肝脏损害。应定期做血常规和肝功能检查。

7．其他　偶见男性乳房增大、女性多毛症、淋巴结肿大等。久服骤停可使癫痫发作加剧，甚至诱发癫痫持续状态。苯妥英钠为肝药酶诱导剂，可加速维生素 D、皮质类固醇、避孕药的代谢，降低药物疗效，长期应用可致低钙血症，儿童患者可发生佝偻病样改变，少数成年患者可出现骨软化症，必要时应用维生素 D 预防。

考点：苯妥英钠的不良反应

卡马西平（carbamazepine）

卡马西平为安全、有效、广谱、无认知功能不良反应的抗癫痫药，临床应用广泛。

【药理作用与临床应用】

1．抗癫痫　卡马西平对精神运动性发作（复合性局限性发作）疗效好，常作为首选药；能减轻精神异常，适用于伴有精神症状的癫痫；对大发作和混合型癫痫也有效，对小发作的效果差。因其对儿童的认知功能和行为影响较小，尤其适用于儿童患者。

2．治疗中枢疼痛综合征　对治疗三叉神经痛和舌咽神经痛疗效优于苯妥英钠。

3．治疗躁狂抑郁症　用于锂盐无效的躁狂症患者，其副作用比锂盐小而疗效好。

4．治疗神经源性尿崩症　通过促进抗利尿激素的分泌发挥作用。

5．治疗心律失常　能对抗地高辛中毒所导致的心律失常，使其完全或基本恢复正常心律。

【不良反应】

1．中枢神经系统的反应　较常见，表现为视物模糊、复视、眼球震颤、眩晕、恶心、呕吐等。大剂量可见中枢神经系统中毒（语言困难、精神不安、耳鸣、幻视、共济失调）。

2．心血管反应　大剂量可导致心律失常或房室传导阻滞（老年人尤其注意）。

3．对内分泌的影响　因促进抗利尿激素分泌引起水的潴留和低钠血症。亦可致甲状腺功能减退。

4．较少见的不良反应　有变态反应、史蒂文森-约翰逊综合征或中毒性表皮坏死溶解症、皮疹、荨麻疹、瘙痒；儿童行为障碍，严重腹泻，红斑狼疮样综合征。

丙戊酸钠（sodium valproate）

本药为广谱抗癫痫药，可用于各型癫痫。特别是对小发作效果好，疗效优于乙琥胺，但由于其肝毒性，临床仍常选用乙琥胺。在小发作合并大发作时作为首选药使用。对大发作的疗效不如苯妥英钠和苯巴比妥，但是当这两药无效时，丙戊酸钠仍有效。对精神运动性发作的疗效与卡马西平相似。对其他药物不能控制的顽固性癫痫也有效。

常见不良反应为胃肠反应，饭后服用可减轻。偶见嗜睡、共济失调、精神不集中、不安和震颤等中枢神经系统方面的反应；严重毒性为肝功能损害，在用药期间应定期检查肝功能，孕妇慎用。

乙琥胺（ethosuximide）

本药是防治小发作的首选药，对其他类型癫痫无效。常见不良反应有恶心、呕吐、胃部不适、眩晕、嗜睡、视物模糊，偶见嗜酸粒细胞增多症和粒细胞减少症、再生障碍性贫血。初始用低剂量，逐渐增量。应定期检查血常规和肝功能。

苯巴比妥（phenobarbital）

本药是巴比妥类中最有效的抗癫痫药物，苯巴比妥用于防治癫痫大发作及癫痫持续状态的治疗，具有起效快、疗效好、毒性低和价格低廉等优点，对单纯性局限发作及精神运动性发作也有效，但因对中枢有较明显的抑制作用，故不作为首选药。不良反应及用药护理参见第 1 节 镇静催眠药。

氟桂利嗪（flunarizine）

本药具有较强的抗惊厥作用，对各型癫痫均有效，尤其对局限性发作、大发作效果好；同时，用于治疗偏头痛和眩晕症。安全有效，毒性小，严重不良反应少见，常见不良反应为困倦，其次为镇静和体重增加。

奥卡西平（oxcarbazepine）

本药口服后在体内大部分被代谢成有抗惊厥活性的羟基衍生物，可单独应用或与其他抗癫痫药联合用于治疗局限性或全身性癫痫发作。用药开始时可出现头痛、头晕、乏力等轻度不良反应，继续用药后这些症状可消失。偶见胃肠功能障碍、皮肤潮红等。

扑米酮（primidone）

本药对大发作及单纯局限性发作疗效好，可作为精神运动性发作的辅助药。与苯妥英钠和卡马西平合用有协同作用。不宜与苯巴比妥合用。扑米酮可引起镇静、嗜睡、眩晕、共济失调、复视、眼震颤，偶见粒细胞减少、巨幼红细胞性贫血、血小板减少，因此，用药期间应定期检查血常规。严重肝、肾功能不全者禁用。

拉莫三嗪（lamotrigine）

本药为新型抗癫痫药，作用机制类似苯妥英钠和卡马西平，用于对 12 岁以上儿童及成人的单药治疗、2 岁以上儿童及成人的添加疗法，也可用于帕金森病、运动神经元疾病、遗传性慢性舞蹈症及神经性疼痛的治疗。

知识链接

治疗各类型癫痫首选药物小结

大苯（大发作：首选苯妥英钠）
小乙（小发作：首选乙琥胺）
丙戊全能（大发作合并小发作：首选丙戊酸钠）
三精上马（精神运动性：首选卡马西平；三叉神经痛：选用卡马西平）
持续安定（癫痫持续状态：首选地西泮）

三、抗癫痫药应用原则

1. 尽早用药，小剂量开始　诊断明确后，及早治疗，按照癫痫及癫痫综合征的发作类型选用治疗药物；症状性癫痫应消除病因，如治疗脑寄生虫、切除肿瘤；遵循小剂量使用的原则，从最小的药物剂量开始施药，逐渐地增加药物剂量至能控制癫痫发作症状为止；避免一次性大量用药。

2. 单一用药　单一药物能控制癫痫病发作的，应尽量避免多药联合使用，联合用药种类一般不超过 3 种。

3. 规律服药　根据患者发病情况及治疗药物的代谢动力学、剂量范围及毒副作用制订治疗用药方案；指导患者定时定量地用药，尽量避免少服、漏服和多服药物，避免不规范用药所致癫痫复发。

4. 谨慎换药　当原治疗药物出现疗效不好或中毒表现，监测血药浓度进行治疗药物调换，应在逐渐减少原用药物的剂量同时，逐渐增加新用药的剂量，防止诱发癫痫发作。

5. 减量停药　坚持长期治疗，指导患者在癫痫临床治愈之后坚持用药，规范地进行药物减量，不可擅自减药、停药，期间定期复查。

6. 注意不良反应　用药期间注意各种不良反应的出现，如嗜睡、头晕、皮疹、皮炎、贫血等，定期监测血常规、尿及肝功能；若出现嗜睡症状，应加服咖啡因或麻黄碱；严格控制孕妇用药。

7. 生活规律化　患者生活应规律，忌烟酒，低盐少水饮食，饮食不可过饱，避免过度紧张，忌激烈运动，避免高空、水边及机械电机旁工作，以免发病时发生危险。

四、抗癫痫药用药护理

（一）用药前护理

1. 评估患者机体状况、肝肾功能等；询问患者用药史及过敏史；正确选择药物，应根据患者身体状况和癫痫类型合理选择药物，以首选药为主。苯妥英钠用于妊娠早期用药偶致畸胎，孕妇禁用。

2. 癫痫的疾病进程往往受多种因素影响，治疗主要以控制和减少发作、改善症状、提高患者生活质量为目的。

（二）用药中护理

1. 指导患者遵医嘱按时服药、规律用药，切忌随便停药、漏服或随意更换其他药物。对夜间频繁发作者，应睡前顿服。

2. 苯妥英钠静脉注射过快时，可致心律失常、心肌抑制和血压下降，宜在心电监护下使用。苯妥英钠为药酶诱导剂，能加速其他药物代谢而使之药效降低；苯妥英钠可被肝药酶代谢，与苯巴比妥、乙醇等合用可使苯妥英钠血药浓度降低，疗效减弱；与氯霉素、异烟肼等合用可使苯妥英钠血药浓度升高，疗效增强。与以上药物合用时，应注意调整剂量。

3. 和患者进行沟通，嘱咐患者避免精神紧张、过度劳累、过饱，禁食辛辣刺激性食物，禁酒等。及时发现可能诱发或刺激癫痫发作的因素，做到早预防、早治疗。

（三）用药后护理

定期测量患者的血常规，心、脑、肝、肾功能等。本类药物不良反应较多，影响患者依从性，应采取适当护理措施以有效防治。及时发现，帮助医生调整给药方案。根据患者的实际情况，不断修订护理计划。

第3节　抗精神失常药

案例4-3

患者，女，30岁。一年前生育一女后，开始出现失眠、焦虑，有时自言自语，说话语无伦次，情绪易激动，出现过妄想幻觉。诊断为精神分裂症，应家属要求，实行家庭看护。遵医嘱行氯丙嗪治疗。

问题：氯丙嗪治疗时应怎样进行用药护理？

精神失常是多种病理因素导致的在认识、情感、行为等精神活动产生障碍的一类疾病。包括精神分裂症、躁狂症、抑郁症和焦虑症，治疗这类疾病的药物统称为抗精神失常药。

知识链接

获得成功的召唤

奥斯卡获奖影片《美丽心灵》是根据诺贝尔经济学奖获得者纳什的真实故事改编的。数学家纳什年轻的时候就展现出杰出的数学天赋，但由于患有精神分裂症使他在学术上向高层次进军时遭受到巨大的阻碍。纳什在爱妻的帮助及医生的治疗下，毫不畏惧，顽强抗争，最终战胜了疾病，并于1994年获得诺贝尔经济学奖。

一、药 物 分 类

（一）抗精神病药

1．典型抗精神病药

（1）吩噻嗪类：氯丙嗪等。

（2）丁酰苯类：氟哌啶醇等。

（3）硫杂蒽类：氯普噻吨等。

（4）其他类：五氟利多等。

2．非典型抗精神病药

（1）第一代：氯氮平等。

（2）第二代：利培酮、奥氮平、齐拉西酮等。

（二）抗躁狂症药

碳酸锂等。

（三）抗抑郁症药

丙米嗪、阿米替林、多塞平、氟西汀、舍曲林等。

（四）抗焦虑药

丁螺环酮、地西泮等。

二、常 用 药 物

（一）抗精神病药

氯丙嗪（chlorpromazine）

氯丙嗪是吩噻嗪类治疗精神分裂症的代表药。口服吸收不规则，不同个体口服相同剂量，血药浓度可相差10倍以上，故临床用药剂量应个体化。

【作用机制】氯丙嗪的作用机制见图4-2。

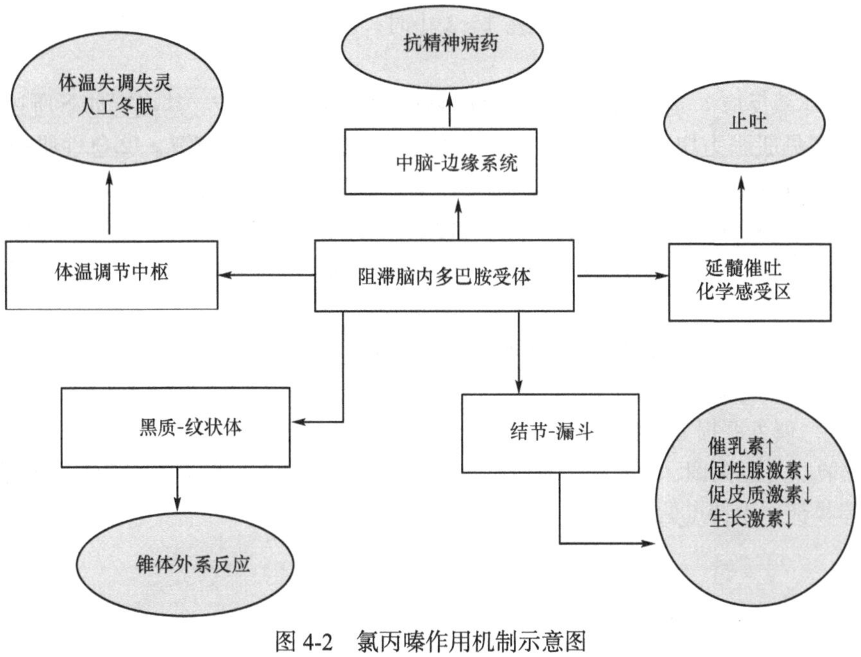

图4-2　氯丙嗪作用机制示意图

【药理作用与临床应用】

1．对中枢神经系统的作用

（1）镇静安定和抗精神病：正常人服用治疗量可出现安静、反应迟钝、情感淡漠、活动减少、易入睡；精神病患者服用本药后，由于其阻滞中脑-边缘系统和中脑-皮质通路的多巴胺受体，故能迅速控制兴奋、躁狂症状，消除患者幻觉、妄想，安定情绪，恢复理智，使生活自理，但无法根治，需要长期服用，疗程 2～3 年。临床主要用于各种精神分裂症，对精神分裂中的幻觉妄想型、妄想型、紧张型疗效好。

考点：氯丙嗪药理作用与临床应用

（2）镇吐作用：抑制延髓催吐化学感受区的多巴胺受体，对药物（吗啡、洋地黄等）和疾病（尿毒症等）等原因引起的呕吐，镇吐作用显著。对顽固性呃逆也有缓解，但对晕动症等前庭刺激所致的呕吐无效。

（3）对体温调节中枢的影响：抑制下丘脑体温调节中枢，使体温调节功能降低，体温随环境温度的变化而升降（如配合物理降温，可使体温降至 34℃或更低），与异丙嗪、哌替啶组成“冬眠合剂”，此时患者体温、代谢、组织耗氧量均降低，机体对各种病理刺激的反应下降。有助于度过危险期，为危重病症的抢救争取时间，便于采取其他救治措施，此称为“人工冬眠”，可用于甲状腺危象、严重创伤或感染、大面积烧伤、妊娠高血压综合征等。

（4）增强中枢抑制药的作用：可加强镇痛药、麻醉药、镇静催眠药和抗惊厥药的作用，合用时应适当减量，以免造成中枢过度抑制。

2．对自主神经系统的影响　阻断外周血管的α受体和 M 受体，致血压下降、口干、尿潴留等，无临床治疗意义，与不良反应有关。

3．对内分泌系统的影响　阻断结节-漏斗通路的多巴胺受体，促进催乳素的释放，出现乳房肿大、溢乳；抑制促性腺激素、生长激素和促皮质激素的分泌。

【不良反应】

1．一般反应　主要有嗜睡、无力、口干、心动过速、便秘、视物模糊等。局部注射刺激性大，应深部肌内注射，且常更换注射部位，静脉给药宜稀释缓慢注射，否则可引起血栓性静脉炎。大剂量注射给药后，应嘱咐患者静卧休息 1～2 小时，坐起时宜缓慢，若发生直立性低血压时可静脉滴注去甲肾上腺素，禁用肾上腺素。

2．锥体外系反应　是长期大量应用氯丙嗪最常见的不良反应，其表现如下所述。①帕金森综合征：多见肌张力增高，面容呆板、动作迟缓、肌肉震颤、流涎。②急性肌张力障碍：舌、面、颈及背部肌肉痉挛，如强迫性张口、伸舌、斜颈、呼吸运动障碍及吞咽困难。③静坐不能：反复徘徊、坐立不安。出现以上三种症状应减量或停药，用中枢性抗胆碱药苯海索缓解。④迟发性运动障碍：口、舌、面部不由自主运动，一旦出现马上停药，禁用中枢性抗胆碱药。

考点：氯丙嗪的主要不良反应及处理措施

3．急性中毒　一次吞服大剂量氯丙嗪可致急性中毒，表现为昏睡、低血压休克、心动过速、心电图异常等，应立即对症治疗。

4．其他　偶见肝损害、粒细胞减少、再生障碍性贫血、皮疹、心律失常，长期用可出现乳腺增大、泌乳、月经失调、儿童生长发育迟缓，用药期间定期查血常规、肝功能及心电图。

吩噻嗪类药作用特点见表 4-4。

表 4-4 吩噻嗪类药作用特点比较

药物	抗精神病作用强度	镇静	降压	镇吐	锥体外系反应
氯丙嗪（chlorpromazine）	1	+++	+++	++	++
奋乃进（perphenazine）	10	++	+	+++	+++
三氟拉嗪（trifluoperazine）	10～20	+	+	+++	+++
氟奋乃进（fluphenazine）	20～30	+	+	+++	+++
硫利达嗪（thioridazine）	1/2～1	+++	++	+	+

注：+++：强；++次强；+弱。

其他抗精神病药物比较见表 4-5。

表 4-5 其他抗精神病药物比较

药物	作用特点	用途	不良反应
氯普噻吨（chlorprothixene）	抗精神病作用较弱，但有抗抑郁症作用	伴有抑郁、焦虑症状的精神分裂症、更年期抑郁症及焦虑性神经官能症等	锥体外系反应弱
氟哌啶醇（haloperidol）	抗精神病作用及镇吐作用较强；镇静及抗胆碱作用较弱	以躁狂、幻觉、妄想为主的精神分裂症及躁狂症	锥体外系反应强，且发生率高
五氟利多（penfluridol）	是长效抗精神病药，一次用药疗效可维持 1 周	慢性精神分裂症患者的维持和巩固	锥体外系反应常见
氯氮平（clozapine）	抗精神病作用强	对精神分裂症阳性和阴性症状均有效	几乎无锥体外系反应，严重的不良反应是粒细胞减少
奥氮平（olanzapine）	5-HT/D_2受体拮抗剂	适用于以幻觉、妄想和退缩症状为主的精神分裂症的维持与巩固治疗	无粒细胞缺乏的严重不良反应
利培酮（risperidone）	新型强效抗精神病药，对精神分裂症有显著疗效	对急性、慢性、初发和复发病例，阴性和阳性症状及难治性病例均有效。对认知症状、情感症状有良好疗效	锥体外系反应轻

经典与非经典抗精神病药比较见表 4-6。

表 4-6 经典与非经典抗精神病药比较

类别	典型抗精神病药	非典型抗精神病药	
		第一代非典型抗精神病药	新型非典型抗精神病药
代表药	氯丙嗪	氯氮平	利培酮
作用机制	阻滞多巴胺受体（D_2受体）	阻滞多巴胺受体	阻滞 5-羟色胺（5-HT）受体和多巴胺受体
作用特点	对精神分裂症的阳性症状有效，而对阴性症状疗效较差	对精神分裂症的阳性和阴性症状均有效	对精神分裂症的阳性和阴性症状皆有效，为目前临床治疗精神病的一线药
不良反应	多有锥体外系反应及较强的镇静作用，催乳素升高较多见	锥体外系反应小，粒细胞减少严重，升高血糖	锥体外系反应轻，无粒细胞减少，无泌乳素升高

目前，新型非典型抗精神病药利培酮、喹硫平、齐拉西酮、阿立哌唑等，已成为目前治疗精神分裂症的主要药物。

（二）抗躁狂症药

躁狂症主要应用碳酸锂、抗精神病药等治疗。

碳酸锂（lithium carbonate）

治疗量锂盐对正常人的精神活动无明显影响，但可使躁狂症患者的言行恢复正常，长期用药还可防止继发抑郁症。临床主要用于躁狂症。充分显效需 1～2 周，故急性躁狂症常须并用氯丙嗪或氟哌啶醇，以迅速控制症状。

不良反应和血中锂盐浓度有关。浓度小不良反应少，反之可能有恶心、呕吐、腹泻、腹痛、无力、口渴、水肿、传导阻滞、反射亢进等，急性中毒出现意识障碍、惊厥、昏迷，一旦出现马上停药，补充生理盐水，促进锂盐排泄。严重肾病、心血管疾病、癫痫、老年体弱、哺乳期妇女、孕妇及 12 岁以下儿童禁用。

（三）抗抑郁症药

抑郁症主要应用抗抑郁药治疗；躁狂和抑郁频繁交替出现者，应用碳酸锂治疗和预防。

丙米嗪（imipramine）

正常人服用本药后出现安静、嗜睡等，但抑郁症患者用药后表现为精神振奋、情绪高亢、思维改善、活动增加，食欲及睡眠好转。

考点：碳酸锂与丙米嗪的作用特点及不良反应

本药可用于各类抑郁症、强迫症，2～3 周才显效，对精神分裂症伴发的抑郁症无效。

不良反应常见口干、视物模糊、尿潴留、心动过速等，M 受体阻断效应，乏力、失眠、直立性低血压等，长期用可出现皮疹、粒细胞减少及黄疸等，应定期查血常规及肝功能。前列腺增生、青光眼、癫痫、肝炎患者及孕妇等禁用。

常用三环类抗抑郁症药特点比较见表 4-7。

表 4-7 常用三环类抗抑郁症药特点比较

药名	镇静作用	抗胆碱作用	抑制递质再摄取		用途	不良反应
			5-羟色胺	NE		
氯米帕明（clomipramine）	+	+ +	+ + +	+ + +	各种抑郁症和抑郁状态，对强迫性神经症，仍为当前首选药物	+ +
阿米替林（amitriptyline）	+ + +	+ + +	+ + +	+	抑郁症	+ + +
多塞平（doxepin）	+ + +	+ + +	+	+	抑郁症、焦虑症、神经官能症	+ + +

注：“+ + +”明显作用；“+ +”中等作用；“+”作用弱。

【抗精神失常药用药护理】

1. 用药前护理

（1）评估患者机体状况、肝肾功能等；询问患者用药史及过敏史；正确选择药物，应根据患者身体状况合理选择药物。

（2）精神疾病多为慢性进行性疾病，疾病进程受多种因素影响，且病情较重，严重影响患者生活质量，对于此类疾病，主要以缓解症状，提高患者生活质量为目的。

（3）癫痫史、昏迷、低血压、孕妇、严重肝功能损害者禁用氯丙嗪。

2. 用药中护理

（1）一般口服给药，肌内注射应深部注射，并经常更换注射部位，静脉给药速度要慢。定期检查肝、肾功能和血常规。

（2）与患者进行沟通，告知患者和家属按医嘱进行长期药物治疗，要严格按规定时间和剂量用药，不宜突然停药。防止患者藏药、弃药。用药期间不要饮酒和含乙醇的饮料。建议多进食粗纤维食物如蔬菜、水果，多饮水，适当活动，养成定时排便习惯。

（3）告知患者服用氯丙嗪期间不要从事精细和危险作业。注射或大剂量给药后应卧床休息1～2 小时，避免热水浴或淋浴。患者避免太阳曝晒，在炎热环境应注意通风散热，防止体温升高或中暑。如出现严重低血压、情绪抑郁、定向力障碍、排尿困难和眼压升高等症状均须立即报告医生。

（4）氯丙嗪可加强镇静催眠药、抗组胺药、镇痛药的作用；某些肝药酶诱导剂如苯妥英钠、卡马西平合用可加速氯丙嗪的代谢，与吗啡、哌替啶合用时容易引起呼吸抑制和血压降低，合用时应注意调整剂量。

3. 用药后护理

（1）定期测量患者的血常规，心、脑、肝、肾功能等。了解患者思维、情感活动情况，有无新精神症状出现。重点防治不良反应，本类药物不良反应较多，影响患者依从性，应采取适当护理措施以有效防治。

（2）帕金森综合征的对抗治疗可选用苯海索，急性肌张力障碍可注射东莨菪碱，静坐不能可用苯二氮䓬类药物对抗；迟发性运动障碍用中枢抗胆碱药无效，宜早停药。及时调整个体化给药方案，对用药依从性差或疗效不好的患者，应及时告知医生，进行优化。

第4节　镇　痛　药

案例 4-4

患者，男，62 岁。有高血压病史 13 年，感冒 2 日后，出现呼吸困难、咳嗽、发绀、下肢水肿等现象，紧急入院治疗，诊断为心源性哮喘。医嘱给予强心苷、氨茶碱静脉滴注，吗啡皮下注射 8mg 后，病情缓解。

问题： 1. 为什么给该患者选用吗啡？

2. 吗啡为什么能治疗心源性哮喘，而禁用于支气管哮喘？

镇痛药是一类作用于中枢神经系统，选择性地消除或缓解疼痛及其伴随的不愉快情绪，但不影响意识和其他感觉的药物。本类药物可分为阿片受体激动药、部分阿片受体激动药和非阿片受体激动药。其中大部分具有成瘾性，又称为“麻醉性镇痛药”或“成瘾性镇痛药”，应按照国家颁布的《麻醉药品管理条例》严格控制使用。

一、阿片受体激动药

吗啡（morphine）

【药理作用】 通过激动中枢阿片受体不同亚型而发挥作用，主要作用于中枢神经系统及胃肠道平滑肌。

1. 中枢神经系统

（1）镇痛作用：吗啡有强大的镇痛作用，对绝大多数急性疼痛和慢性疼痛均有效，其中对持续性慢性钝痛的效力大于间断性锐痛。一次给药，镇痛作用可持续 4～6 小时。

（2）镇静、产生欣快感：吗啡能改善由疼痛引起的焦虑、紧张、恐惧等情绪反应，产生镇静作用，提高对疼痛的耐受力，同时可出现欣快感，这是导致成瘾的基础。

（3）镇咳：直接抑制延髓咳嗽中枢，有强大的镇咳作用。因成瘾性大，临床已用可待因代替。

考点：吗啡中毒致死的原因

考点：吗啡对中枢神经系统的作用

（4）抑制呼吸：治疗量的吗啡可降低呼吸中枢对二氧化碳的敏感性，使呼吸抑制，表现为呼吸频率减慢、潮气量降低；剂量增大，则抑制增强。急性中毒时呼吸频率可减慢至3～4次/分。呼吸麻痹是吗啡中毒致死的主要原因。

（5）其他：吗啡可引起瞳孔括约肌兴奋收缩，使瞳孔缩小，中毒时瞳孔缩小成针尖样，为其中毒特征。吗啡还可兴奋催吐化学感受区引起恶心、呕吐。

知识链接

阿片受体的类型及效应

阿片受体可分为μ、δ、κ及σ型，激动不同类型受体所产生的效应不同。药物对不同类型受体的亲和力及内在活性都不完全相同，因此有些药物是阿片受体激动药（吗啡）；有些是阿片受体拮抗药（纳洛酮）；还有些药物是阿片受体部分激动药（喷他佐辛）。

2．平滑肌

（1）胃肠道平滑肌：吗啡增加胃肠道平滑肌的张力、减弱蠕动，兴奋胃肠道平滑肌和括约肌，可止泻或导致便秘。

（2）胆道平滑肌：治疗量吗啡引起胆道括约肌痉挛性收缩，胆道排空受阻，胆内压明显提高，导致上腹不适，严重者出现胆绞痛。使用阿托品可部分缓解。

（3）其他：能增强膀胱括约肌张力，引起排尿困难、尿潴留。能对抗缩宫素对子宫平滑肌的兴奋作用，延长产程，故不宜用于分娩止痛。较大剂量吗啡可收缩支气管平滑肌，诱发或加重哮喘。

考点：吗啡的作用为“三镇（镇痛、镇咳、镇静）、二抑（抑制呼吸、血管）、三兴奋（兴奋缩瞳核、催吐化学感受区、胃肠平滑肌）

护考链接

急性胰腺炎患者解痉镇痛时，不能使用的药品是（　　）

A．山莨菪碱　　B．吗啡　　C．溴丙胺太林

D．哌替啶　　E．阿托品

解析：山莨菪碱、阿托品、溴丙胺太林均可以缓解平滑肌的痉挛，有利于胰液的排出；吗啡引起胆道括约肌痉挛性收缩，胰液排出受阻，加重胰腺炎；哌替啶对平滑肌的作用比吗啡弱，可用于胰腺炎时的镇痛，但宜与阿托品联用。故答案为B。

3．心血管系统　扩张血管，降低外周阻力，引起直立性低血压。由于吗啡抑制呼吸，导致体内二氧化碳蓄积，脑血管扩张，颅内压增高。

【临床应用】

1．镇痛　一般仅短期用于其他镇痛药无效的急性锐痛，如严重创伤、烧伤、晚期癌症等所致剧痛。对于心肌梗死引起的剧痛，如果血压正常，可用吗啡缓解；对于胆绞痛、肾绞痛要合用解痉药，如阿托品。

2．心源性哮喘　是指左心衰竭的患者突然发生急性肺水肿而引起的呼吸困难。需综合治疗，除应用强心苷、氨茶碱及吸氧、利尿外，配合使用吗啡静脉注射，效果良好。但对于伴有休克、昏迷及严重肺功能不全者禁用。

其作用机制是：①扩张外周血管，降低心脏的前后负荷，有利于消除肺水肿；②抑制呼吸，降低呼吸中枢对二氧化碳的敏感性，从而减慢呼吸频率；③镇静作用，缓解患者的焦虑、恐惧等

不安情绪。

3. 止泻　适用于急、慢性消耗性腹泻的治疗。可选用阿片酊或复方樟脑酊。如为细菌感染，应同时服用抗菌药。

考点：吗啡可用于心源性哮喘的治疗，但不能用于支气管哮喘治疗的原因

【不良反应】

1. 副作用　治疗量时可引起恶心、呕吐、便秘、排尿困难、嗜睡、呼吸困难、低血压、胆内压升高甚至胆绞痛等现象。

2. 耐受性及成瘾性　连续用药可产生耐受性及成瘾性。前者表现为镇痛效果下降，后者表现为停药后出现戒断症状，出现兴奋、失眠、流泪、流涕、出汗、呕吐、腹泻、震颤，甚至虚脱、意识丧失及“强迫性觅药行为”，因此镇痛药使用应严格控制。

考点：吗啡中毒的主要表现及解救药物

3. 急性中毒　剂量过大导致急性中毒，表现为昏迷、呼吸深度抑制、瞳孔极度缩小呈针尖样，常伴有血压下降、尿潴留、体温下降、皮肤湿冷、严重缺氧等。抢救措施主要是人工呼吸、吸氧、静脉注射阿片受体拮抗药纳洛酮，也可给予呼吸中枢兴奋药尼可刹米缓解呼吸抑制。

知识链接

癌症患者三级止痛阶梯疗法

①轻度疼痛，应选用解热镇痛药，如阿司匹林、对乙酰氨基酚、布洛芬等；②中度疼痛，应选用弱效镇痛药，如可待因、曲马多、罗通定等；③重度疼痛，应选用强效阿片类镇痛药，如吗啡、哌替啶、芬太尼、美沙酮等。

可待因（codeine）

可待因又称甲基吗啡。可待因的镇痛作用仅为吗啡的 1/12，镇咳作用为其 1/4，作用持续时间则与吗啡相似。对呼吸中枢抑制轻微，镇静作用不明显，欣快感及成瘾性弱于吗啡，无明显便秘、尿潴留及直立性低血压的副作用。临床上，可待因用于中等程度疼痛的止痛，与解热镇痛药合用有协同作用。可待因也是典型的中枢性镇咳药（见第 7 章作用于呼吸系统的药物）。

哌替啶（pethidine）

哌替啶又名杜冷丁。本药为临床常用的人工合成阿片受体激动药。口服生物利用度较低，临床上常采用皮下或肌内注射。主要经肝脏代谢，经肾排泄。

【药理作用】哌替啶也是通过激动脑内阿片受体产生作用，其作用与吗啡相似而弱，作用时间较短。

1. 中枢神经系统　镇痛作用约为吗啡的 1/10，持续时间为 2～4 小时。镇静、欣快作用比吗啡弱，成瘾性发生较慢。哌替啶与吗啡在等效镇痛剂量时，抑制呼吸的程度相等，但持续时间短。无明显镇咳、缩瞳作用。

2. 平滑肌　能兴奋胃肠道平滑肌及提高括约肌张力，但作用较弱，不引起便秘，也无止泻作用。大剂量引起支气管平滑肌兴奋收缩。对妊娠末期子宫平滑肌无明显影响，故不延缓产程。

3. 心血管系统　治疗量可扩张外周血管和脑血管，引起直立性低血压及颅内压升高。

【临床应用】

1. 镇痛　与吗啡相比作用弱、成瘾性较轻，故广泛用于各种剧痛，如创伤、手术后疼痛、内脏绞痛、晚期癌痛等。治疗内脏绞痛（胆绞痛、肾绞痛）宜与阿托品合用。也可用于分娩止痛，但新生儿对哌替啶抑制呼吸作用极为敏感，故产前 4 小时以内不宜使用。

2. 麻醉前给药　可消除患者手术前紧张、恐惧情绪，减少麻醉药用量。

考点：哌替啶与吗啡相比较，其作用特点和用途有哪些不同

3．人工冬眠　常与氯丙嗪、异丙嗪合用组成冬眠合剂用于人工冬眠。

4．心源性哮喘　机制与吗啡相同。

【不良反应】

1．副作用　可致眩晕、口干、恶心、呕吐、直立性低血压等。

2．耐受性和成瘾性　连续用药可出现，但较吗啡轻。

3．急性中毒　可出现昏迷、呼吸抑制、瞳孔散大、震颤、肌肉痉挛、反射亢进甚至惊厥。用药期间定期检测血压、呼吸，注意瞳孔变化。中毒解救可使用纳洛酮对抗呼吸抑制，配合抗惊厥药缓解惊厥。

其他镇痛药的作用、应用、不良反应及注意事项见表 4-8。

表 4-8　其他镇痛药的作用、应用、不良反应及注意事项

分类	药物	作用及应用	不良反应及注意事项
阿片受体激动药	芬太尼（fentanyl）	作用与吗啡相似，镇痛效力为吗啡的 100 倍。显效快，维持时间短，仅 1～2 小时，为短效镇痛药。可用于各种剧痛。与全身麻醉药或局部麻醉药合用，可减少麻醉药用量	本药成瘾性小，但反复用药仍可产生依赖性
	美沙酮（methadone）	镇痛作用强度与持续时间与吗啡相当。主要用于创伤、手术及晚期癌症等所致剧痛。也可用于治疗阿片类镇痛药成瘾脱毒时的替代治疗	耐受性与成瘾性发生较慢，停药后的戒断症状略轻
	二氢埃托啡（dihydroetorphine）	我国生产的强镇痛药，镇痛作用强、用量小、持续时间短暂。常用于镇痛，如晚期癌症、外伤、手术后的各种剧痛及吗啡镇痛无效者	大剂量持续用药则易出现耐受性，也可引起成瘾性，但较吗啡轻
	曲马多（tramadol）	镇痛作用强度为吗啡的 1/10～1/8。镇咳强度为可待因的 1/2。临床用于手术、创伤及晚期癌症等中度及重度急慢性疼痛	偶有多汗、头晕、恶心、呕吐、口干、疲劳等。成瘾性小，但长期应用也可产生依赖性
阿片受体部分激动药	喷他佐辛（pentazocine）	镇痛作用为吗啡的 1/3，呼吸抑制作用为吗啡的 1/2。适用于各种慢性剧痛	成瘾性很小，列入非麻醉药品。常见嗜睡、眩晕、恶心、呕吐、出汗。有时致焦虑、噩梦、幻觉等。大量可致呼吸抑制、血压升高、心率增快
非阿片受体激动药	罗通定（rotundine）	镇痛作用较哌替啶弱，有安定、镇静和催眠作用。对慢性持续性钝痛效果较好，对创伤、术后或晚期癌症止痛效果较差。可用于一般性头痛、脑外伤后头痛及内脏钝痛，也可用于痛经及分娩止痛	久用不成瘾。安全性较大，偶见眩晕、乏力、恶心

知识链接

镇痛药助记歌诀

吗啡哌替啶，很强成瘾性；呼吸抑制重，谨慎选择用；镇痛作用灵，心源哮喘停；过量会中毒，抢救纳洛酮。

二、镇痛药用药护理

（一）用药前护理

1．询问患者病史、用药史、机体状况、肝肾功能等，了解患者既往不良反应及药物过敏史，是否有应用药物的禁忌证等。

2. 镇痛药长期使用容易产生依赖性，应做好合理用药的教育工作，积极与患者及其家属沟通，加强药物依赖性防治的宣传和教育。

3. 吗啡口服易吸收，首关消除明显，故多采用皮下注射给药，一般 1 次 10mg，极量 1 次 20mg，1 日 60mg。也有可口服的缓释和控释剂型，多用于癌痛的维持治疗。由于静脉注射易产生欣快感和导致呼吸抑制，一般较少采用。

（二）用药中护理

1. 给药方法多采用口服、肌内和皮下注射，一般不用静脉注射和静脉滴注。肌内注射时要注意不可将药液注入血管。同时，为了防止产生耐受性和成瘾性，用药间隔时间不宜过短，每次用药间隔至少 4 小时。

2. 应用吗啡期间应定时监测血压、呼吸有无变化，舌、唇有无发绀。如果出现瞳孔缩小、呼吸频率减慢、嗜睡等现象时应及时通知医生，以便及时处置。吗啡禁用于分娩止痛及哺乳期妇女止痛。原因是吗啡能透过胎盘屏障，少量可经乳汁排泄，能抑制胎儿或新生儿呼吸，同时能对抗缩宫素对子宫的兴奋性而延长产程。禁用于支气管哮喘及肺源性心脏病患者，原因是抑制呼吸及释放组胺，引起支气管兴奋收缩。颅脑损伤所致颅内压增高的患者、肝功能严重减退、休克尚未纠正控制前、炎性肠梗阻、未明确诊断的癌症等患者禁用。

3. 嘱患者用药后卧床，改变体位时应缓慢，防止摔伤。告知患者用药期间应戒烟、酒，以免加深呼吸抑制。应用吗啡过程中可出现腹胀、便秘等，应鼓励患者多食粗粮、多饮水、定时排便。

4. 指导患者安全、合理用药，必须对药物依赖性加以有效防治。非麻醉性镇痛药物成瘾性小，未列入麻醉药品品种目录，常见的有喷他佐辛、曲马多、罗通定等。

（三）用药后护理

1. 使用镇痛药后，确定患者疼痛缓解的程度和其他预测效果。监测患者呼吸频率、血压、大小便、精神依赖性及生理依赖性发生情况。同时根据不同种类疼痛和治疗效果，进行用药指导，如癌症性疼痛和炎症性疼痛的区别用药。

2. 麻醉性镇痛药是导致药物依赖性最主要的药物，要严格按照麻醉药品管理规定进行使用。对已经发生的药物依赖性应采取强制性戒除措施，采用药物治疗、心理康复和管理教育等综合手段加以克服。完整的强制戒除手段一般包括脱毒治疗阶段、康复治疗阶段和回归社会阶段。对于阿片类药物成瘾的戒断症状，可采用可乐定、莨菪制剂或中药治疗；也可采用成瘾性较轻的美沙酮，实施减量替代疗法；另外，也可采用纳洛酮阻断疗法，抑制早期依赖者或反复依赖者的欣快感，可在短时间内阻止觅药行为。

三、阿片受体阻断药

纳洛酮（naloxone）和纳曲酮（naltrexone）

纳洛酮与吗啡对阿片受体有竞争性拮抗作用。因首关消除明显，常注射给药。对吗啡中毒者，小剂量（0.4～0.8mg）肌内或静脉注射能迅速翻转吗啡的作用，1～2 分钟就可消除呼吸抑制现象，增加呼吸频率。对吗啡成瘾者可迅速诱发戒断症状。临床适用于阿片类镇痛药急性中毒，解救呼吸抑制及其他中枢抑制症状，可使昏迷者迅速复苏。还用于急性酒精中毒、镇静催眠药中毒、急性脑血管病等。纳曲酮作用、应用与纳洛酮相同，但口服生物利用度较高，作用维持时间较长。

第5节 解热镇痛抗炎药

案例4-5

患者，男，50岁。患膝关节炎2年，每次关节疼痛，服用阿司匹林后好转，今年入冬后，天气转凉，膝关节疼痛，运动受限，其自行在药店购买阿司匹林，连续服药10日后，关节疼痛缓解，前日朋友聚会喝白酒半斤，突然感觉胃痛难受，呕血，入院诊断为消化道溃疡所致的胃出血。

问题： 1．分析患者出现胃出血的原因是什么？

2．使用阿司匹林的注意事项是什么？

解热镇痛抗炎药是一类具有解热、镇痛，且大多数还有抗炎、抗风湿作用的药物。主要通过抑制环氧化酶（COX，前列腺素合成酶），抑制前列腺素（PG）的合成而发挥作用。由于其化学结构和抗炎机制与甾体抗炎药糖皮质激素不同，故又称为非甾体抗炎药。

考点： 解热镇痛抗炎药与氯丙嗪对体温影响的不同点

一、解热镇痛抗炎药的基本作用

1．解热作用　解热镇痛抗炎药能降低发热者的体温，而对正常人的体温几乎无影响。这与氯丙嗪对体温的影响不同。主要用于感冒发热、癌症发热、热度过高或持久发热者，以及小儿高热易发生惊厥者。

考点： 解热镇痛抗炎药与镇痛药镇痛作用区别

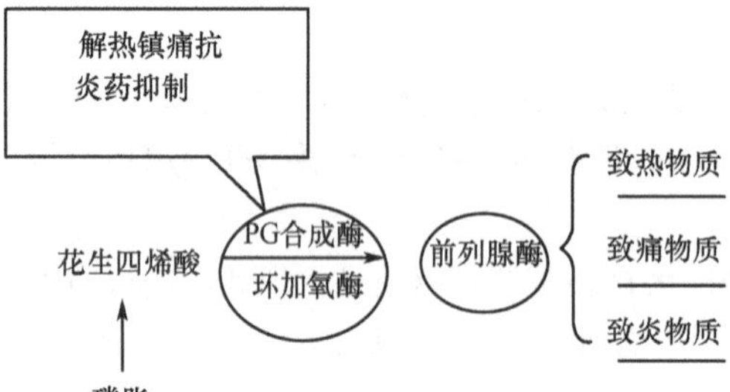

图4-3　解热镇痛抗炎药作用机制

2．镇痛作用　解热镇痛抗炎药抑制外周PG合成和释放，表现为中等程度镇痛作用，无药物依赖性，也不抑制呼吸。临床广泛用于慢性钝痛，如头痛、牙痛、神经痛、肌肉痛、关节痛、月经痛等。但对各种严重创伤性剧痛及内脏平滑肌绞痛无效。

3．抗炎抗风湿作用　PG是参与炎症反应的主要活性物质之一，可使血管扩张、通透性增加，引起局部充血、水肿和疼痛，还能增强缓激肽等活性物质的致炎作用。本类药物通过抑制PG的合成和释放，发挥抗炎抗风湿作用，见图4-3。本类药物除对乙酰氨基酚外，都具有较强的抗炎作用。

二、常用药物

阿司匹林（aspirin）

【药理作用】

1．解热、镇痛、抗炎抗风湿作用　阿司匹林有较强的解热、镇痛作用，常与其他解热镇痛药制成复方制剂；抗炎抗风湿作用较强，可使急性风湿热患者于24～48小时内退热，缓解关节红肿、疼痛等症状，对类风湿关节炎也可迅速镇痛、消除关节炎症，减轻关节损伤等。

2．抑制血栓形成　小剂量阿司匹林（75～150mg/d）能抑制血小板上的COX，减少血栓素A_2（TXA_2）合成，抑制血小板聚集，防止血栓形成。大剂量阿司匹林抑制血管壁中的COX，减少前列环素（PGI_2）合成，而PGI_2是TXA_2的生理拮抗剂，PGI_2合成减少反而会促进凝血和血栓形成。因此，临床常采用小剂量阿司匹林长期使用预防心肌梗死及血栓形成。

【临床应用】

1．一般剂量（1g/d）用于感冒发热及头痛、牙痛、肌肉痛、神经痛、痛经等慢性钝痛；较大剂量（4～6g/d）临床作为急性风湿性关节炎及类风湿关节炎的首选药。

2．小剂量阿司匹林长期使用可预防心肌梗死及血栓形成。

【不良反应】

短期一般剂量应用副作用少，长期大量应用不良反应多而重。

1．消化道反应　为最常见的不良反应。刺激胃黏膜，引起上腹部不适、恶心、呕吐等。大剂量诱发、加重消化道溃疡，甚至出现不易察觉的胃出血。

考点：阿司匹林引起的凝血障碍的预防药物

2．凝血障碍　小剂量阿司匹林抑制血小板聚集，延长凝血时间。大剂量（5g/d以上）或长期服用，可抑制凝血酶原形成，引起凝血障碍，可用维生素K预防。

3．过敏反应　偶见药热、荨麻疹、血管神经性水肿等。少数患者使用后会诱发急性哮喘，称为“阿司匹林哮喘”。此反应不是以抗原-抗体反应为基础的过敏反应，而与阿司匹林抑制PG生物合成有关。

4．水杨酸反应　大剂量（5g/d）时可出现头痛、眩晕、恶心、呕吐、耳鸣、视力及听力减退等中毒症状，称为水杨酸反应。严重者可出现谵妄、过度呼吸、酸碱平衡失调，甚至精神错乱。

5．瑞夷（Reye）综合征　少数儿童和青少年感染病毒性疾病伴发热的，如流感、水痘、麻疹、流行性腮腺炎等，可出现严重肝功能异常合并脑病，称为“瑞夷综合征”，表现为发热、惊厥、呕吐、颅内压增高、昏迷等，严重的可致死。

【用药护理】

1．用药前护理

（1）了解患者既往有无胃病史，如有必要可服用维生素K和抗溃疡药等。一般采取饭后服药、使用肠溶片或同服抗酸药、胃黏膜保护药可减轻上述症状，戒酒以避免加重胃肠道反应。

（2）严重肝损害、低凝血酶原血症、维生素K缺乏、血友病等应避免服用阿司匹林。术前一周应停用阿司匹林。病毒感染的青少年不宜使用阿司匹林退热，可选用对乙酰氨基酚。消化性溃疡者、哮喘病史者、怀孕期间禁用阿司匹林。

考点：阿司匹林的不良反应及用药护理

2．用药中护理　“阿司匹林哮喘”发生使用拟肾上腺素治疗无效，必须使用糖皮质激素和抗组胺药，并配合吸氧等支持措施加以缓解。大剂量使用出现水杨酸反应，应立即停药，静脉滴注碳酸氢钠溶液以碱化尿液，加速药物的排泄。

3．用药后护理　长期大剂量应用阿司匹林者应密切观察有无瘀斑或黏膜出血症状，以防发生凝血障碍。

案例4-6

患者，男，8岁。因天气变化受凉，咽痛，并伴有畏寒、发热、头痛、乏力、全身关节疼痛等症状入院。经检查该患儿扁桃体肿大明显，咽部黏膜弥漫性充血，体温39℃，血常规检查白细胞总数升高，中性白细胞比例增多。确诊为急性化脓性扁桃体炎。医嘱如下：①青霉素钠注射剂240万U，2次/日，皮试阴性后溶于500ml 0.9%氯化钠注射液中静脉滴注；②对乙酰氨基酚片0.5g　3次/日，口服。

问题：此方案中使用对乙酰氨基酚的目的是什么？是否可以选择其他解热镇痛药？使用时应注意什么？

对乙酰氨基酚（acetaminophen）

本药又名扑热息痛，解热镇痛作用强度与阿司匹林类似，无抗炎、抗风湿作用。本药主要用

考点：对乙酰氨基酚的作用特点

于感冒发热、关节痛、头痛、神经肌肉痛等，成人一次 0.3～0.6g，每日不超过 2g，疗程不超过 10 日。该药对胃肠刺激性小，不引起凝血障碍。不良反应少，偶见皮疹、药热等过敏反应。过量（成人 10～15g）引起急性中毒，可致肝坏死。长期应用还能导致肾损害。

布洛芬（ibuprofen）

布洛芬具有较强的抗炎、解热及镇痛作用，与阿司匹林作用强度相当。临床广泛用于治疗风湿性关节炎及类风湿关节炎，也可用于解热镇痛。不良反应轻，主要有消化不良、皮疹；长期应用会出现凝血障碍等。

吲哚美辛（indomethacin）

吲哚美辛是强效的 COX 抑制药之一，有显著抗炎及解热作用，对炎性疼痛有明显镇痛效果。由于不良反应多且严重，仅用于其他药物不能耐受或疗效不显著的急性风湿性关节炎及类风湿关节炎、强直性脊柱炎、关节炎等，也用于癌性发热及其他不易控制的发热。

不良反应主要有恶心、呕吐、腹痛、腹泻等胃肠道反应，长期应用可诱发溃疡，严重的可致胃出血、胃穿孔等；25%～50%患者会出现头痛、眩晕等中枢神经系统症状；偶见，如粒细胞减少、血小板减少、再生障碍性贫血等造血系统反应；少数人可引起皮疹、哮喘等过敏反应。

本药禁用于精神失常、溃疡病、癫痫、帕金森病及肾功能不全者，以及孕妇、哺乳期妇女、儿童。

吡罗昔康（piroxicam）

吡罗昔康对风湿性关节炎及类风湿关节炎的疗效与阿司匹林、吲哚美辛相同，主要用于风湿性关节炎及类风湿关节炎的治疗。不良反应少，主要是胃肠道有刺激反应，剂量过大或长期服用可致溃疡、消化道出血，应予注意。

双氯芬酸（diclofenac）

双氯芬酸有抗炎、解热、镇痛作用。抗炎作用强大，是阿司匹林的 26～50 倍。主要用于风湿性关节炎及类风湿关节炎的治疗。不良反应常见胃肠道反应，偶可使肝功能异常。

三、常用解热镇痛抗炎药用药护理

（一）用药前护理

1．询问患者疾病史、用药史、过敏史等，尤其注意禁用人群。本类药物大多是非处方药，感冒药中多含有此类药物，用药机会多，要注意药物相互作用。

2．阿司匹林与香豆素类抗凝血药、磺酰脲类降血糖药等合用时，会提高这些药物的游离血药浓度，加重出血、低血糖等不良反应；与肾上腺皮质激素合用，更易诱发溃疡，加重消化道出血；与呋塞米、青霉素等药物合用时，可增加各自的游离血药浓度而增强毒性。

3．发热是机体的一种防御反应，不同的热型也是诊断疾病的重要依据。因此，应先明确诊断后再用药。一般发热患者可不必急于用解热药，热度过高（发热在 39℃以上）或持续高热，已危害心、肺功能，引起头痛、失眠、意识障碍、昏迷等，特别是小儿高热惊厥，则应考虑使用解热药。注意解热镇痛抗炎药只是对症治疗，须结合病因治疗。

（二）用药中护理

1．本类药物大多由患者自行服用，且制剂种类较多，指导患者正确使用肠溶片等剂型。嘱咐患者严格按医嘱用药，避免误服现象，特别是小儿、老人和体弱者尤应注意。发热者应注意休息，解热时疗程不宜超过 3 日。剂量过大可致大量出汗、体液丧失过多而引起虚脱，要告诫患者多饮水。

2. 嘱患者饭后服药，避免空腹服药。服药期间不要饮酒或含乙醇的饮料，防止加重胃肠道反应。消化性溃疡者应禁用阿司匹林、吲哚美辛等对胃肠道刺激性强的药物。

3. 本类药物易出现胃肠道、血液系统、中枢神经系统等方面的不良反应，告知患者若出现胃痛、便血、牙龈出血、眩晕、耳鸣等，应及时通知护士或医生，以采取应对措施。若出现困倦、头晕等，应避免驾驶或操作机器。

4. 指导患者注意观察是否有黑便，并鉴别是否为上消化道出血。必要时服用维生素 K 和抗溃疡药；出现水杨酸反应，应立即停药，静脉滴注碳酸氢钠溶液以碱化尿液，加速药物排泄，并给予对症治疗；对急性发作的阿司匹林哮喘高度重视，一旦发作，应立即停药，并应用糖皮质激素和抗组胺药治疗。

（三）用药后护理

评价患者红、肿、热、痛等症状的改善情况，观察是否有呼吸困难、哮喘、肝肾功能损伤、胃溃疡等不良反应，应记录并给出相关建议和指导。

第6节　中枢兴奋药

中枢兴奋药是一类能提高中枢神经系统功能活动的药物。根据其对中枢神经系统选择作用部位不同，可分为三类（图 4-4）：①主要兴奋大脑皮质药：咖啡因等；②主要兴奋呼吸中枢药：尼可刹米、洛贝林等；③促脑功能恢复药：甲氯芬酯等。

案例 4-7

患者，男，45 岁。肝癌晚期，服吗啡致面色苍白，神志恍惚就诊。查体：神志不清，呼吸表浅，发绀。血压 67/20mmHg，呼吸 8～10 次/分，两侧瞳孔针尖样缩小，诊断为急性吗啡中毒。

问题： 1. 抢救应选何种药物效果较好？

2. 用药过程中应注意什么？

考点：中枢兴奋药的分类

一、大脑皮质兴奋药

咖啡因（caffeine）

咖啡因是从茶叶或咖啡豆中提取的生物碱，现已可人工合成。

【药理作用与临床应用】

1. 中枢神经系统　小剂量（50～200mg）能兴奋大脑皮质，主要用于振奋精神，改善思维，提高工作效率；大剂量（300～500mg）直接兴奋呼吸中枢及血管运动中枢，使呼吸加深加快，血压升高。临床用于酒精中毒、镇静催眠药等过量引起的中枢抑制。

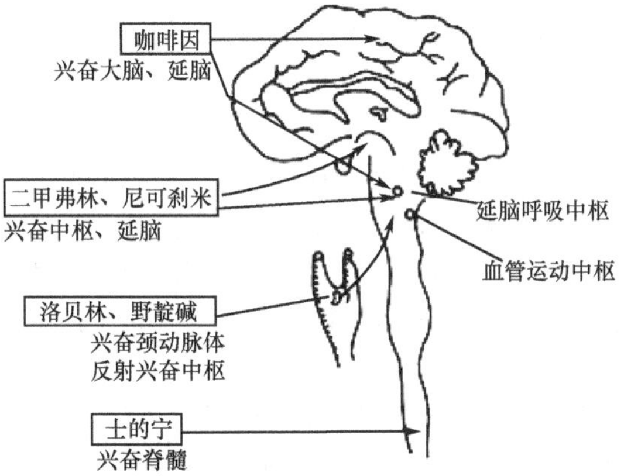

图 4-4　中枢兴奋药作用部位示意图

2. 心血管系统　收缩脑动脉，降低其波动幅度。与解热镇痛药配伍而制成复方制剂，治疗一般性头痛；与麦角胺合用治疗偏头痛。

【不良反应】 治疗量时不良反应少，大剂量可引起不安、激动、失眠、头痛、心悸等，过量致惊厥。故婴幼儿高热时不宜使用含有咖啡因的复方制剂退热。

二、呼吸中枢兴奋药

常用呼吸中枢兴奋药作用特点比较见表 4-9。

考点：咖啡因、尼可刹米、洛贝林、二甲氟林的作用特点

表 4-9 呼吸中枢兴奋药作用特点比较

药名	作用部位	临床应用	不良反应
尼可刹米（nikethamide）	兴奋延髓呼吸中枢，刺激颈动脉体和主动脉体化学感受器	各种原因导致的中枢性呼吸抑制，对吗啡中毒效果好，对巴比妥类中毒效果较差	安全范围大，大剂量致血压升高，呕吐、出汗、惊厥等
二甲氟林（dimefline）	兴奋延髓呼吸中枢	各种原因导致的中枢性呼吸衰竭，对肺性脑病有较好的促苏醒作用	安全范围小，易产生惊厥，孕妇、小儿禁用
洛贝林（lobeline）	刺激颈动脉体和主动脉体化学感受器	新生儿窒息、一氧化碳中毒、小儿感染性疾病导致的呼吸衰竭	大剂量致心动过缓，传导阻滞，过量兴奋自主神经节和肾上腺髓质致心动过速

三、脑功能恢复药

甲氯芬酯（meclofenoxate）

【药理作用】主要兴奋大脑皮质，促进脑细胞氧化还原代谢，增加葡萄糖利用，调节细胞代谢。对中枢神经的抑制状态有兴奋作用，改善中枢神经功能。作用缓慢，需反复用药。

【临床应用】颅脑外伤后昏迷，新生儿缺氧症，脑动脉硬化及中毒所致的意识障碍，儿童精神迟钝，小儿遗尿等。

本类药物还有吡拉西坦、胞磷胆碱等。

四、中枢兴奋药用药护理

（一）用药前护理

1. 了解患者既往史、用药史、机体功能状况及肝肾功能等。

2. 识别高危患者，根据患者的病情对疾病有一定的预见性。了解患者呼吸抑制原因及程度，向患者家属讲明病情严重程度。

（二）用药中护理

1. 口服给药者，嘱患者用药期间不能饮茶，并向患者及家属讲明本类药物的作用特点及不良反应的观察和预防。注射给药时，应严格掌握剂量。本类药物剂量过大或用药次数过多，可引起中枢神经系统广泛而强烈的兴奋，甚至导致惊厥。因药物作用维持时间短，在临床急救中常需反复用药。为防止过量中毒，可在严格掌握用药剂量及给药间隔时间的前提下，交替使用几种中枢兴奋药。

2. 婴幼儿高热时易发生惊厥，宜选用不含咖啡因的复方解热镇痛药。消化性溃疡患者禁用咖啡因或含咖啡因的复方制剂。二甲弗林安全范围小，静脉注射需用葡萄糖液稀释后缓慢注射。洛贝林、尼可刹米不宜与氨茶碱置同一容器中静脉滴注，否则会析出沉淀。

3. 在合理应用呼吸兴奋药的同时，应注意综合治疗，如保持呼吸道通畅、治疗原发病、氧疗、抗感染等。中枢抑制药中毒引起的呼吸抑制，主要采用人工呼吸、给氧、促进毒物排泄等综合措施，必要时要做气管插管和气管切开。中枢兴奋药仅作辅助治疗，以免引起超限抑制。

（三）用药后护理

1．定期监测患者的血压、心率、呼吸、精神状态及运动状态等。指导患者家属学会观察不良反应的早期表现，并密切观察患者用药后的反应，如有烦躁不安、反射亢进、局部肌肉震颤、抽搐现象，往往是惊厥发生的先兆，应立即报告医生，酌情减量或停药。

2．评价药物治疗后是否达到预期效果，根据患者的实际情况，不断修订护理计划。

小　　结

镇静催眠药具有镇静、催眠、抗惊厥作用，长期使用均可产生不同程度的耐受性和依赖性。抗癫痫药应根据癫痫发作类型遵循各药物用药原则，指导患者进行规范用药。抗精神失常药物对精神分裂症、躁狂症、抑郁症均有较好疗效。镇痛药因成瘾性限制其在临床的使用，应严格按照《麻醉药品管理条例》控制使用。解热镇痛抗炎药种类繁多，大多具有解热、镇痛、抗炎抗风湿作用，应据其药物作用特点合理选择用药。中枢兴奋药主要用于抢救中枢性呼吸衰竭，由于维持时间短，需反复使用，极易中毒引起惊厥，甚至呼吸抑制导致死亡，故应严格掌握药物适应证，用药时一定缓慢注射，同时严密观察用药后的反应。

自　测　题

A_1型题

1．控制惊厥首选的药物是（　　）

A．苯妥英钠　　B．苯巴比妥

C．水合氯醛　　D．地西泮

E．氯硝西泮

2．巴比妥类药物随剂量由小到大依次表现为（　　）

A．镇静　催眠　抗惊厥　麻醉

B．催眠　镇静　麻醉　抗惊厥

C．镇静　催眠　麻醉　抗惊厥

D．镇静　抗惊厥　麻醉　催眠

E．镇静　麻醉　抗惊厥　催眠

3．治疗癫痫持续状态首选（　　）

A．静脉注射地西泮

B．静脉注射氯丙嗪

C．静脉注射苯巴比妥钠

D．肌内注射苯巴比妥钠

E．肌内注射苯妥英钠

4．治疗氯丙嗪过量引起的低血压应选用（　　）

A．肾上腺素　　B．去甲肾上腺素

C．麻黄碱　　D．异丙肾上腺素

E．多巴胺

5．长期应用氯丙嗪时最常见的不良反应是（　　）

A．过敏反应　　B．直立性低血压

C．内分泌失调　　D．嗜睡

E．锥体外系反应

6．治疗胆绞痛最好选用（　　）

A．吗啡　　B．阿托品

C．阿司匹林　　D．阿托品＋哌替啶

E．氯丙嗪＋哌替啶

7．吗啡的镇痛作用最适于（　　）

A．诊断未明的急腹症

B．分娩止痛

C．颅脑外伤的疼痛

D．哺乳期妇女止痛

E．其他药物无效的急性锐痛

8．肝癌晚期患者的剧烈疼痛，可以选用的镇痛药物是（　　）

A．可待因　　B．阿司匹林

C．哌替啶　　D．曲马多

E．吲哚美辛

9．阿片受体的拮抗剂是（　　）

A．纳洛酮　　B．喷他佐辛

C．可待因　　D．芬太尼

E. 罗通定

10. 吗啡中毒死亡的主要原因是（　　）

A. 昏迷　B. 血压下降

C. 呼吸麻痹　D. 肾衰竭

E. 心力衰竭

11. 阿司匹林用于急性风湿热治疗时常用（　　）

A. 大剂量　B. 中剂量

C. 极量　D. 小剂量

E. 任何剂量

12. 儿童感冒发热，可首选的解热镇痛药是（　　）

A. 阿司匹林　B. 吲哚美辛

C. 双氯芬酸　D. 吡罗昔康

E. 对乙酰氨基酚

13. 几乎无抗炎、抗风湿作用的药物是（　　）

A. 双氯芬酸　B. 阿司匹林

C. 对乙酰氨基酚　D. 布洛芬

E. 吲哚美辛

14. 类风湿关节炎首选（　　）

A. 哌替啶　B. 布桂嗪

C. 对乙酰氨基酚　D. 阿司匹林

E. 吲哚美辛

15. 阿司匹林预防脑血管栓塞应采用（　　）

A. 大剂量短疗程　B. 大剂量长疗程

C. 小剂量长疗程　D. 中剂量长疗程

E. 中剂量短疗程

16. 中枢兴奋药主要应用于（　　）

A. 低血压状态

B. 支气管哮喘所致的呼吸抑制

C. 中枢性呼吸抑制

D. 惊厥后出现的呼吸抑制

E. 呼吸衰竭

17. 作用时间短，不易引起惊厥的呼吸兴奋药是（　　）

A. 咖啡因　B. 尼可刹米

C. 甲氯芬酯　D. 二甲氟林

E. 洛贝林

18. 吗啡急性中毒引起的呼吸抑制，最宜选用的中枢兴奋药是（　　）

A. 咖啡因　B. 甲氯芬酯

C. 二甲氟林　D. 洛贝林

E. 尼可刹米

19. 新生儿窒息首选（　　）

A. 尼可刹米　B. 咖啡因

C. 洛贝林　D. 哌醋甲酯

E. 二甲弗林

A_2 型题

20. 患者，男，8 岁。因出生时颅脑产伤发生多次癫痫大发作，近 3 日因发作频繁，发作间隙持续昏迷而入院，诊断为癫痫持续状态。首选的治疗药物是（　　）

A. 地西泮静脉注射　B. 硫喷妥钠

C. 卡马西平　D. 苯妥英钠

E. 苯巴比妥

21. 患者，男，20 岁。癫痫病史 5 年，因自行终止用药导致大发作。其首选控制药物是（　　）

A. 苯妥英钠　B. 丙戊酸钠

C. 氯丙嗪　D. 卡马西平

E. 地西泮

22. 患者，女，23 岁。有长期癫痫病史，来院前 6 小时内发作 2 次，到院后又有一次全身性大发作，历时 2 分钟，现处于发作后状态，宜采取的治疗是（　　）

A. 苯妥英钠 250mg 静脉注射 5 分钟以上

B. 苯巴比妥 10mg 肌内注射

C. 吗啡静脉注射

D. 苯妥英钠 500mg 静脉注射

E. 呋塞米 10mg 静脉注射

23. 患者，女，45 岁。近日因寒冷突然出现左侧面部突然剧痛，入院后诊断为三叉神经痛。治疗时首选的药物是（　　）

A. 阿司匹林　B. 泼尼松

C. 卡马西平　D. 地西泮

E. 秋水仙碱

24. 患者，女，62 岁。自述脑子反应快，思维敏捷，灵活，说话主题极易随环境而改变。

诊断为躁狂症，应用何种药物治疗（ ）

A. 碳酸锂　B. 地西泮

C. 丙米嗪　D. 多塞平

E. 苯巴比妥

25. 患者，男，18岁。因高热惊厥入院，医生诊断为流行性脑脊髓膜炎，在给予抗菌治疗、抗惊厥治疗的同时，又给用氯丙嗪、异丙嗪和哌替啶静脉滴入，配合冷敷，使体温维持在33～34℃。请问，该案例中氯丙嗪的用途为（ ）

A. 治疗精神分裂症

B. 用于除晕动病以外的呕吐

C. 人工冬眠

D. 锥体外系反应

E. 加强中枢抑制药作用

26. 患者，男，50岁。曾患高血压、心肌梗死。近日患者与邻居吵架后，情绪激动，突发剧烈咳嗽，并伴有呼吸困难、咳粉红色泡沫痰等症状，急诊入院诊断为急性左心衰竭、肺水肿、心源性哮喘。为缓解心源性哮喘可以选用何药（ ）

A. 氯丙嗪　B. 利多卡因

C. 吗啡　D. 地西泮

E. 肾上腺素

27. 患者，女，49岁。因上腹剧烈绞痛并放射至右肩及腹部，伴有恶心、呕吐、腹泻等症状前来就诊。入院后诊断为急性胆囊炎。医生用药物进行治疗，患者疼痛缓解，呼吸变慢，腹泻得到控制，而呕吐却更剧烈。上述现象与应用哪种药物有关（ ）

A. 阿托品　B. 吗啡

C. 阿莫西林　D. 地西泮

E. 氯化钾

28. 患者，男，40岁。因上腹绞痛，间歇发作3年左右，近日发作后有持续钝痛，有时放射到右肩，伴有恶心、呕吐等症状。入院诊断为慢性胆囊炎，胆石症。医生除给予抗生素抗感染外，还应采用下列哪组药物治疗（ ）

A. 阿托品＋阿司匹林

B. 吗啡＋阿托品

C. 哌替啶＋阿托品

D. 哌替啶＋阿司匹林

E. 对乙酰氨基酚＋阿托品

29. 患者，男，42岁。因畏寒、发热、全身酸痛自行到药店购买含对乙酰氨基酚的复方制剂，按说明书的剂量于空腹口服后，感到上腹部疼痛。该患者常有胃痛发生。下面的描述错误的是（ ）

A. 可改用阿司匹林解热镇痛

B. 头痛和发热症状可能减轻

C. 患者应多喝水

D. 为减轻胃肠道反应，可与抗酸药同服

E. 不宜空腹服用，宜饭后半小时服用

30. 患者，男，70岁。因高血压、脑血栓就诊，医生用降压药物进行治疗外，还需要给予以下何药治疗（ ）

A. 布洛芬　B. 双氯芬酸

C. 吲哚美辛　D. 阿司匹林

E. 对乙酰氨基酚

31. 患者，男，36岁。因烧煤炉煮饭致呼吸困难，昏迷，入院后查体：皮肤呈樱桃红色，血液检查HbCO饱和度>40%，诊断为CO中毒，除采用人工呼吸，吸氧外，还用何种药物（ ）

A. 洛贝林　B. 尼可刹米

C. 咖啡因　D. 地西泮

E. 阿司匹林

A_3/A_4型题

（32、33题共用题干）

某药物中毒患者入院急诊，体征发绀，呼吸慢弱，各种反射减弱，瞳孔略扩大，体温较低。

32. 应考虑以下何种药物中毒（ ）

A. 吗啡中毒

B. 巴比妥类中毒

C. 有机磷酸酯类中毒

D. 洛贝林中毒

E. 阿司匹林中毒

33. 选用以下哪些洗胃和导泻剂（ ）

A. 碳酸氢钠、硫酸镁

B. 氯化钠、硫酸镁

C. 碳酸氢钠、甘露醇
D. 生理盐水、硫酸钠
E. 高锰酸钾、甘露醇

（34、35 题共用题干）

患者，男，20 岁。2 小时前出现意识丧失、突然倒地，眼球上翻，牙关紧闭，上肢屈肘，下肢伸直，持续约 20 秒后出现全身肌肉阵挛，约 1 分钟后抽搐突然停止，口吐白沫，患者呈嗜睡状态。间隔 20 分钟后上述症状再次发作。

34. 根据上述表现，该患者为（　　）
A. 失神发作
B. 肌阵挛性发作
C. 精神运动性兴奋
D. 癫痫持续状态
E. 强直-阵挛性发作

35. 要控制上述情况，首选的药物是（　　）
A. 苯妥英钠　　B. 丙戊酸钠
C. 氯丙嗪　　D. 卡马西平
E. 地西泮

（36、37 题共用题干）

患者，女，25 岁。5 年来间歇性情绪低落，经常说自己心情不好，高兴不起来，对前途感到失望，认为自己无出路，对任何事物都缺乏兴趣，每日都声叹气，觉得活着没意思。

36. 该患者应诊断为（　　）
A. 精神分裂症　　B. 躁狂发作
C. 抑郁发作　　D. 偏执性精神障碍
E. 焦虑症

37. 该患者的首选治疗药物为（　　）
A. 利培酮　　B. 丙米嗪
C. 氯丙嗪　　D. 氯氮平
E. 地西泮

（吴　歆）

第5章 利尿药和脱水药

·引 言·

正常人体内，从毛细血管小动脉端滤出的组织液在小静脉端不断回吸收到血管中，二者保持着动态平衡。若由于心、肝、肾等原因导致组织间隙有过多水分积聚引起组织肿胀即为水肿，如何排出过多的水分治疗水肿性疾病呢？这就是本章我们要学习的内容——利尿药和脱水药。

第1节 利 尿 药

案例 5-1

患者，女，65 岁。高血压病史 8 年，近一年来经常感胸闷憋喘，一周前患"感冒"后胸闷憋喘的症状突然加重，并出现双下肢水肿，来院就诊。入院查体：憋喘貌，肺部可闻及湿啰音，诊断为高血压，充血性心力衰竭，医嘱给予呋塞米 20mg，口服，1 日 3 次；用药后憋喘及下肢水肿缓解，但患者食欲缺乏，四肢乏力，加服螺内酯 20mg，1 日 3 次，现症状消失，病情稳定。

问题： 1. 该患者应用呋塞米的药理学依据是什么？

2. 该患者出现食欲缺乏、四肢乏力的原因是什么？为何选用呋塞米与螺内酯合用？

3. 如何进行呋塞米的应用护理？

利尿药是一类直接作用于肾脏，影响尿的生成过程，增加水和电解质的排出，使尿量增多的药物。临床主要用于各种原因所致水肿的治疗，也用于高血压等非水肿性疾病的治疗。

一、利尿药作用的生理学基础

尿的生成过程包括肾小球滤过、肾小管的重吸收及分泌三个环节，见图 5-1，利尿药主要通过作用于肾单位的不同部位而影响尿的生成过程产生利尿作用。

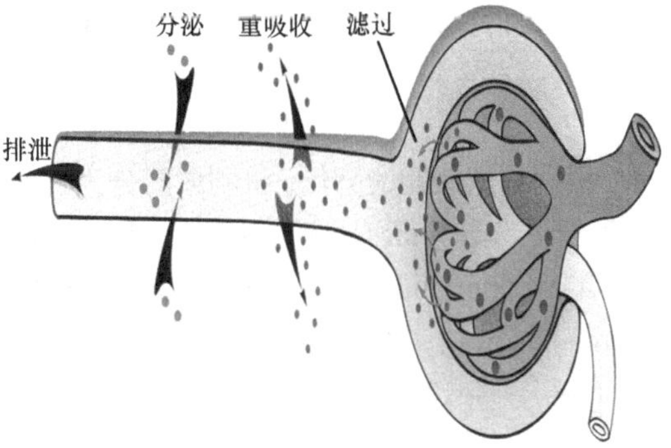

图 5-1 尿的生成过程示意图

（一）肾小球的滤过

除蛋白质和血细胞外，血液中的其他成分均可经肾小球滤过而形成原尿。正常人每日生成的原尿可达 180L 左右，但 99%的原尿在肾小管被重吸收，排出的终尿不过 1～2L。故通过影响肾小球的滤过产生利尿作用，临床实际意义不大。

（二）肾小管、集合管的重吸收和分泌

排入肾小管的原尿 99%被重吸收，如果药物能使肾小管重吸收减少 1%，则终尿量可增加 1 倍。因此肾小管是利尿药作用的重要部位，见图 5-2。

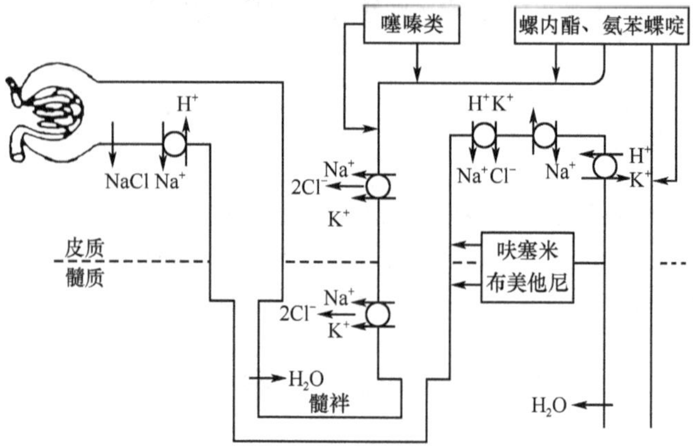

图 5-2 肾小管各段主要功能和利尿药的作用部位

1．近曲小管　原尿中 85%的 $NaHCO_3$、40%的 NaCl、葡萄糖、氨基酸等物质通过近曲小管被重吸收。$NaHCO_3$ 的重吸收过程中需要碳酸酐酶的催化，因此乙酰唑胺通过抑制碳酸酐酶的活性而产生利尿作用，但由于受近曲小管以下各段肾小管代偿性重吸收增加的影响，乙酰唑胺的利尿作用较弱，现已较少作为利尿药使用。

2．髓袢　髓袢降支细段只重吸收水。原尿中 30%～35%的 Na^+在髓袢升支粗段的髓质部和皮质部重吸收。该段对 NaCl 的重吸收依赖管腔膜上的 Na^+-K^+-2Cl^-共同转运系统，高效能利尿药（呋塞米、依他尼酸等）能选择性地抑制该系统而产生强大的利尿作用。

3．远曲小管　原尿中约 10%的 Na^+在远曲小管近端通过 Na^+-Cl^-共同转运子重吸收，噻嗪类利尿药通过抑制该转运子而干扰尿的稀释功能产生中等程度的利尿作用。

4．集合管　原尿中 2%～5%的 NaCl 在集合管通过 K^+-Na^+交换和 H^+-Na^+交换而重吸收，这一过程主要受醛固酮的调节，利尿药螺内酯通过拮抗醛固酮，间接抑制 K^+-Na^+交换而产生利尿作用。氨苯蝶啶和阿米洛利则通过直接抑制钠通道，减少 Na^+和水的重吸收而利尿。由于作用于该部位的药物均能排钠保钾，故又称为保钾利尿药。

二、常用利尿药

根据利尿效能的高低，将利尿药分为三类：高效能利尿药，常用药物有呋塞米（furosemide）、依他尼酸（etacrynic acid）和布美他尼（bumetanide）等；中效能利尿药，常用药物有噻嗪类、氯噻酮（chlortalidone）和吲哒帕胺（indapamide）等；低效能利尿药，常用药物有螺内酯（spironolactone）、氨苯蝶啶（triamterene）、阿米洛利（amiloride）等。

（一）高效能利尿药

呋塞米（furosemide）

呋塞米吸收迅速，起效快，维持时间短，可维持 2～3 小时。

【药理作用】

1．利尿　本药作用于髓袢升支粗段的髓质部与皮质部，通过抑制 Na^+- K^+-2Cl^-共同转运系统，使肾小管对 Na^+、K^+、Cl^-的重吸收减少而降低了尿的稀释功能；另一方面因髓质内的高渗状态难以维持而降低了尿的浓缩功能。故利尿作用强大，同时还排出了 Mg^{2+}、Ca^{2+}，大剂量时还使 HCO_3^-排出增多。

2．扩张血管 可扩张肾血管增加肾血流量，对受损的肾组织起保护作用；扩张肺静脉，使回心血量减少，左心室舒张末期压力降低。

【临床应用】

1．治疗严重水肿 可用于心、肝、肾性等各类水肿，但因易致水和电解质紊乱，故主要用于其他药物无效的严重水肿，尤其是肺水肿和脑水肿。

2．防治肾衰竭 利用其强大的利尿作用，可使阻塞的肾小管得到冲洗，减少肾小管萎缩和坏死，可用于因休克、中毒等各种原因导致的急性肾衰竭。大剂量时还可增加肾血流量，可提高肾小球滤过率，使尿量增多，用于慢性肾衰竭。

3．加速毒物排出 配合静脉输液，可加速毒物随尿排出。常用于经肾排泄的药物如巴比妥类、水杨酸类等中毒的抢救。

4．其他 利用其抑制 K^+、Ca^{2+}重吸收的作用，用于高钙血症、高钾血症等的治疗。

知识链接 水 肿

正常人体内，从毛细血管小动脉端滤出的组织液在小静脉端不断回吸收到血管中，二者保持着动态平衡。由于某种原因导致组织液生成过多或回吸收减少，导致过多液体积聚在组织间隙引起组织肿胀，称为水肿。水肿按部位可分为全身性水肿和局部性水肿。全身性水肿包括：①心源性水肿，常见于心力衰竭、渗出性心包炎、慢性缩窄性心包炎等；②肾源性水肿，常见于肾炎、肾病综合征等；③肝性水肿，常见于肝硬化失代偿期；④营养不良性水肿，常见于长期营养缺乏或某些慢性消耗性疾病、严重烧伤等；⑤其他水肿，如特发性水肿、血管神经性水肿等。局限性水肿常见于炎症、局部静脉或淋巴回流受阻等。

【不良反应】

1．水与电解质紊乱 为过度利尿所致，表现为低血容量、低血钾、低血钠、低氯碱血症、低血镁等。其中低血钾最为多见，可增强强心苷的毒性，对肝硬化的患者可诱发肝昏迷。故应注意补充钾盐或合用保钾利尿药。

2．耳毒性 可能与药物引起内耳淋巴液电解质成分改变有关，表现为耳鸣、听力下降或暂时性耳聋，在肾功能不全或合用其他耳毒性药物时尤易发生，故应避免与其他具有耳毒性的药物如氨基糖苷类抗生素合用。

3．其他 常见有恶心、呕吐、上腹不适及胃肠出血等胃肠道症状，宜饭后服用。因抑制尿酸排泄，可引起高尿酸血症而诱发痛风。亦可发生过敏反应，表现为皮疹、嗜酸粒细胞增多等。严重肝、肾功能不全者及孕妇慎用。

依他尼酸（ethacrynic acid）

依他尼酸的利尿作用弱于呋塞米，不良反应多且严重，在高效能利尿药中最易发生耳毒性，故临床应用受到一定限制。

布美他尼（bumetanide）

布美他尼的作用、应用与呋塞米相似，具有速效、高效、低毒的特点，常替代呋塞米用于各种顽固性水肿，尤其适用于急、慢性肾衰竭患者。耳毒性约为呋塞米的 1/6，对听力障碍和急性肾衰竭者宜选用布美他尼。

（二）中效能利尿药

噻 嗪 类

常用噻嗪类药物包括氯噻嗪（chlorothiazide）、氢氯噻嗪（hydrochlorothiazide）、氢氟噻嗪

（hydroflumethiazide）、苄氟噻嗪（bendrofluazide）、环戊噻嗪（cyclopenthiazide）等，临床最为常用的是氢氯噻嗪。

【药理作用与临床应用】

1．利尿作用　本类药物作用于远曲小管起始部位，抑制 Na^+-Cl^-同向转运子而抑制 Na^+、Cl^-的重吸收，利尿作用温和持久。随着 Na^+在管腔液中的增多，使远曲小管 Na^+-K^+交换增多而增加 K^+的排出。此外本类药物还有轻度抑制碳酸酐酶的作用，使 Na^+ - H^+ 交换减少，增加 HCO_3^-的排出。

临床常用于治疗各种原因导致的水肿，对轻、中度心源性水肿疗效好，但治疗心源性水肿与强心苷合用或治疗肝性水肿时，应注意补充钾盐。

2．抗利尿作用　因 Na^+的排出增加，使血浆渗透压下降，口渴感减轻，故饮水量减少，尿量减少。主要用于肾性尿崩症及加压素无效的垂体性尿崩症。

3．降压作用　本类药物降压作用温和、持久，是临床常用的基础降压药之一，单独应用治疗轻度高血压，与其他降压药合用治疗中、重度高血压。

护考链接

下列利尿药中，可用于治疗尿崩症的是（　　）

A. 依他尼酸　　B. 氢氯噻嗪　　C. 呋塞米

D. 氨苯蝶啶　　E. 螺内酯

解析：以氢氯噻嗪为代表的噻嗪类利尿药具有抗利尿作用，因此可治疗尿崩症，故答案为 B。

【不良反应】

1．电解质紊乱　本药为排钾利尿药，可致低血钾，合用保钾利尿药可防治，此外还可致低血钠、低血镁、低氯性碱血症等。

2．代谢变化　可抑制胰岛素的分泌并减少组织对葡萄糖的利用而升高血糖，还可升高胆固醇和低密度脂蛋白，故糖尿病、高脂血症患者慎用。

3．高尿酸血症　痛风患者慎用。

4．其他　偶见过敏反应、粒细胞减少等。

（三）低效能利尿药

常用药物包括螺内酯（spironolactone）、氨苯蝶啶（triamterene）、阿米洛利（amiloride）等，本类药物均能减少 K^+的排出，故属于保钾利尿药。

螺内酯（spironolactone）

本药为人工合成的甾体化合物，化学结构与醛固酮相似，能竞争性拮抗醛固酮的作用。

【药理作用与临床应用】螺内酯及其代谢产物能与远曲小管和集合管的醛固酮受体结合，对抗醛固酮的保钠排钾作用，使 Na^+ 、Cl^-和水的排出增加而利尿。利尿作用较弱，起效缓慢而持久，用药 1 日起效，2～4 日达最大效应。临床主要用于治疗与醛固酮增多有关的顽固性水肿，如肾病综合征、肝硬化等引起的水肿。也可用于充血性心力衰竭的治疗，除消除水肿外，还可通过抑制心肌纤维化等多种作用改善患者症状。

【不良反应】不良反应较轻。但久用易致高钾血症，肾功能不全时更易发生，故肾功能不全者应禁用，常与排钾利尿药联用，以提高疗效并防止血钾紊乱。此外本药具有抗雄性激素的作用，可致男性乳房发育、性功能障碍等，停药后可消失。

同类药物还有依普利酮（eplerenone）、坎利酮（canrenone）和坎利酸钾（potassium

canrenoate）等。

氨苯蝶啶（triamterene）和阿米洛利（amiloride）

氨苯蝶啶和阿米洛利的化学结构不同，但药理作用相似。二者均作用于远曲小管和集合管，直接抑制 Na^+- K^+ 交换，产生排钠保钾的作用而利尿，临床常与排钾利尿药合用治疗心、肝、肾性水肿。

不良反应较少，偶有恶心、呕吐、腹泻、嗜睡、口干等症状，久用可致高钾血症。高钾血症、肾功能不全者禁用。

三、用药护理

（一）用药前护理

1．用药前评估

（1）了解患者的一般情况：详细了解患者的心、肝、肾功能及尿量、血压、脉搏、血糖、血脂、尿酸水平等，判断有无用药禁忌证。

（2）了解患者用药史和过敏史：了解患者是否应用了氨基糖苷类、第一代头孢菌素类、强心苷类、糖皮质激素等药物，了解有无药物过敏史。

2．健康宣教

（1）向患者解释用药的目的。

（2）告知患者利尿药会导致尿量增多和排尿次数增加，助患者备好便器。指导患者和家属正确观察和预防可能出现的低血钾、低血钠、耳毒性、消化道症状等不良反应。

3．其他　加强与患者的沟通，缓解患者的紧张情绪。

（二）用药中护理

1．用量用法

（1）合理安排用药时间，口服中效及低效利尿药时最好在早上或上午使用，以免夜尿增多，影响休息。

（2）高效能利尿药静脉注射时应稀释后缓慢注射，但切忌用酸性液体稀释，以免产生沉淀。

（3）使用排钾利尿药时，鼓励患者增加高钾食物，如香蕉、橘子、苹果、鱼等的摄入。使用保钾利尿药，应提醒患者减少高钾食物的摄入。

2．药物的相互作用　高效利尿药避免与氨基糖苷类药物、第一代头孢菌素合用，以免加重耳、肾毒性；排钾利尿药与糖皮质激素类药物、强心苷类药物合用时，应注意补钾。

（三）用药后护理

1．观察药物疗效　详细记录患者血压、心率、尿量、体重。仔细观察患者水肿的体征变化，了解药物是否已经发挥疗效。

2．密切观察药物的不良反应

（1）定期监测患者的血钾、血糖、血脂、尿酸等指标。

（2）密切观察有无恶心、呕吐、腹胀、肌无力及心律失常等低钾血症表现；有无肌无力、下肢痉挛、口干等低钠血症表现；有无关节疼痛等痛风症状。

（3）注意监测听力、肝肾功能是否正常。

护考链接

（1～5 题共用题干）

患者，男，38 岁，患慢性肾炎多年。近日来因上呼吸道感染后病情加重，出现恶心、呕吐、少尿、蛋白尿、大量腹水等症状，医生为了减轻其全身水肿，给予利尿治疗。

1. 医生宜选用下列哪一种利尿药为其进行利尿治疗（　　）

A. 呋塞米　　B. 氢氯噻嗪　　C. 氯噻酮
D. 氨苯蝶啶　　E. 螺内酯

2. 医生给患者应用呋塞米后，出现耳鸣，正确的护理诊断是（　　）

A. 体液容量不足　　B. 疼痛　　C. 感知功能改变
D. 自我形象改变　　E. 睡眠型态改变

3. 若患者同时伴有呼吸道感染，呋塞米不宜与下列哪种抗生素合用（　　）

A. 青霉素 G　　B. 庆大霉素　　C. 氨苄西林
D. 红霉素　　E. 四环素

4. 为了避免呋塞米引起的低血钾，可与下列哪种利尿药合用（　　）

A. 依他尼酸　　B. 氢氯噻嗪　　C. 氯噻酮
D. 螺内酯　　E. 布美他尼

5. 还应注意的护理评价是（　　）

A. 是否疼痛　　B. 体液出入量是否平衡　　C. 是否失眠
D. 水肿是否消失　　E. 有无低血钾

解析： 1. 患者为全身水肿，有大量腹水，属于严重水肿，因此需选用高效能利尿药，故答案为 A。2. 耳为感觉器官，故患者所致耳鸣为感知功能改变，故答案为 C。3. 呋塞米有耳毒性，庆大霉素等氨基糖苷类药物也有耳毒性，两类药物不可合用，故答案为 B。4. 呋塞米为排钾利尿药，可致低血钾，螺内酯为保钾利尿药，二者合用可消除对血钾的影响，故答案为 D。5. 高效能利尿药会排出大量尿液，还会导致水的紊乱，因此还应注意液体出入量，故答案为 B。

第2节　脱　水　药

案例 5-2

患者，男，65 岁。高血压病史 10 余年，2 小时前因与家人争吵，随后突然出现剧烈头痛、呕吐，随后左侧肢体麻木、无力，口角歪斜，急入院。CT 示颅内圆形高密度灶，诊断为高血压，脑出血，医生立即给予 20%的甘露醇 250ml 快速静脉滴注。

问题： 1. 医生给患者立即输注甘露醇的目的是什么？
2. 甘露醇是通过什么机制发挥作用的？
3. 护士应如何进行用药护理？

脱水药又称渗透性利尿药，是一类能迅速提高血浆渗透压，使组织脱水的药物，本类药物一般需具备以下特点：静脉注射后不易从毛细血管进入组织；在体内不被或少被代谢；易经肾小球滤过，但不易被肾小管重吸收。常用药物有甘露醇（mannitol）、山梨醇（sorbitol）、葡萄糖（glucose）等。

一、常用脱水药

甘露醇（mannitol）

临床常用其 20%的高渗溶液，静脉注射或静脉滴注给药。

【药理作用与临床应用】

1．脱水作用　静脉滴注高渗甘露醇后，可迅速提高血浆渗透压，使组织内、脑脊液或房水中过多的水分向血浆转移而产生脱水作用，可迅速降低颅内压和眼压，作用安全有效。临床常作为治疗脑水肿、降低颅内压的首选药，也可用于青光眼的急性发作或术前用药。

2．利尿作用　因组织脱水而转移至血浆的水分使血容量增加，肾小球滤过增加；同时排入肾小管的甘露醇几乎不被重吸收，增加了肾小管内液体的渗透压，使水的重吸收减少，从而产生渗透性利尿作用。临床常用于防治急性肾衰竭，可有效改善肾衰竭症状，防止肾小管萎缩、坏死。

【不良反应】不良反应较少见，但注射过快可引起一过性头痛、头晕、视物模糊。还可因血容量突然增加而加重心脏负荷，或因脱水致颅内压迅速下降而加重颅内出血，故心功能不全者、颅内有活动性出血者禁用。

山梨醇（sorbitol）

临床常用其 25%的高渗溶液。山梨醇为甘露醇的同分异构体，其药理作用、临床应用、不良反应与甘露醇相似。但因山梨醇在体内部分转化为果糖而影响其脱水作用，故作用较弱，疗效不如甘露醇。

葡萄糖（glucose）

50%的高渗葡萄糖静脉注射后可产生脱水和渗透性利尿作用。但因葡萄糖部分进入组织细胞参与代谢，或在肝和肌组织中合成糖原被贮存，故脱水作用较弱，维持时间较短，主要用于脑水肿和急性肺水肿的治疗，常与甘露醇交替使用。

二、用 药 护 理

（一）用药前护理

了解患者的一般情况，监测血压、呼吸、脉搏；询问有无高血压、高血脂、心脏疾病等；判断有无活动性颅内出血。询问患者的用药史及有无药物过敏史。

（二）用药中护理

1．临床所用甘露醇溶液为 20%的高渗溶液，遇冷易析出结晶，如有结晶，需置温水中等结晶完全溶解后方可使用。

2．脱水药需快速静脉给药，不能与其他药物混合应用。

3．静脉给药不得漏出血管，以免发生皮下水肿或组织坏死。

（三）用药后护理

密切监测患者的血压、脉搏、呼吸的变化，观察患者症状有无改善，判断药物的疗效，并注意患者有无一过性头痛、心功能不全等不良反应的发生。

小　　结

利尿药通过作用于肾小管的不同部位呈现出效应力不同的利尿作用，用以治疗各种原因导致的水肿。高效能利尿药作用于髓袢升支粗段的皮质部和髓质部，利尿作用强大，用于治疗严重水肿尤其是肺水肿和脑水肿；中效能利尿药作用于远曲小管近端，用于各型水肿的治疗，另外此类药物还具有抗利尿作用而用于尿崩症的治疗；低效能利尿药螺内酯能拮抗醛固酮的作用而用于醛固酮增多的顽固性水肿。但利尿药易致电解质紊乱，尤其是对血钾的影响。脱水药通过升高血浆渗透压而使组织脱水，同时具有渗透性利尿作用，临床主要用于脑水肿的治疗。

自 测 题

A_1型题

1. 呋塞米的作用部位是在肾小管的（　　）

A. 近曲小管　　B. 远曲小管
C. 髓袢降支　　D. 髓袢升支粗段
E. 集合管

2. 通过拮抗醛固酮的作用而起效的利尿药是（　　）

A. 氢氯噻嗪　　B. 呋塞米
C. 甘露醇　　D. 螺内酯
E. 氨苯蝶啶

3. 呋塞米与下列哪种抗生素合用可加重耳毒性（　　）

A. 青霉素　　B. 链霉素
C. 头孢氨苄　　D. 红霉素
E. 四环素

4. 对急性肺水肿疗效较好的药物是（　　）

A. 呋塞米　　B. 氨茶碱
C. 地高辛　　D. 氢氯噻嗪
E. 甘露醇

5. 既可治疗水肿又可治疗尿崩症的药物是（　　）

A. 呋塞米　　B. 依他尼酸
C. 螺内酯　　D. 氨苯蝶啶
E. 氢氯噻嗪

6. 脑水肿患者降低颅内压的首选药是（　　）

A. 甘露醇　　B. 山梨醇
C. 50%葡萄糖溶液　D. 呋塞米
E. 布美他尼

7. 可导致高钾血症的药物是（　　）

A. 呋塞米　　B. 布美他尼
C. 依他尼酸　　D. 螺内酯
E. 氢氯噻嗪

8. 下列药物耳毒性最强的是（　　）

A. 依他尼酸　　B. 布美他尼
C. 呋塞米　　D. 螺内酯
E. 氢氯噻嗪

9. 下列不属于呋塞米不良反应的是（　　）

A. 耳毒性　　B. 高钙血症
C. 高尿酸血症　　D. 低钾血症
E. 低镁血症

10. 对甘露醇的描述不正确的是（　　）

A. 不易从毛细血管进入组织
B. 易经肾小球滤过
C. 不易被肾小管重吸收
D. 在体内不被或少被代谢
E. 口服给药可产生脱水作用

A_2型题

11. 患者，女，35岁。风湿性心脏病史5年，心功能Ⅱ级，并有下肢水肿，给予地高辛治疗后，心功能有所改善，但水肿仍较重，检查发现：血浆醛固酮水平高，该患者最好选用（　　）

A. 呋塞米　　B. 氢氯噻嗪
C. 螺内酯　　D. 依他尼酸
E. 氨苯蝶啶

12. 患者，女，49岁。一周前，患者感烦渴、多饮、多尿，入院就诊，诊断为“尿崩症”，可选择下列何药治疗（　　）

A. 呋塞米　　B. 氨苯蝶啶
C. 布美他尼　　D. 螺内酯
E. 氢氯噻嗪

13. 患者，女，58岁。充血性心力衰竭5年，长期服用氢氯噻嗪，作为护士应密切关注哪种不良反应（　　）

A. 低血镁　　B. 低血压
C. 低血钾　　D. 高尿酸血症

E. 低血钙

A₃/A₄型题

（14、15 题共用题干）

患者，男，70 岁。高血压病史 10 年、糖尿病史 3 年。3 日前突然出现呼吸困难，伴咳嗽，咳出粉红色泡沫样痰。诊断：急性肺水肿，给予呋塞米治疗。

14. 治疗 1 周后患者出现腹胀、食欲缺乏，全身软弱无力等症状，其可能的原因是（　　）

A. 低血镁　　B. 低血钠

C. 低血钾　　D. 高血钙

E. 高尿酸血症

15. 该患者不宜应用的药物是（　　）

A. 乙酰唑胺　　B. 氢氯噻嗪

C. 螺内酯　　D. 氨苯蝶啶

E. 呋塞米

（严秀芹）

第6章 作用于心血管系统的药物

引 言

心血管系统的疾病是当前危害人类健康和社会劳动力最大的一类疾病，发病率高，死亡率高，常见的有高血压、冠状动脉粥样硬化性心脏病、充血性心力衰竭等。如何合理、安全、有效地选择药物治疗这些疾病呢？作为护士该怎样进行用药护理呢？这便是本章我们要学习的内容。

第1节 抗高血压药

案例 6-1

患者，女，39 岁。平时工作压力较大，生活也不规律，常加班熬夜，睡眠质量差。2 年前开始出现头晕、乏力、失眠、多梦、记忆力下降等症状，未做任何处理。健康查体时测量血压为 150/110mmHg，后经多次测量均超过正常，诊断为高血压，医生开出了卡托普利和氢氯噻嗪等药，服药两周后，测血压 130/85mmHg，已降至正常。

问题： 1．卡托普利和氢氯噻嗪治疗高血压的机制是什么？
2．还有哪些常用的降压药？
3．护士应如何对应用抗高血压药患者进行用药护理？

抗高血压药又称降压药，是一类能控制血压，用于治疗高血压的药物。目前，世界卫生组织（WHO）建议的血压判别标准为：非同日三次测量上臂血压，成人安静时收缩压≥140mmHg 和（或）舒张压≥90mmHg 可诊断为高血压。合理使用降压药不仅能使血压控制在正常水平，而且能减少心、肾、脑等并发症，延长患者的寿命，并提高生活质量。

知识链接 **健康的“无形杀手”——高血压**

高血压具有显著的隐匿性，许多高血压患者并无明显的临床症状，但高血压却是脑卒中和冠心病重要的危险因素，62%的脑卒中、49%的心肌梗死与高血压有关，因此高血压被称为人体健康的“无形杀手”。为提高人们对高血压危害的重视，做到早期预防、及时治疗，每年的 10 月 8 日确定为全国高血压日，5 月 17 日为“世界高血压日”。

一、抗高血压药的作用和分类

血压主要受交感神经系统和肾素-血管紧张素-醛固酮系统（RAAS）的调节，因此目前使用的抗高血压药，主要是通过直接或间接影响两大系统的不同环节而发挥作用的，根据药物的作用和作用部位不同，将抗高血压药分为以下几类，见表 6-1。

表 6-1 抗高血压药物的分类

药物分类	药物举例
（一）利尿药	氢氯噻嗪
（二）交感神经抑制药	
（1）中枢性交感神经抑制药	可乐定、莫索尼定

续表

药物分类	药物举例
（2）神经节阻断药	樟磺咪芬、美卡拉明
（3）肾上腺素受体阻断药	哌唑嗪、普萘洛尔、拉贝洛尔
（4）去甲肾上腺素能神经末梢阻滞药	利血平、胍乙啶
（三）肾素-血管紧张素系统抑制药	
（1）血管紧张素转化酶抑制药	卡托普利、依那普利
（2）血管紧张素Ⅱ受体阻断药	氯沙坦、缬沙坦
（四）钙通道阻滞药	硝苯地平、尼群地平、氨氯地平
（五）血管扩张药	硝普钠、肼屈嗪

目前临床应用广泛的药物称为一线降压药，包括利尿药、钙通道阻滞药、β受体阻断药、血管紧张素转化酶抑制药、血管紧张素Ⅱ受体阻断药。其他抗高血压药很少单独应用。

二、一线抗高血压药物

（一）利尿药

利尿药是治疗高血压的基础药物，临床常用于治疗高血压的利尿药是噻嗪类药物，本类药物还能降低高血压的并发症如脑卒中、心肌梗死等的发病率和病死率。

氢氯噻嗪（hydrochlorothiazide）

【药理作用与临床应用】本药降压作用温和、持久。用药初期通过利尿作用，使细胞外液和血容量减少而降压；长期用药后，由于持续排出 Na^+，使血管平滑肌细胞内 Na^+浓度降低，影响 Na^+-Ca^{2+}交换，致血管平滑肌细胞内 Ca^{2+}减少，从而降低血管平滑肌对缩血管物质的反应性，血管舒张，血压降低。本药可作为轻度高血压的首选药，单独使用；对中度或重度高血压常与其他药物合用。

【不良反应】长期大量用药可引起低血钾、高血糖、高血脂及高尿酸血症等。

护考链接

1. 主要不良反应为电解质紊乱的药物是（　　）

A. 利尿药　B. β受体阻断药　C. 钙通道阻滞药
D. 血管紧张素转换酶抑制药　E. α_1受体阻断药

2. 通过利尿作用达到降压效果的药物是（　　）

A. 氢氯噻嗪　B. 美托洛尔　C. 硝苯地平
D. 卡托普利　E. 氯沙坦

解析：1. 利尿药通过影响肾小管对水和电解质的重吸收而发挥作用的，因此水和电解质紊乱是利尿药主要的不良反应，故答案为A。2. 氢氯噻嗪是中效能利尿药，早期通过利尿减少血容量而降压。故答案为A。

（二）钙通道阻滞药

本类药物作用于细胞膜的钙通道，抑制细胞外 Ca^{2+}内流，从而使血管平滑肌细胞内 Ca^{2+}浓度降低而致血管舒张，血压降低。

硝苯地平（nifedipine）

本药属于二氢吡啶类钙通道阻滞药，目前临床多推荐使用其缓释片或控释片。

【药理作用与临床应用】本药选择性阻断血管平滑肌细胞的钙通道，对小动脉的扩张作用明显，因此总外周阻力降低，高血压患者的血压下降，但对正常人的血压影响较小。同时还可反射性兴奋交感神经而致心率加快。

适用于各种类型的高血压，尤其适用于合并冠心病、肾脏疾病、心力衰竭等的高血压患者。

【不良反应】常见不良反应有头痛、头晕、心悸、发热、面部潮红、踝部水肿等。应用缓控释片可减轻由于快速降压所致的反射性心率加快。

尼群地平（nitrendipine）

本药降压作用温和而持久，对缺血性心肌有保护作用，对高血压并发冠心病患者尤为适用。可单独或与 β 受体阻断药、利尿药合用，治疗各型高血压。不良反应偶见头晕、头痛、心悸等。

氨氯地平（amlodipine）

本药降压作用缓慢而持久，用药 1～2 周起效，6～8 周达最大效应，$t_{1/2}$ 可达 35～50 小时。对心率的影响较小，单独或与其他药物合用治疗各型高血压。不良反应发生率低，主要为水肿、面部潮红和疲劳等。

护考链接

主要不良反应为颜面潮红、头痛的药物是（　　）

A. 利尿药　　B. β 受体阻断药

C. 钙通道阻滞药　　D. 血管紧张素转换酶抑制药

E. α_1 受体阻断药

解析： 钙通道阻滞药通过抑制 Ca^{2+} 内流，扩张血管而降压，同时扩张面部血管引起颜面潮红，扩张颅内血管，引起头痛，故答案为 C。

（三）β 受体阻断药

本类药物包括普萘洛尔（propranolol）、阿替洛尔（atenolol）、美托洛尔（metoprolol）等，降压作用安全有效，常用于各种高血压的治疗，但对正常人的血压影响较小。

普萘洛尔（propranolol）

【药理作用与临床应用】本药降压机制复杂，主要通过阻断心脏的 β_1 受体，降低心肌收缩力，使心输出量减少；阻断肾小球旁细胞的 β_1 受体，使肾素分泌减少，抑制 RAAS；阻断突触前膜 β_2 受体，使 NA 的释放减少；抑制交感神经中枢；增加 PGI 的合成，使血管扩张。本药降压作用缓慢、温和、安全、有效，降压时不引起直立性低血压，不易产生耐受性。

适用于轻、中度高血压，可单独使用，也可与利尿药或血管扩张药合用。尤其适用于伴有心输出量及肾素活性偏高者或伴心律失常、心绞痛的高血压患者。

【不良反应】一般表现为恶心、呕吐等胃肠道症状和心脏抑制症状，还可诱发支气管哮喘等。长期用药骤然停药可致血压升高等反跳现象，故久用应逐渐减量直至停药。

拉贝洛尔（labetalol）

本药兼有α、β 受体阻断作用，但对 β 受体的阻断作用是α受体的 5～10 倍，常用于中、重度高血压，静脉注射可用于高血压危象的治疗。不良反应常见有恶心、眩晕、乏力、幻觉等。脑出血患者、儿童及孕妇忌用静脉注射给药。

（四）肾素-血管紧张素-醛固酮系统抑制药

RAAS 抑制药主要包括血管紧张素转化酶抑制剂（ACEI）和 AT_1 受体阻断药两类。

知识链接

肾素-血管紧张素-醛固酮系统

RAAS 对心血管系统有重要的调节作用，但同时在高血压、充血性心力衰竭等心血管系统疾病的病理过程中也发挥重要作用。肾素由肾小球旁细胞合成和分泌，血管紧张素原在肾素的作用下转化成血管紧张素Ⅰ，后者在 ACE 的作用下转化为血管紧张素Ⅱ（AngⅡ），AngⅡ通过激动相应受体（AT_1 受体），引起血管收缩、醛固酮分泌增加，血容量增加，终致血压升高，见图 6-1。此外组织中的 AngⅡ还是一种细胞生长因子，能促使心血管重构，导致血管壁增厚和心室肥大，加快病情的发展。

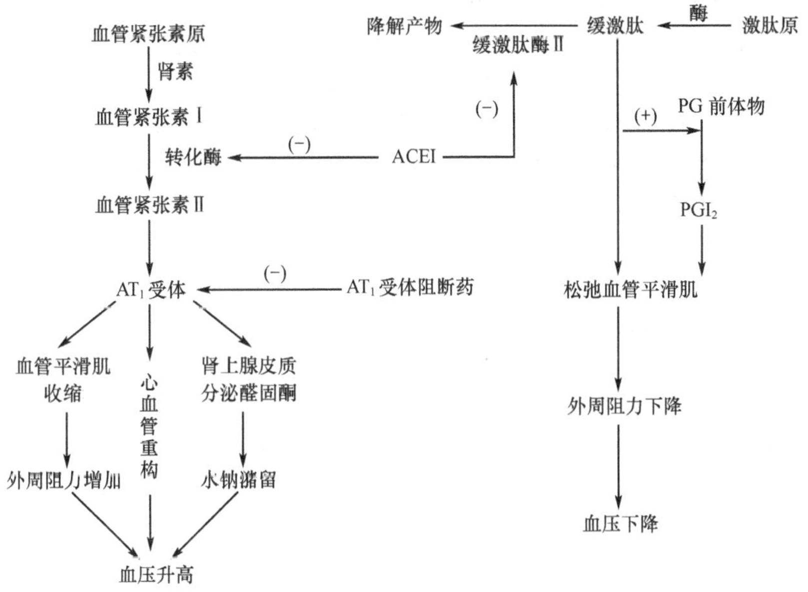

图 6-1　RAAS 系统及其抑制药的作用环节

1. 血管紧张素转化酶抑制药　本类药通过抑制 ACE，阻止 AngⅡ的生成，影响 AngⅡ引起的血管收缩、醛固酮分泌的作用；同时还能抑制缓激肽酶Ⅱ，减少缓激肽的降解并促进 PGI_2 的合成，维持缓激肽和 PGI_2 松弛血管平滑肌的作用，见图 6-1。常用药物有卡托普利（captopril）、依那普利（enalapril）、贝那普利（benazepril）等。

卡托普利（captopril）

【药理作用与临床应用】本药降压作用强，起效快，口服 30 分钟起效，维持 8～12 小时；对心、脑、肾均有保护作用，可阻止和逆转高血压患者的心肌肥大和血管增厚；还能提高对胰岛素的敏感性；在降压的同时不伴有反射性心率加快；长期应用不易引起电解质紊乱和脂质代谢障碍，也不易产生耐受性。

临床主要用于轻、中度高血压，尤其适用于高肾素性高血压、肾性高血压的治疗，常作为伴有糖尿病或心力衰竭高血压的首选药。

【不良反应】较轻，最常见的不良反应是干咳，也是限制其使用的主要原因，还可致皮疹、药物热、干咳、味觉异常等。长期用药可引起粒细胞减少等，故应定期检测血常规。

护考链接

高血压的治疗药物卡托普利最常见的副作用是（　　）

A. 头痛　　B. 乏力　　C. 心率增快

D. 心率减慢　　E. 刺激性干咳

解析：卡托普利可致刺激性干咳，此为其最常见的不良反应，故答案为E。

依那普利（enalapril）

本药降压作用强，对ACE的抑制作用是卡托普利的10倍；维持时间长，可达24小时，故可每日给药一次。临床主要用于高血压和充血性心力衰竭的治疗。不良反应偶见干咳、头痛、眩晕、皮疹等。味觉障碍和白细胞减少较少见。

2. AT_1受体阻断药　本类药物通过阻断AT_1受体，对抗AngⅡ的升压作用而降压。常用药物包括氯沙坦（losartan）、缬沙坦（valsartan）、厄贝沙坦（irbesartan）等。

氯沙坦（losartan）

本药的效能、维持时间与依那普利相似，用药3～6日可达最大降压效果。可用于各类高血压的治疗，尤其是不能耐受ACEI的高血压患者。其不良反应较少且轻微，较少引起眩晕和刺激性干咳。

三、其他抗高血压药

（一）中枢性降压药

可乐定（clonidine）

本药降压作用中等偏强，并能抑制胃肠道蠕动及胃酸分泌，还具有镇静作用，降压同时不影响肾脏血流量及肾小球滤过率。临床主要用于治疗中度高血压，尤其适用于兼有溃疡病的高血压患者。此外也可用于吗啡类镇痛药成瘾者的戒毒。常见不良反应有口干、便秘，还可致嗜睡、眩晕、抑郁等，久用可致钠水潴留，常与利尿药合用。

（二）神经节阻断药

本类药物通过阻断自主神经节N_1受体而降压，降压作用强、起效快、维持时间长。代表药物有美卡拉明（mecamylamine）、樟磺咪芬（trimetaphan）等。本类药物不良反应多且严重，故临床上较少使用。目前仅限于其他药物无效的重度高血压或“高血压危象”的快速降压。

（三）去甲肾上腺素能神经末梢阻滞药

本类药物主要作用于去甲肾上腺素能神经末梢，影响递质再摄取及释放等过程，从而产生降压作用。代表药物为利血平（reserpine）和胍乙啶（guanethidine）。

利血平（reserpine）

本药降压作用温和、缓慢而持久。降压同时有镇静、安定的作用，可缓解高血压患者紧张、烦躁的情绪。因不良反应较多，目前已不单独应用，多与其他药物组成复方制剂，用于轻、中度高血压的治疗。因能促进胃酸分泌，故不适合兼有溃疡病的高血压患者。

（四）α_1受体阻断药

本类药物选择性阻断突触后膜α_1受体，扩张阻力血管和容量血管而降压。常用药物包括哌唑嗪（prazosin）、多沙唑嗪（doxazosin）和特拉唑嗪（terazosin）等。

哌唑嗪（prazosin）

本药降压作用中等偏强，尤其舒张压下降明显；降压时不引起反射性心率加快；对肾脏血流量影响小，能降低血中胆固醇、三酰甘油并升高高密度脂蛋白，从而减轻冠脉病变。临床适用于轻、中度高血压及并发肾功能障碍患者。与 β 受体阻断药及利尿药合用效果较好。

主要不良反应是“首剂效应”，即部分患者首次用药会出现直立性低血压、心悸、晕厥等现象，将首次剂量减半，并于睡前服用，可避免首剂现象的发生。此外还可出现口干、疲乏、鼻塞等症状，用药过程中可自行消失。

（五）血管平滑肌扩张药

硝普钠（sodium nitroprusside）

本药口服不吸收，一般静脉滴注给药。通过直接扩张小动脉和静脉而降压，降压作用强，起效快，静脉滴注后 1～2 分钟起效；维持时间短，停药后 5 分钟血压回升，降压同时不减少冠状动脉血流量、肾血流量和肾小球的滤过率。临床主要用于高血压急症，如高血压危象、高血压脑病、恶性高血压等；也用于手术时控制性低血压。用药过程中应严密监测血压，以免因血压过低加重心肌缺血。不良反应可见头痛、心悸、消化道症状等，用量过大可致血浆中氰化物或硫氰化物浓度过高而中毒，故应注意监测血浆中氰化物的浓度。

肼屈嗪（hydralazine）

本药通过直接松弛小动脉平滑肌，降低外周阻力而降低血压。但同时可反射性兴奋交感神经，使心率增快，心输出量增加，还可反射性增加醛固酮的分泌致钠水潴留，降压效果部分对抗，合用 β 受体阻断药可纠正。因不良反应较多，本药一般不单独应用，仅在其他药物无效时，与其他药物合用治疗高血压。不良反应有头痛、眩晕、心悸、呕吐等。长期大剂量使用可引起类风湿关节炎和红斑狼疮样反应。对冠心病及心功能不全者慎用。

（六）钾通道开放剂

本类药物能使 K^+外流，细胞膜超极化，间接抑制 Ca^{2+}的内流而降压。常用药物有米诺地尔（minoxidil）、吡那地尔（pinacidil）、尼可地尔（nicorandil）等。

米诺地尔（minoxidil）

本药口服吸收好，起效快，降压作用强，维持时间长，一次用药可维持 24 小时。作用较肼屈嗪强，但不引起直立性低血压。常用于治疗顽固性高血压及肾性高血压。常见不良反应可见心慌、钠潴留、多毛症等。

四、抗高血压药的用药护理

高血压一旦确诊就应积极治疗，将血压控制在 140/90mmHg 之下，以降低并发症的发生率，减少死亡率。

（一）用药前护理

1．用药前评估

（1）了解患者一般情况：测定患者的血压、心率、血糖、肾功能等。

（2）详细询问患者的既往史、家族史、个人史：了解患者是否有高血脂、糖尿病等病史，是否有高血压的家族史，是否吸烟嗜酒，有无高钠、高脂的饮食习惯，有无生活紧张和压力过大等情况等。

（3）询问用药史及药物过敏史：是否应用过降压药，详细询问药物的种类、剂量、用药时间、用法、疗效及不良反应等。有无药物过敏史。

2. 健康宣教 向患者解释用药的目的，教给患者服药的方法并告知所用药物可能的不良反应及处理措施；教会患者正确测量心率、血压、体重的方法，每日测血压一次，并记录，让患者学会自我监护；纠正患者对于高血压及抗高血压药的错误认识，告知患者原发性高血压无法根治，故应坚持长期服药，规律用药，不可随意增减剂量，更不能骤然停药，更换药物时应逐渐代替；向患者讲清非药物治疗的重要性，说服患者改变不良的饮食习惯、戒烟限酒、调适心理、控制体重、适当运动等。

（二）用药中护理

1. 正确选药 根据高血压的程度和并发症合理选择药物的种类和数量。尽量采取缓、控释制剂或长效制剂，使血压持续平稳的降低，切忌降压过快，过强，以免损伤靶器官。对于单用一种药物不能很好控制血压的患者可以考虑联合用药。

（1）根据高血压的程度选药：不同程度高血压的治疗药物选择见表 6-2。

表 6-2 不同程度高血压的治疗药物选择

高血压的程度	药物选择
轻度	选择一种一线降压药，单药治疗
中度	轻度用药基础上加用其他一线降压药，采用二药联合
重度	中度用药基础上，加用血管扩张药或中枢降压药，采用三药联合
高血压急症	选用硝普钠静脉滴注

（2）根据并发症选药：高血压伴有合并症时的药物选择见表 6-3。

表 6-3 高血压伴合并症的药物选择

高血压合并症	宜选用	不宜选用
合并心绞痛	β 受体阻断药、钙拮抗药	肼屈嗪
合并严重心功能不全	利尿药、ACEI、α受体阻断药	β 受体阻断药
合并肾功能不全	甲基多巴、ACEI、α受体阻断药	米诺地尔
合并支气管哮喘	钙拮抗药、ACEI	非选择性 β 受体阻断药
合并消化性溃疡	可乐定	利血平
合并糖尿病	ACEI、拉贝洛尔	氢氯噻嗪
合并精神抑郁	α受体阻断药、肼屈嗪	利血平、甲基多巴
高血压脑病及高血压危象	硝普钠	起效慢、作用弱的药物

2. 用量用法

（1）抗高血压药应从小剂量开始给药，逐渐加大剂量，直至适合患者的最佳剂量。不同患者或同一患者在不同病程时期，所需剂量不同，故用药应做到个体化。

护考链接

患者，女，56 岁，患高血压 5 年。护士指导该患者使用降压药时应注意（ ）

A. 一周测量血压一次 B. 最好睡前服用 C. 从小剂量开始

D. 血压正常后及时停药 E. 短期内将血压降至正常

解析：抗高血压药应从小剂量开始给药，逐渐加大剂量，直至适合患者的最佳剂量，故答案为 C。

（2）为避免首剂现象，哌唑嗪应于睡前服并首剂减半；硝普钠于临用前用 5%的葡萄糖注射液溶解后稀释于 5%的葡萄糖注射液 250～1000ml 中，避光静脉滴注。严格控制滴速，一般每分钟 3μg/kg。

护考链接

患者，男，70 岁，高血压 15 年。受凉后出现剧烈头痛、头晕、呕吐。查血压 200/130mmHg。遵医嘱给予硝普钠降压。用药护理正确的是（　　）

A. 提前配制　　B. 肌内注射　　C. 静脉推注

D. 快速滴注　　E. 避光滴注

解析：硝普钠对光敏感，溶液稳定性较差，静脉滴注时溶液应新鲜配制并避光，故答案为 E。

（三）用药后护理

1. 观察疗效　注意监测血压、心率、肾功能等并作好记录，即可对药物疗效进行全面评价，又为医生根据治疗情况调整用药方案提供依据。

2. 监测药物的不良反应　密切观察所用药物有无不良反应发生，如应用利尿药应密切监测有无电解质紊乱、高血糖、高尿酸血症、酸碱失衡等；应用 ACEI 注意监测有无咳嗽、低血压、皮疹等；应用 β 受体阻断药应监测有无呼吸异常、心血管反应等；应用钙拮抗剂应注意监测有无心律失常、头痛、低血压等。

第 2 节　抗心绞痛药

案例 6-2

患者，女，65 岁，冠心病病史 5 年。1 小时前因琐事与邻居争吵过程中，突感胸骨后绞痛，家属紧急拨打“120”就诊。接诊医生立即给予硝酸甘油 0.3mg，舌下含化；普萘洛尔 10mg，口服。用药后胸痛缓解，但出现面色潮红、头胀痛、头部波动感等症状。

问题：1. 硝酸甘油缓解胸痛的机制是什么？

2. 硝酸甘油为什么与普萘洛尔合用？

3. 出现面色潮红、头胀痛、头部波动感等症状的原因是什么？如何进行用药护理？

心绞痛是冠状动脉粥样硬化性心脏病的常见症状，是由于冠状血管的病变尤其是动脉粥样硬化所导致心肌急剧、暂时的缺血缺氧所致，因此心绞痛治疗的主要对策是降低心肌的耗氧量和改善冠脉供血以增加供氧量。临床上常用的抗心绞痛药包括硝酸酯类、β 受体阻断药和钙通道阻滞药三类。

知识链接

心绞痛的分型

根据世界卫生组织“缺血性心脏病的命名及诊断标准”，临床上将心绞痛分为三种类型。

1. 劳累性心绞痛　由增加心肌耗氧量的因素，如劳累、情绪波动所诱发，包括稳定型心绞痛、初发型心绞痛及恶化型心绞痛。此类心绞痛在休息或舌下含服硝酸甘油后可缓解。

2. 自发性心绞痛　多于安静状态发生，包括卧位型（休息或熟睡时发生）、变异型（为冠脉痉挛所诱发）、中间综合征和梗死后心绞痛。该型心绞痛发作不易被硝酸甘油缓解。

3. 混合性心绞痛　心肌需氧量增加或无明显增加时均可发生。

临床常将初发型、恶化型及自发性心绞痛通称为不稳定型心绞痛。

一、硝 酸 酯 类

本类药物包括硝酸甘油（nitroglycerin）、硝酸异山梨酯（isosorbide dinitrate）、单硝酸异山梨酯（isosorbide mononitrate）等。其中以硝酸甘油最常用。

硝酸甘油（nitroglycerin）

本药为1867年开始用于心绞痛治疗的百年老药，因其具有起效快、疗效好、使用方便等优点，目前仍是防治心绞痛最常用的药物。

本药口服首关消除现象严重，生物利用度仅为8%，故一般不宜口服，舌下含化易通过口腔黏膜吸收，2～3分钟起效，维持20～30分钟，可避免"首关消除"，生物利用度达80%。气雾剂起效更快，喷药后最快30秒起效，但维持时间短。经皮给予软膏剂或贴膜剂，疗效维持时间长。

【药理作用】硝酸甘油的基本作用是扩张血管，对静脉的扩张作用尤其明显。

1．降低心肌耗氧量　硝酸甘油能明显地扩张静脉，使回心血量减少，心腔容积缩小，室壁肌张力降低，故心肌耗氧量降低。剂量增加也可扩张动脉，降低心脏射血阻力，减少心脏做功而降低心肌耗氧量。

2．增加心肌的供氧量

（1）增加缺血区血液灌注：硝酸甘油能明显扩张较大的心外膜血管、输送血管和侧支血管，但对阻力血管扩张作用较弱。缺血区的血管因酸性代谢产物堆积而处于被动扩张状态，阻力低于非缺血区，因此促进血液从阻力较大的非缺血区流向缺血区，从而增加缺血区的供血，见图6-2。

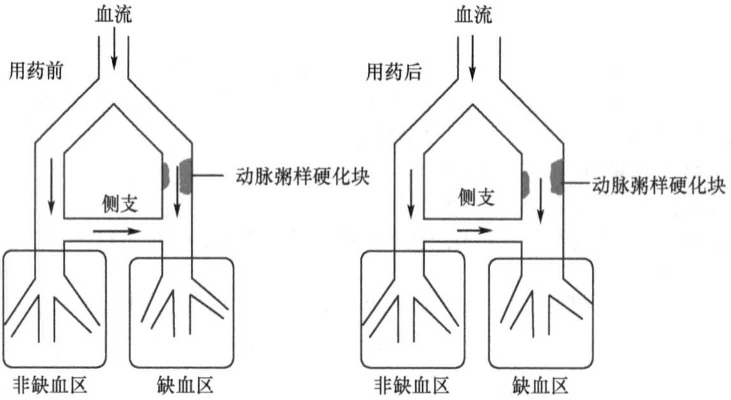

图6-2　硝酸甘油增加缺血区供血的机制

（2）增加心内膜供血：硝酸甘油通过降低心室内压，减轻了对心内膜下血管的压迫，有利于血液从心外膜流向易缺血的心内膜。

3．抗血小板聚集　硝酸甘油还能抑制血小板聚集和黏附，阻止血栓形成，利于冠心病的治疗。

【临床应用】

1．心绞痛的防治　舌下含化给药可迅速缓解各型心绞痛的症状；紧急预防也可选择舌下含化给药，长期预防宜选择长效制剂，如贴膜剂。

2．心肌梗死的治疗　早期应用，可缩小梗死面积，多采用静脉给药。

3．心力衰竭的治疗　利用其扩张血管的作用，减轻心脏负荷而治疗心力衰竭。

护考链接

患者，男，70 岁。冠心病史 15 年，活动后出现心前区压榨样疼痛 2 小时。首选的治疗措施是（　　）

A. 口服螺内酯　B. 嚼服铝碳酸镁片　C. 肌内注射哌替啶

D. 舌下含服硝酸甘油　E. 口服氯苯那敏

解析：硝酸甘油舌下含化起效快，是控制心绞痛发作的首选药，故答案为 D。

【不良反应】

1．一般不良反应　表现为皮肤潮红、搏动性头痛、眼压升高等，大剂量时可出现直立性低血压及晕厥等。超剂量时还会引起高铁血红蛋白血症。

2．加重或诱发心绞痛发作　剂量过大时，血压过度下降，反射性兴奋交感神经，使心率加快，心肌收缩力加强，耗氧量增加而加重或诱发心绞痛发作。

3．耐受性　连用 2～3 周可出现耐受性，剂量过大或应用过于频繁更易产生，停药 1～2 周可恢复敏感性。

【用药护理】

（一）用药前护理

1．用药前评估

（1）了解患者一般情况：详细了解患者的血压、血脂、血糖等情况，询问是否有高脂、高盐的饮食习惯，是否有吸烟史。详细询问发病情况，初步确定心绞痛发作类型。

（2）询问患者用药史及药物过敏史：是否应用过治疗冠心病或心绞痛的药物，所用药物的名称、剂量、用药时间、疗效及不良反应的情况。有无药物过敏史。

2．健康宣教　①硝酸甘油制剂较多，指导患者正确选择药物剂型。②硝酸甘油有效期短，且易被氧化失效，教给患者判断药物是否有效的方法，除辨认药物的有效期外，还要注意舌下含服后是否有口腔灼热、舌尖麻木等刺激感。③告知患者应用硝酸甘油后可能出现的不良反应及处理措施，如出现头痛、头晕时可保持环境安静，采取头部冷敷等措施。④嘱患者正确储存药物，硝酸甘油性质不稳定，需避光、密封、阴凉处保存，切忌放置于贴身的衣袋中；用时快开快关，拧紧瓶盖；药物放置应方便取用，以便在紧急时刻能迅速取出药物及时应用。⑤除药物治疗外，指导患者戒烟，积极控制血压、血糖、体重，改变不良的饮食习惯，进行适度体育锻炼等。

3．其他　积极与患者沟通，缓解紧张情绪，增强患者战胜疾病的信心。

（二）用药中护理

1．用法用量　硝酸甘油片应舌下含服，最好取坐位；喷雾剂需将药物喷在口腔黏膜或舌下；贴膜剂要贴在胸前区等；静脉滴注硝酸甘油时根据患者的反应调整滴速。应用硝酸甘油宜小剂量、间歇给药，以免加重心绞痛或产生耐受性。

2．药物相互作用　硝酸甘油与钙拮抗剂或 β 受体阻断药合用时，应避免血压下降过剧；服药期间忌饮酒。

（三）用药后护理

1．观察疗效　记录心绞痛发作的频率、持续时间及发作特点，判断药物的疗效并根据患者情况及时调整用药方案。

2．观察不良反应　用药后注意监测患者血压和心率变化，密切观察有无不良反应，如患者有无头痛、面颈部皮肤潮红、心悸等；若出现严重不良反应如剧烈头痛、心慌、血压下降或晕厥等，应立刻报告医生。

硝酸异山梨酯（isosorbide dinitrate）

本药为长效硝酸酯类，作用较硝酸甘油弱，起效慢，但维持时间长，常用于心绞痛的预防，也可用于心肌梗死后心力衰竭的长期治疗。

单硝酸异山梨酯（isosorbide mononitrate）

本药的药理作用与临床应用和硝酸异山梨酯相似，疗效略好。

二、β 受体阻断药

目前 β 受体阻断药已成为防治心绞痛的一线药物，用于抗心绞痛以普萘洛尔、美托洛尔、阿替洛尔最为常用。

普萘洛尔（propranolol）

【药理作用】

1．降低心肌耗氧量　普萘洛尔通过阻断心脏 β_1 受体，使心肌收缩力降低，心率减慢，从而明显降低心肌耗氧量。

2．增加心肌供氧量　普萘洛尔阻断冠状血管的 β_2 受体，致使血管收缩，但缺血区的血管因缺氧被动扩张，阻力小于非缺血区，因此促使血液从非缺血区血管流向缺血区；同时由于心率的减慢，心脏舒张期延长，促进血液从心外膜流向易缺血的心内膜区。缺血区供血供氧量增加。

3．其他作用　普萘洛尔能促进心肌缺血区对葡萄糖的摄取利用，还能促进氧合血红蛋白结合氧的解离，增加组织供氧量。

【临床应用】适用于稳定型和不稳定型心绞痛患者，尤其对伴有高血压或心律失常者更为适用，能减少发作次数，增加患者的运动耐量。也可用于心肌梗死，能缩小梗死面积。但因阻断冠状动脉 β_2 受体，致使冠状动脉收缩，故不宜用于变异型心绞痛。

【不良反应】因心肌收缩力降低，心输出量减少，射血时间延长，且使心腔容积增大，前负荷增加，从而使心肌耗氧量增加，对抗心绞痛不利。

【用药护理】

1．用药前护理　用药前测量患者的血压、心率；详细询问是否有支气管哮喘病史；了解发病时的情况，明确心绞痛的类型。变异型心绞痛患者不宜应用，伴有支气管哮喘病史者禁用。

2．用药中护理　临床上常把 β 受体阻断药与硝酸酯类合用，二者均可降低心肌的耗氧量，β 受体阻断药能阻断硝酸酯类反射性引起的心率加快、心肌收缩力增强的不良反应；硝酸甘油能纠正 β 受体阻断药引起的射血时间延长、心腔容积增大、冠脉收缩的不良反应。二者合用可取长补短，增强疗效。但联合用药期间要密切注意血压的变化。

3．用药后护理　观察药物疗效，监测不良反应，宜缓慢停药，以免发生反跳现象，使症状加重。

三、钙通道阻滞药

钙通道阻滞药中常用于抗心绞痛的药物包括硝苯地平、维拉帕米、地尔硫䓬等。

【药理作用】

1．降低心肌耗氧量　本类药阻滞心肌细胞钙通道，使心肌收缩力降低，心率减慢；阻滞血管平滑肌钙通道，使血管扩张，心脏负荷减轻。故心肌耗氧量降低。

2. 增加心肌供氧量　本类药阻断血管平滑肌细胞钙通道，扩张冠状动脉，增加冠状动脉血流量，尤其对处于痉挛状态的血管扩张作用更强，从而增加心肌缺血区的供血供氧量。

3. 保护心肌细胞　本类药通过阻滞 Ca^{2+}内流，减轻缺血心肌细胞 Ca^{2+}超负荷，改善心肌细胞的能量代谢，对缺血心肌有保护作用，阻止心肌的凋亡、坏死。

4. 抗血小板聚集　本类药也可以降低血小板内 Ca^{2+}浓度，抑制血小板的聚集，有利于冠心病的治疗。

【临床应用】钙通道阻滞药对各型心绞痛均有效，尤其适用于冠状动脉痉挛引起的变异型心绞痛。也可用于心肌梗死的治疗。

护考链接

患者，男，56 岁。主诉活动后心前区疼痛 1 月余，患者平时活动后即出现心前区压迫样疼痛，持续 3～5 分钟或可以缓解，入院后治疗 5 日，医嘱继续服用硝苯地平，该药物属于（　　）

A. 血管紧张素转化酶抑制药　B. 利尿药　C. 钙通道阻滞药
D. β 受体阻断药　E. 硝酸酯类

解析：硝苯地平通过抑制 Ca^{2+}内流降低心脏耗氧量，增加供氧量，治疗心绞痛，故属于钙通道阻滞药，答案为 C。

【不良反应】见本章第 1 节抗高血压药。

【用药护理】

1. 用药前护理　告知患者硝苯地平缓、控释制剂应整片吞服，不应将药物掰开或嚼碎。

2. 用药中护理　临床常将钙通道阻滞药，尤其是硝苯地平与 β 受体阻断药合用治疗心绞痛，二者合用降低心肌耗氧量的作用更强，β 受体阻断药能阻断硝苯地平反射性引起的心率加快，硝苯地平可缓解 β 受体阻断药引起的缩血管作用。

3. 用药后护理　硝苯地平与 β 受体阻断药合用时注意血压的变化，维拉帕米与 β 受体阻断药合用时应注意监测心率，以免发生心动过缓或房室传导阻滞。

第 3 节　抗充血性心力衰竭药

案例 6-3

患者，女，60 岁。患有慢性风湿性心内膜炎、二尖瓣狭窄。近 1 个月来活动后有胸闷、气短等表现。体检：口唇轻度发绀，颈静脉怒张，叩诊心浊音界明显扩大，听诊双肺可闻及湿啰音，肝肋下 2cm，剑突下 3cm，双下肢凹陷性水肿。现入院诊断为风湿性心内膜炎，充血性心力衰竭。给予地高辛口服进行抗心力衰竭治疗，治疗一周后疗效不佳，加服氢氯噻嗪和卡托普利后，症状减轻。

问题：1. 地高辛的药理作用是什么？有何临床应用和不良反应？
2. 氢氯噻嗪和卡托普利分别属于哪类药物？治疗心力衰竭的药理学依据是什么？
3. 还有哪些药物可以治疗心力衰竭？

心力衰竭（HF）是由于多种原因导致的心输出量减少，全身器官和组织血流灌注不足，以致不能满足机体代谢需要的临床综合征。心力衰竭时常伴有体循环和（或）肺循环的充血，故又称充血性心力衰竭（CHF）。

知识链接　**充血性心力衰竭的发生过程**

心力衰竭时由于心脏泵血功能降低、外周循环阻力升高，使心输出量减少，包括交感神经系统、肾素血管紧张素系统在内的多种调节机制被激活，在早期，通过调节使心肌收缩力增强、心率加快、心输出量增加，同时血管收缩，血压升高，从而保障重要脏器的供血，使心功能维持在相对正常的水平。但是血管的收缩和钠、水潴留又进一步加重了心脏的负荷和心肌的损伤，促使心肌细胞肥大，心室肌肥厚，进一步增加了心肌的耗氧量，加重了心肌的缺血缺氧，加速了心肌细胞的凋亡和纤维化。因此神经-体液系统的过度激活和心室重构，促使心力衰竭恶化，而心力衰竭的恶化反过来又进一步激活神经-体液因子，造成恶性循环，最终发展为不可逆性心力衰竭。

充血性心力衰竭的治疗除增强心肌收缩力、减轻心脏负荷外，还应阻断神经-体液系统的过度激活和阻断心肌重构，见图 6-3。根据药物的作用及作用机制，抗充血性心力衰竭药分为以下几类。

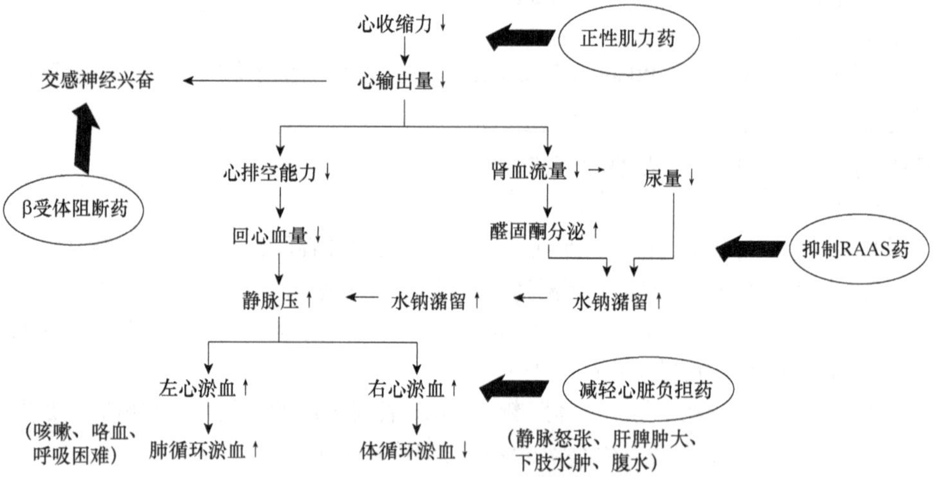

图 6-3　充血性心力衰竭的发生过程及药物的作用部位

1. RAAS 抑制药

(1) 血管紧张素转化酶抑制药：如卡托普利。

(2) 血管紧张素Ⅱ受体阻断药：如氯沙坦。

2. 正性肌力药

(1) 强心苷类：如洋地黄毒苷、地高辛等。

(2) 非苷类强心药：如 β_1 受体激动药、磷酸二酯酶抑制药。

3. β 受体阻断药　如卡维地洛。

4. 利尿药　如呋塞米、氢氯噻嗪。

5. 血管扩张药　如硝酸甘油、哌唑嗪。

一、肾素-血管紧张素-醛固酮系统抑制药

RAAS 抑制药是治疗心力衰竭的一线药物，临床应用广泛，包括血管紧张素转化酶抑制药、血管紧张素Ⅱ受体拮抗药和醛固酮受体拮抗药。

（一）血管紧张素转化酶抑制药

用于治疗心力衰竭的血管紧张素转化酶抑制药有卡托普利（captopril）、依那普利（enalapril）、培哚普利（perindopril）、雷米普利（ramipril）、贝那普利（benazepril）等，本类药物能抑制 ACE 的活性，减少血液循环中和局部组织中 AngⅡ的产生，减轻 AngⅡ的不利作用。

【药理作用】

1. 减轻心脏负担　ACEI 通过抑制 AngⅡ的生成，减弱其缩血管作用，同时减少缓激肽的降解，使血液中缓激肽含量增加并刺激 PGI_2 的生成，发挥扩张血管的作用，降低心脏的前后负荷。另外，ACEI 还能抑制醛固酮的生成，减轻水钠潴留，降低心脏的前负荷。

2. 改变血流动力学　ACEI 扩张血管的作用，降低了全身血管的阻力，使心输出量增加，室壁肌张力降低而改善心脏的舒张功能，同时因肾血管阻力的降低，增加肾血流量，从而改善肾功能。

3. 阻止或逆转心血管重构　小剂量的 ACEI 即可对抗 AngⅡ及醛固酮引起的心肌细胞增生、心肌纤维化等作用，阻止或逆转心脏的重构和冠脉壁的增厚，提高心脏和血管的顺应性，降低心力衰竭的病死率，改善预后。

【临床应用】ACEI 作为治疗心力衰竭的一线药物，广泛用于治疗各类充血性心力衰竭患者，尤其是舒张性心力衰竭。不仅能缓解心力衰竭的症状，降低病死率和改善预后，在早期还能延缓心力衰竭的发生，降低疾病进展的危险性。

【不良反应及用药护理】参见本章第 1 节抗高血压药。

（二）血管紧张素Ⅱ受体拮抗药

常用药物有氯沙坦（losartan）、缬沙坦（valsartan）、坎地沙坦（candesartan）等。本类药物直接阻断 AngⅡ与其受体结合，对 ACE 途径和非 ACE 途径（食糜酶）产生的 AngⅡ都有拮抗作用，从而阻止和逆转心血管重构，但不影响缓激肽的代谢，故不产生刺激性呛咳等不良反应，与 ACEI 合用可产生协同作用。常用于不能耐受 ACEI 的患者。

（三）醛固酮受体拮抗药

螺内酯（spironolactone）

充血性心力衰竭时血中醛固酮水平明显增高，大量的醛固酮除引起水钠潴留，增加心脏负担外，还具有促生长作用，促进成纤维细胞的增殖、胶原蛋白的合成和心血管的重构。螺内酯通过拮抗醛固酮受体阻断其上述作用，从而阻止心肌纤维化，减轻临床症状，降低病死率。单用疗效欠佳，与 ACEI 合用疗效增强。

二、正性肌力药

（一）强心苷类

强心苷是一类具有强心作用的苷类化合物，又称洋地黄类药物。本类药物能选择性作用于心肌，增强心肌收缩力并影响心肌电生理特性。临床常用药物有洋地黄毒苷（digitoxin）、地高辛（digoxin）、去乙酰毛花苷（deslanoside）和毒毛花苷 K（strophanthin K）等。

不同的强心苷制剂，化学结构相似，但因其药动学过程不同，故药物在起效、维持时间及给药途径方面存在一定差异。常用强心苷药物的分类及药动学特点见表 6-4。

表 6-4　常用强心苷药物分类及药动学特点

分类	药物	给药途径	起效时间	高峰时间	血浆半衰期
速效	毒毛花苷 K	静脉注射	5～10 分钟	0.5～2 小时	19 小时
	去乙酰毛花苷	静脉注射	10～30 分钟	1～2 小时	33 小时
中效	地高辛	口服	1～2 小时	4～6 小时	36 小时
慢效	洋地黄毒苷	口服	2～4 小时	8～12 小时	5～7 日

【药理作用】

1．正性肌力作用（增强心肌收缩力） 治疗量的强心苷可选择性地抑制心肌细胞膜上的 Na^+-K^+-ATP 酶，使钠泵失灵，细胞内 Na^+增多，影响 Na^+-Ca^{2+}双向交换，导致心肌细胞内 Ca^{2+}增多，心肌收缩力增强，见图 6-4。对衰竭心脏的作用尤其明显。其正性肌力作用特点如下：

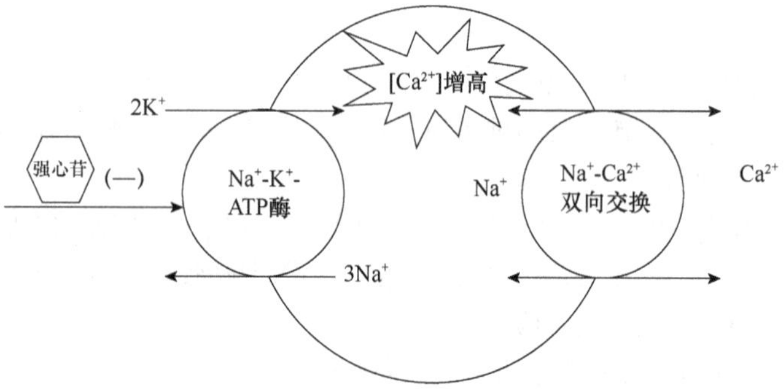

图 6-4　强心苷作用机制示意图

（1）加快心肌收缩速度：心肌收缩速度的加快，缩短了收缩期，延长了舒张期，增加冠状动脉的供血。

（2）增加衰竭心脏的心输出量：因强心苷还能收缩血管而增加外周阻力，故限制了正常人心输出量的增加；但对心力衰竭患者，强心苷可通过心输出量的增加反射性抑制过高的交感神经张力，使外周血管舒张，外周阻力下降，心输出量增加。

（3）降低衰竭心脏的耗氧量：由于心输出量的增加，使室壁肌张力降低，加之外周阻力下降和心率减慢，因此心脏总耗氧量降低，工作效率提高。

2．减慢心率　强心苷对心率加快或伴有房颤的心力衰竭患者有显著减慢心率的作用，对正常人的心率影响较小。作用机制：由于强心苷增加了衰竭心脏的心输出量，反射性抑制交感神经，兴奋迷走神经，而使心率减慢。强心苷还能增强心肌对迷走神经的敏感性而减慢心率。

3．对心脏电生理特性的影响　治疗量的强心苷因兴奋迷走神经而降低窦房结的自律性，减慢房室传导速度及缩短心房有效不应期；大剂量时由于对 Na^+-K^+-ATP 酶的过度抑制，使细胞内缺 K^+，导致最大舒张电位减小而使浦肯野纤维的自律性提高。

4．其他作用

（1）抑制 RAAS 作用：强心苷能降低心力衰竭患者血浆中的肾素活性，减少 AngⅡ和醛固酮的生成，对抗心力衰竭患者过度激活的 RAAS。

（2）对血管的作用：强心苷有直接收缩血管平滑肌的作用，但对心力衰竭患者，强心苷降低交感神经张力的作用超过其直接缩血管作用，故外周阻力下降。

（3）利尿作用：应用强心苷后，心输出量的增加，使肾血流量和肾小球的滤过率增加，并通过抑制肾小管 Na^+-K^+-ATP 酶，减少了肾小管对 Na^+的重吸收，从而发挥利尿作用。

护考链接

地高辛用于治疗心力衰竭的主要药理作用是（　　）

A. 扩张冠状动脉　　B. 增强心肌收缩力　　C. 减轻心脏前负荷

D. 减少心律失常发生　　E. 降低心脏的传导性

解析：地高辛通过抑制 Na^{+}-K^{+}-ATP 酶，促进 Na^{+}-Ca^{2+}双向交换，使心肌细胞内 Ca^{2+}增多，心肌收缩力增强，故答案为 B。

【临床应用】

1．治疗充血性心力衰竭　目前强心苷多用于收缩功能障碍为主的心功能不全，尤其是对ACEI、利尿药等疗效欠佳者。对不同病因或类型的 CHF，强心苷的疗效差别较大。对伴有心房纤颤或心房扑动且心室率过快的 CHF 疗效最好；对风湿性、高血压性心脏病及慢性冠心病尤其是心脏已扩大者引起的 CHF，疗效较好；对肺源性心脏病、心肌炎等、甲亢、严重贫血等所致的 CHF 疗效较差且易中毒；对扩张型心肌病及舒张功能障碍为主的 CHF 如缩窄性心包炎、重度二尖瓣狭窄所致者不宜应用。

2．治疗心律失常

（1）心房纤颤：强心苷通过减慢房室结的传导，控制心房纤颤患者的心室率，从而使心脏的泵血功能得以保护，故强心苷是治疗心房纤颤控制心室率的首选药，但多数患者不能终止房颤。

（2）心房扑动：强心苷能不均匀地缩短心房的不应期而引起折返激动，使房扑转化为房颤，从而控制心室率，故强心苷是治疗房扑的常用药物，部分患者停用强心苷后能终止折返激动而恢复窦性节律。

（3）阵发性室上性心动过速：通过降低心房的兴奋性而终止发作，但禁用于室性心动过速。

【不良反应】强心苷的治疗安全范围较小，治疗量已达中毒量的 60%，而且个体差异较大，故毒性反应发生率高。

强心苷的毒性反应如下：

（1）胃肠道反应：表现为厌食、恶心、呕吐、腹痛和腹泻，为强心苷早期中毒的表现，但要注意与心力衰竭症状未控制相鉴别。剧烈呕吐应注意补钾。

（2）神经系统反应：表现为头痛、头晕、失眠、谵妄、视觉障碍如黄视症、绿视症、视物模糊等。视觉障碍是强心苷中毒的早期表现，也是停药的指征之一。

护考链接

1．患者，男，55 岁。因慢性心力衰竭入院治疗。住院期间遵医嘱服用地高辛，每日 0.125mg，某日患者出现黄视、绿视，提示患者出现了（　　）

A. 血钾过高　　B. 心律失常　　C. 洋地黄中毒

D. 血钾过低　　E. 血钠过高

2．患者，男，60 岁。因慢性心力衰竭入院。入院后遵医嘱服用地高辛，每日 0.125mg，某日患者将医生白衣看成了绿色，提示患者出现了哪种洋地黄中毒反应（　　）

A. 胃肠道反应　　B. 心律失常　　C. 视物模糊

D. 黄视、绿视　　E. 头晕、头痛

解析：1．强心苷的安全性小，中毒的早期可表现为窦性心动过缓、视觉障碍如黄视症、绿视症等，故答案为 C。2．同上。

（3）心脏反应：表现为各种类型的心律失常，发生率可达 50%，是强心苷中毒致死的主要原因。快速型心律失常，其中最常见的是室性期前收缩，约占心脏反应的 1/3，还可见二联律、三联律、心动过速等，甚至发生危及生命的室颤；缓慢性心律失常，可见房室传导阻滞和窦性心动过缓，若心率低于 60 次/分，为停药指征之一。

护考链接

洋地黄中毒最严重的反应是（　　）

A. 胃肠道反应　　B. 心律失常　　C. 视物模糊

D. 黄视、绿视　　E. 头晕、头痛

解析：心脏毒性是强心苷中毒最严重的反应，其中最常见的是心律失常，故答案为 B。

【用药护理】

1. 用药前护理

（1）用药前评估

1）了解患者的一般情况：监测患者的心率、心律、心电图、尿量、血钾、血镁、血钙、体重等，评估患者的肾功能及是否存在心肌损伤、心肌缺氧的情况，判断有无诱发强心苷中毒的因素。

2）了解患者用药史和过敏史：了解患者是否应用了钙制剂、排钾利尿药、奎尼丁、胺碘酮等药物，是否有药物过敏史。

（2）健康宣教

1）向患者解释用药的目的。

2）告知患者要严格按医嘱给药，漏服时切忌自行补服。

3）嘱患者注意休息，避免劳累和精神紧张，保证充足的睡眠。注意保暖，避免暴饮暴食，多食含钾丰富的食物，禁食高钙食物或营养品。

4）向患者说明使用强心苷类药物可能出现的不良反应，教会患者自测脉搏，当脉搏<60 次/分或节律不规则时，应暂停服药并立即报告。

（3）加强与患者的沟通，缓解患者的紧张不安情绪。

2. 用药中护理

（1）用量用法

1）用量：强心苷类药物安全范围狭窄、生物利用度及敏感性个体差异大，故用药剂量应做到个体化，宜从小剂量开始用药。老年人、心肌损伤、肺源性心脏病、肝肾功能减退者，易发生强心苷中毒，应慎用或酌情减量。

2）用法：①传统的给药方法，先给足全效量，达到洋地黄化，再给予维持量维持疗效。全效量又分为速给法和缓给法。速给法适用于重症患者，需在 24 小时内给足全效量，多选择短效类药物；缓给法适用于轻症患者，在 3～4 日内给足全效量，多选择中、长效类药物。传统给药法因毒性反应发生率较高，已少用。②逐日恒量给药法，每日给予维持量，经 4～5 个 $t_{1/2}$（6～7 日）后，血药浓度达稳态。逐日恒量给药法较为安全，明显降低了毒性反应的发生率，目前多用。另外应用毛花苷 C 或毒毛花苷 K 时，务必稀释后缓慢静脉注射。

（2）药物相互作用：强心苷与排钾利尿药合用时，应根据患者肾功能的情况适当补钾；高钙易诱发强心苷中毒，故避免与钙制剂合用；某些抗心律失常药如维拉帕米、奎尼丁、胺碘酮等，可升高强心苷的血药浓度，合用时应酌情减量或避免合用。

3．用药后护理

（1）观察药物疗效：详细记录患者的心率、心律、血压、尿量、体重等；仔细观察患者症状有无改善，如呼吸困难、咳嗽和肺部啰音、水肿等有无减轻或消失，活动耐量是否增加，饮食是否正常等。

（2）密切观察药物的不良反应

1）警惕中毒先兆或早期毒性反应：观察有无胃肠道症状、窦性心率过缓、黄视症及绿视症等中毒先兆或早期毒性反应，一旦出现应立即减量或停药。

2）加强监测：监测心电图，必要时监测血药浓度。

3）中毒处理：一旦中毒，立即停用强心苷及排钾利尿药；补钾是治疗强心苷中毒所致过速型心律失常的有效措施。缓慢型心律失常不宜补钾，有致心搏骤停的风险。心律失常严重者可给予抗心律失常药，过速型心律失常给予苯妥英钠或利多卡因；缓慢型心律失常可给予 M 受体阻断药如阿托品治疗。对于严重的危及生命的地高辛中毒者可给予地高辛抗体，效果明显。

护考链接

患者，女，37 岁。风湿性心脏病二尖瓣狭窄间歇发作、全心衰竭 6 年，每年冬季易加重，平日坚持服用地高辛及利尿药。1 周来咳嗽、咳黄痰、发热。3 日来心悸气短加重入院。体检：T 38.4℃，R 28 次/分，BP 110/70mmHg。神清，口唇、面颊、甲床发绀，可见颈静脉怒张，心界扩大，心率 120 次/分，律不齐，两肺满布干湿啰音，肝肋下 3 指，双下肢呈凹陷性水肿。护士发地高辛给患者时，应特别注意观察（　　）

A. 呼吸　　B. 体温　　C. 心率

D. 尿量　　E. 血压

解析：强心苷中毒最常见的不良反应是心律失常，因此护士应注意观察患者的心率，故答案为 C。

（二）非苷类正性肌力药

1．β_1 受体激动药　本类药物可选择性地激动心脏的 β_1 受体，使心肌收缩力增强，心输出量增多，常用药物有多巴酚丁胺（dobutamine）、异布帕明（ibopamine）等。由于心力衰竭后期 β_1 受体向下调节，心肌对 β_1 受体激动药的敏感性下降，故本类药物仅用于对强心苷疗效不佳或禁忌者。

多巴酚丁胺（dobutamine）

本药对心肌 β_1 受体激动作用强，对 β_2 受体的作用较弱。剂量加大易引起心率加快、心肌耗氧量增加而诱发心绞痛和心律失常等，故不宜作 CHF 常规治疗，仅限于难治性心功能不全、心肌梗死后心力衰竭及急性左心衰竭。一般采用小剂量短期应用。

2．磷酸二酯酶抑制剂　本类药物能抑制磷酸二酯酶，减少 cAMP 的分解，明显提高细胞内 cAMP 含量，从而发挥正性肌力和血管舒张双重作用。本类药物可明显改善心功能，提高运动耐力。主要用于对强心苷、利尿药及血管扩张药疗效不理想的患者。常用药物有氨力农（amrinone）、米力农（milrinone）、维司力农（vesnarinone）等。

三、β 受体阻断药

β 受体阻断药可抑制过高的交感神经活性，阻断心力衰竭代偿机制中的有害影响。临床试验证明：长期应用不仅能改善患者的症状，还能提高患者的生活质量，降低病死率。用于治疗充血性心力衰竭的 β 受体阻断药有卡维地洛（carvedilol）、美托洛尔（metoprolol）、比索洛尔

（bisoprolol）等。

【药理作用】

1. 保护心脏　通过阻断心脏 β_1 受体，减小儿茶酚胺对心肌的毒性；通过阻断肾脏 β_1 受体，减少肾素的分泌，减轻 AngⅡ对心肌的损害，避免心肌坏死。

2. 抗心律失常和抗心肌缺氧　阻断心脏 β_1 受体，使心率减慢、传导减慢，心肌耗氧量降低，发挥抗心律失常和抗心肌缺氧的作用，阻止充血性心力衰竭并发室性和室上性心律失常，从而减少心脏猝死的发生。

3. 上调 β_1 受体　本类药物能增加 β_1 受体的数量，改善 β 受体对儿茶酚胺的敏感性，使 β_1 受体向上调节。

4. 其他作用　卡维地洛还有阻断α受体、抗生长及抗氧自由基等作用，呈现全面拮抗交感神经的作用。

【临床应用】纽约心脏病协会（NYHA）建议心功能Ⅱ、Ⅲ级患者在使用 ACEI 和利尿药的基础上应尽早应用 β 受体阻断药，心功能Ⅳ级的患者等心功能稳定后可谨慎联用 β 受体阻断药。

【不良反应】见第 2 章第 6 节。

【用药护理】

1. 用药前护理　正确选择适应证，β 受体阻断药对扩张型心肌病 CHF 的疗效最好。对伴有严重心动过缓、严重明显房室传导阻滞、低血压及支气管哮喘者慎用或禁用。

2. 用药中护理　用药从小剂量开始，逐渐增量，增至患者能耐受又不加重病情的剂量；长期维持，症状改善在用药后 2～3 个月出现。应在联合使用其他抗 CHF 药（如 ACEI 和利尿药）的基础上应用 β 受体阻断药，与强心苷合用，以消除其负性肌力作用。

3. 用药后护理　观察药物疗效，监测不良反应并及时处理。

四、利　尿　药

目前利尿药仍是治疗心力衰竭中最常用的药物，通过促进钠、水排泄，减少血容量，降低心脏的前负荷，减轻心脏负担；同时减轻肺循环和体循环淤血所引起的肺水肿和外周水肿，缓解心力衰竭症状。在联合用药的基础上，轻度 CHF 可单独选用噻嗪类利尿药；对中、重度 CHF，可选用高效能利尿药或噻嗪类并与留钾利尿药合用。与强心苷合用时应定期监测血钾水平。

五、血管扩张药

血管扩张药能迅速降低心脏的前后负荷，改善血流动力学，缓解心力衰竭症状，提高运动耐力。主要扩张静脉的药物如硝酸酯类，能使回心血量减少，降低心脏的前负荷；扩张小动脉的药物如肼屈嗪和硝苯地平等，可降低外周阻力，减轻心脏的后负荷，使心输出量增多，增加动脉供血，缓解组织缺氧的症状，改善患者的生活质量。

第 4 节　抗心律失常药

案例 6-4

患者，女，30 岁。3 周前曾患上呼吸道感染，近 3 日来感胸闷、心慌，来院就诊。查体发现心律不齐，心电图检查部分 QRS 波宽大畸形，呈三联律，抗“O”检查明显升高。诊断为“风湿性心脏病室性期前收缩”，给予利多卡因治疗后，症状改善。

问题： 1．解释该患者应用利多卡因的药理学依据是什么？

2．还有哪些抗心律失常的药物？

3．护士应如何对患者进行抗心律失常药的用药护理？

正常的心脏冲动起源于窦房结，通过正常的传导系统顺序激动心房和心室，按一定频率有节律地跳动。当心脏冲动的起源、频率、节律、传导途径及速度出现异常时均可发生心律失常。根据心动频率可分为缓慢型心律失常和过速型心律失常两大类。缓慢型心律失常包括窦性心动过缓、房室传导阻滞等，可分别用阿托品或异丙肾上腺素治疗，本节主要介绍治疗过速型心律失常的药物。

一、心律失常的发生机制

过速型心律失常的发生可由冲动的形成异常和（或）传导异常所致。

（一）冲动形成异常

1．自律性增高　交感神经活性太强或低血钾等原因可使动作电位 4 时相自动去极化的速度加快，导致自律性细胞的自律性增高。或原本无自律性的心肌细胞在心肌缺血缺氧、电解质紊乱等病理状态下也可转化为自律细胞，出现异常自律性。

2．后除极　心肌细胞在动作电位后提前产生的去极化称为后除极，包括早后除极和迟后除极两类。前者多发生于动作电位过度延长时；后者的发生与细胞内钙超负荷有关。后除极的扩布诱发形成心律失常。

（二）冲动传导异常

当心脏内两点间不止存在一条传导通路如预激综合征或单纯性传导障碍时，均可导致冲动下传后沿另一环行通路折回，再次激动心肌，形成折返激动，导致过速型心律失常。

知识链接　**心脏电生理特性及影响因素**

1．动作电位　当心肌细胞受到刺激时产生动作电位（AP），AP 可分为 5 个时相，各时相的离子流动见图 6-5。

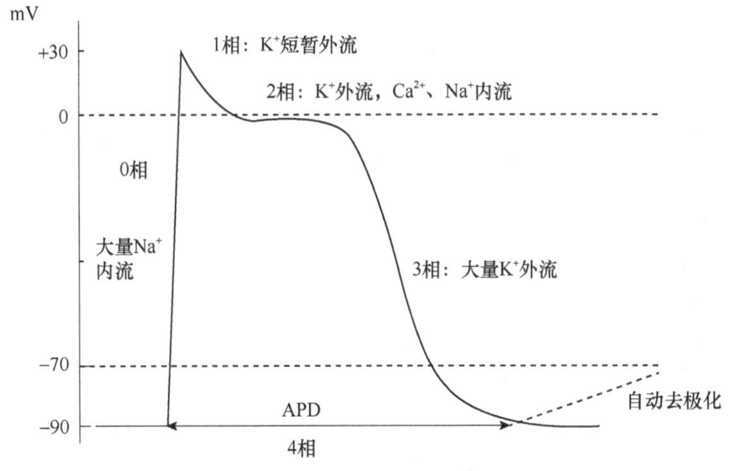

图 6-5　各时相的离子流动

2．自律性　是指部分心肌细胞通过自动除极而发生节律性兴奋的特性。一般来说 4 相自动去极化的速度越快，自律性越高；静息电位与阈电位之间距离越小，自律性越高。

3. 传导性　心肌细胞传导兴奋的性能。传导性受 0 相去极化的速度和幅度的影响，速度越快，幅度越大，传导越快。

4. 有效不应期（ERP）　从除极开始到复极至 −60～−50mV 的时间内，任何强度的刺激均不能引起可扩布的动作电位，这一时期称为有效不应期。

二、抗心律失常药的基本作用

根据过速型心律失常的发生机制，药物的基本作用应包括以下几方面。

1. 降低自律性　药物通过抑制动作电位 4 相 Na^+或 Ca^{2+}的内流，减慢自动除极速度；或通过促进 K^+外流，增加最大舒张电位与阈电位之间的距离，也可降低自律性。

2. 减少后除极　药物可通过阻滞钠通道或钙通道，减少迟后除极；缩短动作电位时程，减少早后除极的发生。

3. 取消折返激动

（1）改变传导性：通过减慢传导性，使单向传导阻滞变为双向传导阻滞；或通过改善传导性，解除单向传导阻滞。两者均可中断折返激动。

（2）延长不应期：通过绝对或相对延长 ERP，均使 ERP/APD 比值增大，取消额外冲动的概率增加，即可中断折返激动。

三、抗心律失常药的分类

根据药物的作用机制和电生理效应，将抗心律失常药分为四类，其中Ⅰ类药又分为 a、b、c 三个亚类，见表 6-5。

表 6-5　抗心律失常药的分类

类别	常用药物
Ⅰ类钠通道阻滞药	
Ⅰa 类适度抑制 Na^+内流，抑制 K^+外流	奎尼丁、普鲁卡因胺等
Ⅰb 类轻度抑制 Na^+内流，促进 K^+外流	利多卡因、苯妥英钠、美西律等
Ⅰc 类重度抑制 Na^+内流	普罗帕酮等
Ⅱ类 β 受体阻断药	普萘洛尔、阿替洛尔、美托洛尔等
Ⅲ类延长 APD 药	胺碘酮、决奈达隆、索他洛尔等
Ⅳ类钙通道阻滞药	维拉帕米、地尔硫䓬等

护考链接

利多卡因治疗心律失常的主要机制是（　　）

A. 阻滞钾通道　　B. 阻滞 β 受体　　C. 阻滞钙通道

D. 阻滞α受体　　E. 阻滞钠通道

解析：利多卡因是Ⅰb 类抗心律失常药，通过轻度抑制 Na^+内流，促进 K^+外流而起效。故答案为 E。

四、常用抗心律失常药

常用抗心律失常药的临床应用、主要不良反应见表 6-6。

表 6-6 常用抗心律失常药

分类	药物	临床应用	主要不良反应
Ⅰ类			
Ⅰa 类	奎尼丁（quinidine）	广谱抗心律失常药，目前主要用于房颤或房扑的转律和预防	以心脏抑制作用最明显，另外可见胃肠道症状和金鸡纳反应
	普鲁卡因胺（procainamide）	广谱，房性、室性心律失常均有效	胃肠道症状、过敏反应，长期应用可致红斑狼疮综合征
Ⅰb 类	利多卡因（lidocaine）	室性心律失常，如室性期前收缩、室性心动过速及心室纤颤等的首选药	剂量过大时可致心率减慢、房室传导阻滞等
	苯妥英钠（phenytoin sodium）	室性心律失常，是强心苷中毒所致者的首选药	头晕、眩晕、共济失调、震颤等
Ⅰc 类	普罗帕酮（propafenone）	主要用于室上性和室性心律失常	胃肠道症状
Ⅱ类	普萘洛尔（propranolol）	主要用于室上性失常：心房颤动、扑动及阵发性室上性心动过速等，是窦性心动过速的首选药	可致窦性心动过缓、房室传导阻滞、低血压等
Ⅲ类	胺碘酮（amiodarone）	广谱抗心律失常药，用于各种室上性和室性心律失常	可致窦性心动过缓、甲状腺功能紊乱、角膜褐色微粒沉着等，严重者可致肺间质纤维化
Ⅳ类	维拉帕米（verapamil）	阵发性室上性心动过速的首选药，也可用于心房颤动或扑动等	口服可致腹胀、便秘或腹泻等胃肠道症状；静脉注射有暂时性窦性停搏的危险。Ⅱ、Ⅲ度房室传导阻滞禁用

护考链接

患者，男，42 岁。急性前壁心肌梗死，入住 CCU 病房，嘱其绝对卧床休息。给予吸氧，心电监护：室性期前收缩。首选的药物是（　　）

A. 毛花苷丙　　B. 硝酸甘油　　C. 阿托品

D. 利多卡因　　E. 地西泮

解析：该患者的心律失常属心肌梗死所致室性期前收缩。利多卡因主要用于室性心律失常，如室性期前收缩、室性心动过速及心室纤颤等的治疗，故答案为 D。

五、抗心律失常药的用药护理

（一）用药前护理

1. 用药前评估

（1）了解患者的一般情况：监测患者的心率，进行心电图检查，明确心律失常的类型，以便合理选择药物。

（2）了解既往史：确认患者有无甲亢、自主神经功能失调、心肌缺血缺氧、低钾血症、低镁血症等情况，以便消除心律失常的诱发因素。

（3）询问患者的用药史及过敏史：询问患者是否应用过强心苷类、茶碱类等药物；是否应用过抗心律失常药，用药的名称、剂量、给药途径等。有无药物过敏史。

2. 健康宣教

（1）向患者解释用药目的，并嘱患者遵医嘱用药，不可擅自增减药物剂量或更换种类。

（2）告知患者可能出现的不良反应及处理措施。

（3）指导患者正确测量脉搏并注意避免吸烟、饮酒、喝咖啡、情绪激动等加重心律失常的因素。

3．其他　积极与患者沟通，缓解患者的紧张情绪。

（二）用药中护理

1．正确选药　根据心律失常类型及抗心律失常药的临床适应证，正确选药，合理用药，抗心律失常药的选择见表 6-7。

表 6-7　抗心律失常药的选择

心律失常	首选药
窦性心动过速	病因治疗，普萘洛尔
心房纤颤	转律：奎尼丁；降低心室率：强心苷
房性期前收缩	普萘洛尔
阵发性室上性心动过速	维拉帕米
急性心肌梗死所致室性期前收缩	利多卡因
强心苷中毒所致室性心律失常	苯妥英钠
室性心动过速	利多卡因
心室纤颤	利多卡因

2．用量和用法

（1）利多卡因既可用于局麻又可用于抗心律失常，但用于局麻的利多卡因含有防腐剂和肾上腺素，可致心律失常，因此用药前要仔细核对药品包装，正确选用“抗心律失常利多卡因”。

（2）利多卡因口服首过消除现象严重，故应采用静脉给药。50～100mg 或 1～2mg/kg 静脉注射，起效后改为 100mg 加入 5%葡萄糖注射液 100～200ml 中静脉滴注，严格控制滴速，1～2ml/min。

（3）维拉帕米口服应空腹服药，1～2 小时后再进食。静脉注射时可引起心律失常，故应在心电图监护下进行。可致低血压，用药后让患者平卧 1 小时，变换体位要慢，以免发生晕厥或低血压性休克。

（4）心电图 QRS 波加宽超过 20%以上或 Q-T 间期明显延长者宜减量或停药，否则可致心律失常。

3．药物相互作用　普罗帕酮与 β 受体阻断药或钙通道阻滞药合用，疗效增强但更易引起房室传导阻滞；维拉帕米抑制房室传导的作用更强，应避免与 β 受体阻断药合用，与地高辛合用能抑制后者的消除，故需减少地高辛的用量。胺碘酮注射液不可与其他药物配伍。

（三）用药后护理

1．评价药物疗效　严密监测心率、心律、心电图、血压等，以评价心脏状况和药物疗效。

2．监测药物的不良反应

（1）注意观察应用普鲁卡因胺的患者是否有红斑狼疮样综合征；应用胺碘酮的患者是否有肺纤维化、角膜及皮下微粒沉着等，检测 T_3、T_4，判断有无甲状腺功能紊乱。

（2）监测心电图，必要时监测动态心电图，判断有无新的心律失常出现。

（3）若出现胸痛、呼吸困难、下肢水肿、脉搏异常缓慢（<35 次/分）或异常快速（较平日脉搏>15 次/分）、脉搏突然不规整、QRS 延长 25%～50%、收缩压低于 90mmHg 等，应立即报告医生。

小　结

本章药物主要用于治疗心血管系统的疾病，包括抗高血压药、抗心绞痛药、抗充血性心力衰竭药和抗心律失常药四类。抗高血压药主要通过影响交感神经系统和 RAAS 发挥作用，包括利尿药、交感神经抑制药、RAAS 抑制药、钙拮抗药、血管扩张药。其中利尿药、钙通道阻滞药、β 受体阻断药、血管紧张素转化酶抑制药、血管紧张素Ⅱ受体阻断药称为一线降压药，在临床应用广泛。抗心绞痛药包括硝酸酯类、β 受体阻断药和钙通道阻滞药三类，各类药物均可降低心肌耗氧量和增加供氧量，使心肌氧的供需达到平衡而治疗心绞痛，其中硝酸酯类可用于各型心绞痛的防治，β 受体阻断药禁用于变异型心绞痛，钙通道阻滞药尤其适用于变异型心绞痛。抗心功能不全药强心苷等正性肌力药可增强心肌收缩力，利尿药、血管扩张药可减轻心脏负担，RAAS 抑制药、β 受体阻断药还通过阻断神经-体液系统的过度激活和阻断心肌重构而提高心力衰竭的治疗效果。抗心律失常药包括钠通道阻滞药、β 受体阻断药、延长 APD 药、钙通道阻滞药四类，通过降低自律性、减少后除极、取消折返激动等作用而用于过速型心律失常的治疗。

自　测　题

A_1 型题

1. 下列不属于一线降压药的是（　　）
A. 卡托普利　B. 普萘洛尔
C. 利尿药　D. 可乐定
E. 硝苯地平

2. 长期使用 ACEI 最常见的不良反应是（　　）
A. 水钠潴留　B. 心动过速
C. 头痛　D. 干咳
E. 血管神经性水肿

3. 对伴有糖尿病的高血压患者较好的药物是（　　）
A. 卡托普利　B. 利血平
C. 肼屈嗪　D. 可乐定
E. 普萘洛尔

4. 可导致低血钾的降压药是（　　）
A. 哌唑嗪　B. 普萘洛尔
C. 可乐定　D. 硝苯地平
E. 氢氯噻嗪

5. 下列降压药中能阻止或逆转心肌肥厚的是（　　）
A. 卡托普利　B. 利血平
C. 哌唑嗪　D. 硝苯地平
E. 氨氯地平

6. 伴有消化性溃疡的高血压患者不宜选用（　　）
A. 哌唑嗪　B. 普萘洛尔
C. 可乐定　D. 利血平
E. 硝苯地平

7. 关于卡托普利的叙述，错误的是（　　）
A. 可保护心脏　B. 不影响脂质代谢
C. 能升高血糖　D. 属于 ACEI
E. 不引起水和电解质紊乱

8. 合并支气管哮喘的高血压患者不宜应用（　　）
A. 氢氯噻嗪　B. 普萘洛尔
C. 硝苯地平　D. 哌唑嗪
E. 可乐定

9. 适用于高肾素型高血压的是（　　）
A. 利血平　B. 卡托普利
C. 硝苯地平　D. 哌唑嗪
E. 氢氯噻嗪

10. 下列药物特别适用于伴有心绞痛、心律失常的高血压的是（　　）
A. 普萘洛尔　B. 氢氯噻嗪
C. 卡托普利　D. 利血平
E. 可乐定

11. 硝酸甘油不具备下列哪一项作用（　　）
A. 扩张血管　B. 减少回心血量
C. 减慢心率　D. 降低心室壁肌张力
E. 降低心肌耗氧量

12. 下列与硝酸甘油降低心肌耗氧量无关的是（　　）

A. 扩张容量血管　B. 减少回心血量
C. 减少心脏做功　D. 降低心室壁肌张力
E. 促进血液由非缺血区流向缺血区

13. 下列何药不宜用于变异型心绞痛（　　）

A. 硝酸甘油　B. 普萘洛尔
C. 硝酸异山梨酯　D. 维拉帕米
E. 硝苯地平

14. 不属于硝酸甘油不良反应的是（　　）

A. 高铁血红蛋白血症
B. 耐受性　C. 搏动性头痛
D. 血压升高　E. 心率加快

15. 硝酸甘油控制心绞痛发作时，最佳的给药途径是（　　）

A. 贴剂贴敷胸皮肤
B. 舌下含化　C. 皮下注射
D. 静脉注射　E. 口服

16. 关于硝酸甘油与普萘洛尔合用治疗心绞痛的描述不正确的是（　　）

A. 均降低心肌耗氧量
B. 取消心脏体积增大
C. 消除心率增快
D. 防止心室容积增大
E. 避免直立性低血压

17. 强心苷类药物正性肌力的作用机制是（　　）

A. 阻断肾上腺素β受体
B. 阻断肾上腺素α受体
C. 抑制 Ca^{2+}泵
D. 抑制 Na^{+}-K^{+}-ATP 酶
E. 阻断血管紧张素Ⅱ受体

18. 地高辛与呋塞米合用治疗心衰时要注意补充（　　）

A. 钙盐　B. 钾盐
C. 钠盐　D. 镁盐
E. 高渗葡萄糖

19. 能防止和逆转心衰的心室肥厚并降低病死率的是（　　）

A. 地高辛　B. 米力农
C. 氢氯噻嗪　D. 卡托普利
E. 多巴酚丁胺

20. 强心苷治疗心力衰竭疗效最好的是（　　）

A. 心肌病导致的心力衰竭
B. 严重贫血诱发的心力衰竭
C. 肺心病诱发的心力衰竭
D. 伴有房颤和心室率快的心力衰竭
E. 严重二尖瓣狭窄诱发的心力衰竭

21. 对强心苷正性肌力的作用特点描述不正确的是（　　）

A. 缩短收缩期
B. 加快心肌收缩速度
C. 增加正常心脏的心输出量
D. 降低衰竭心脏的耗氧量
E. 增加衰竭心脏心输出量

22. 下列哪项不是 ACEI 治疗心力衰竭的药理作用（　　）

A. 促进水钠排泄　B. 增加心肌收缩力
C. 减轻心脏负荷　D. 逆转心室重构
E. 扩张外周血管

23. 护士在对使用强心苷类药物的患者用药护理时，下列哪种情况可继续用药（　　）

A. 心力衰竭症状未控制时的恶心、呕吐
B. 黄视症、绿视症
C. 其他心力衰竭症状已控制后恶心、呕吐加重
D. 频发室性期前收缩
E. 心率 50 次/分

24. 强心苷中毒最常见的早期症状是（　　）

A. 室性期前收缩　B. 恶心、呕吐
C. 色觉障碍　D. 心动过缓
E. 房室传导阻滞

25. 强心苷中毒引起的频发性室性期前收缩的首选药是（　　）

A. 异丙肾上腺素　B. 利多卡因
C. 氯化钾　D. 苯妥英钠
E. 阿托品

26. 硝酸甘油在心力衰竭治疗中的意义是

(　　)

A. 加强心肌收缩力
B. 阻止心室肌肥厚
C. 减少血容量
D. 扩张动脉，减轻心脏后负荷
E. 主要扩张静脉，降低心脏前负荷

27. 强心苷中毒引起快速型心律失常的首选药是(　　)
A. 苯妥英钠　B. 普罗帕酮
C. 维拉帕米　D. 利多卡因
E. 奎尼丁

28. 治疗窦性心动过速的首选药是(　　)
A. 肾上腺素　B. 利多卡因
C. 普萘洛尔　D. 普罗帕酮
E. 胺碘酮

29. 能引起肺组织纤维化的药物是(　　)
A. 利多卡因　B. 胺碘酮
C. 奎尼丁　D. 普萘洛尔
E. 普罗帕酮

30. 下列药物可以作为治疗阵发性室上性心动过速首选药的是(　　)
A. 维拉帕米　B. 奎尼丁
C. 普鲁卡因胺　D. 利多卡因
E. 普罗帕酮

31. 既可用于局麻又可用于抗心律失常的药物是(　　)
A. 苯妥英钠　B. 利多卡因
C. 普鲁卡因　D. 普萘洛尔
E. 普罗帕酮

32. 下列抗心律失常药不能口服的是(　　)
A. 维拉帕米　B. 普萘洛尔
C. 利多卡因　D. 胺碘酮
E. 奎尼丁

A_2型题

33. 患者，男，56 岁。糖尿病史 5 年，近 1 个月来常感头晕，在附近诊所连续测血压，均高于正常，对患者较好的药物是(　　)
A. 硝苯地平　B. 利血平
C. 卡托普利　D. 氢氯噻嗪
E. 可乐定

34. 患者，男，60 岁。高血压病史 10 余年，测血压 160/100mmHg，X 线检查示心室肌肥厚，患者最好选用哪种药物降压(　　)
A. 普萘洛尔　B. 硝苯地平
C. 肼屈嗪　D. 氢氯噻嗪
E. 卡托普利

35. 患者，女，55 岁。头疼头晕半年，并时常有心悸，测血压 150/95mmHg，心电图示窦性心动过速，最好选用哪种治疗方案(　　)
A. 普萘洛尔＋氢氯噻嗪
B. 硝苯地平＋氢氯噻嗪
C. 肼屈嗪＋卡托普利
D. 硝苯地平＋哌唑嗪
E. 卡托普利＋肼屈嗪

36. 患者，男，40 岁。诊断为变异型心绞痛，可首选下列哪种药物(　　)
A. 硝酸甘油　B. 硝苯地平
C. 普萘洛尔　D. 硝酸异戊酯
E. 硝酸异山梨醇酯

37. 患者，男，60 岁。既往有心绞痛史 2 年。在与人争吵生气时心绞痛再次发作，首要的处理方法是(　　)
A. 硝酸甘油静脉滴注
B. 硝酸甘油舌下含服
C. 静脉推注毛花苷丙
D. 静脉推注利尿药
E. 快速静脉滴注甘露醇

38. 患者，女，63 岁，冠心病史 8 年。近日出现心悸、气短，下肢水肿，心电图显示：心房纤颤，该患者最好选择哪种药物治疗较好(　　)
A. 地高辛　B. 奎尼丁
C. 氯化钾　D. 苯妥英钠
E. 卡托普利

39. 患者，女，72 岁。因患充血性心力衰竭，医生给予地高辛每日口服，某日清晨，患者发现周围很多物品变为黄色，患者发生了什么(　　)
A. 患者病情加重了　B. 用药量不足

C. 地高辛中毒　D. 有眼部疾病发生
E. 病情好转了

40. 患者，男，59 岁。心力衰竭病史 5 年，一直服用地高辛、氢氯噻嗪治疗，近日患者感心慌气短加重，入院检查示左心室肥大，下列较好的药物是（　）

A. 普萘洛尔　B. 奎尼丁
C. 多巴酚丁胺　D. 米力农
E. 卡托普利

41. 患者，男，36 岁。因为“风湿性心脏病、房性期前收缩”应用药物控制心律失常。用药后房性期前收缩逐步控制，但患者出现消瘦、脾气暴躁，查 T_3、T_4 增高，医生认为与抗心律失常药有关。患者最有可能服用的抗心律失常药是（　）

A. 维拉帕米　B. 胺碘酮
C. 普萘洛尔　D. 奎尼丁
E. 利多卡因

42. 患者，男，56 岁。因胸闷、心悸 3 日入院就诊，听诊心律不齐，心率 90 次/分，心电图检查提示频发室性期前收缩，部分二联律。为控制期前收缩可选择何药（　）

A. 普萘洛尔　B. 维拉帕米
C. 利多卡因　D. 硝苯地平
E. 地高辛

A_3/A_4 型题

（43、44 题共用题干）

患者，男，55 岁。高血压病史 5 年，近半年来血压升高较快，上周出现视物模糊征象，3 小时前出现剧烈头痛、头晕、呕吐，急来诊。测血压 200/120mmHg。

43. 该患者可首选下列哪种药物治疗（　）

A. 卡托普利　B. 硝普钠
C. 普萘洛尔　D. 肼屈嗪
E. 硝苯地平

44. 对该药物的描述错误的是（　）

A. 起效快　B. 作用强
C. 维持时间长　D. 口服无效
E. 需避光静脉滴注

（45、46 题共用题干）

患者，女，63 岁。因高血压病合并左心衰竭入院治疗，入院后查体：血压 150/95mmHg，心率 90 次/分。给予地高辛 0.25mg，一日一次。

45. 患者服用地高辛几日后，心力衰竭症状缓解，心率降至 56 次/分，出现恶心、呕吐、黄视症，应立即采取的措施是（　）

A. 减量继续用药
B. 给予止吐药
C. 做心电图检查
D. 与患者沟通，消除紧张情绪
E. 停止服药

46. 患者因骨质疏松，长期口服活性钙，应嘱咐患者（　）

A. 立即停用钙剂　B. 改用其他钙剂
C. 自行间断服用　D. 适当减量服用
E. 在医护人员指导下服用

（47、48 题共用题干）

患者，女，60 岁。高血压病史 10 余年，1 个月前突感胸闷、乏力、心慌，半个月前出现下肢水肿，入院就诊，诊断为高血压、充血性心力衰竭，给予地高辛 0.25mg，一日一次，治疗后症状好转，但感觉心慌，查心电图示室性期前收缩。

47. 该患者可选择下列何种药物控制期前收缩（　）

A. 维拉帕米　B. 硝苯地平
C. 利多卡因　D. 苯妥英钠
E. 胺碘酮

48. 该药除抗心律失常外，还可治疗何病（　）

A. 高血压　B. 精神分裂症
C. 局部麻醉　D. 帕金森病
E. 癫痫

（严秀芹）

第7章 作用于呼吸系统的药物

引 言

咳、痰、喘是呼吸系统疾病的常见症状，三者往往同时存在、相互影响，使症状加重。因此，临床常将镇咳药、祛痰药、平喘药联合应用。但这三类药物仅为对症治疗药，不能根除病因，临床用药除了使用这三类药物外，还应配合对因治疗。

第1节 平 喘 药

案例 7-1

患者，男，53岁。因胸闷、呼吸急促1日入院。查体：面色青紫，大汗淋漓，心率90次/分，血压135/85mmHg，两肺可闻及哮鸣音。诊断为支气管哮喘急性发作，医嘱氨茶碱静脉注射，护士为患者快速静脉推注氨茶碱后，患者出现头晕、心悸、心律失常及血压下降等。

问题： 1. 医生为何用氨茶碱治疗支气管哮喘？

2. 患者为什么会出现上述症状？

平喘药是用以预防、缓解或消除喘息症状的药物。根据药物作用的不同，平喘药可分为三类：支气管扩张药，包括肾上腺素受体激动药、茶碱类和M受体阻断药；抗炎平喘药；抗过敏平喘药。

一、支气管扩张药

（一）肾上腺素受体激动药

本类药物主要通过激动支气管平滑肌细胞上的 β_2 受体，松弛支气管平滑肌，而产生平喘作用。非选择性 β 受体激动药如肾上腺素、异丙肾上腺素、麻黄碱等均可起到平喘作用，但因对 β_1 和 β_2 受体选择性低，有心悸等心血管系统不良反应，现已少用。选择性 β_2 受体激动药在治疗剂量时对呼吸道选择性高，心血管系统副作用少。

沙丁胺醇（salbutamol）和特布他林（terbutaline）

【药理作用】 沙丁胺醇和特布他林能选择性地激动 β_2 受体，使支气管平滑肌松弛，发挥平喘作用。沙丁胺醇扩张支气管作用较特布他林略强。

【临床应用】 口服用于预防哮喘发作；气雾吸入是控制哮喘急性发作的首选药；静脉给药仅用于缓解呼吸道痉挛。

【不良反应】 少数人可见心悸、骨骼肌震颤等副作用，长期使用可产生耐受性。

克仑特罗（clenbuterol）

本药为强效 β_2 受体激动药，松弛支气管的作用是沙丁胺醇的100倍，可用于防治支气管哮喘及喘息型支气管炎等引起的支气管痉挛，也适用于夜间哮喘发作。不良反应同沙丁胺醇。

此外，同类药物还有近年出现的对受体选择性更强、作用持续时间更久的福莫特罗（formoterol）、沙美特罗（salmeterol）等。

护考链接

患者，男，25岁。因剧烈运动后出现咳嗽、咳痰伴喘息2小时入院。查体：喘息貌，口唇发绀，在肺部可闻及广泛哮鸣音。医生诊断为支气管哮喘。控制上述症状的首选药是（　　）

A. 氨茶碱　　B. 地塞米松　　C. 色甘酸钠

D. 氯苯那敏　　E. 沙丁胺醇

解析：沙丁胺醇为β_2受体激动药，可以松弛支气管。气雾吸入给药，可用于缓解支气管哮喘急性发作。故答案为E。

（二）茶碱类

茶碱类药物能够解除支气管平滑肌痉挛，是临床常用的平喘药。茶碱难溶于水，因此临床常将其与乙二胺制成复合物，以增大水溶性。常用药物有氨茶碱（aminophylline）、胆茶碱（choledyl）、多索茶碱（doxofylline）等。

氨茶碱（aminophylline）

【药理作用及临床应用】

1．平喘作用　对痉挛状态下的支气管有明显松弛作用。用于防治各种支气管哮喘、喘息型慢性支气管炎。口服用于预防哮喘发作及慢性支气管哮喘患者的维持治疗；静脉给药用于严重哮喘发作或哮喘持续状态。

2．强心利尿作用　氨茶碱能增强心肌收缩力，使心输出量增加；同时增加肾血流量和肾小球滤过率；从而产生强心利尿作用。可用于治疗心源性哮喘和急性心功能不全。

3．松弛胆道平滑肌　可用于治疗胆绞痛。

【不良反应】

1．胃肠道反应　本品碱性较强，口服易产生恶心、呕吐、食欲缺乏等。

2．心脏毒性反应　本品治疗量即可出现心悸等，用量过大或静脉注射过快易引起严重心律失常，血压骤降，甚至猝死。

3．中枢兴奋症状　少数患者可出现兴奋、失眠、烦躁不安等，大剂量给药还可导致头晕、头痛、谵妄、惊厥，儿童更易发生，应慎用。

（三）M受体阻断药

异丙托溴铵（ipratropium）

异丙托溴铵为阿托品的衍生物，能选择性阻断支气管平滑肌上的M受体，松弛支气管，全身不良反应少而轻。临床常气雾吸入给药，用于防治支气管哮喘及喘息型支气管炎，尤其适用于不能耐受β受体激动药的患者和老年性哮喘。

二、抗炎平喘药

本类药物具有强大的抗炎抗免疫作用，是目前治疗支气管哮喘最有效的药物，是哮喘持续状态或危重发作时重要抢救药物。

目前倍氯米松（beclomethasone）、布地奈德（budesonide）、曲安奈德（triamcinolone acetonide）、氟替卡松（fluticasone）等药物常吸入给药，适用于对糖皮质激素依赖的慢性哮喘患者；可的松（cortisone）、氢化可的松（hydrocortisone）常全身给药，用于急性哮喘发作及其他药物不能控制的重症哮喘。

本类药物长期吸入可发生口腔、咽部念珠菌感染。

护考链接

患者，女，35岁。因突然停用糖皮质激素后出现哮喘重度发作，出现端坐呼吸、明显发绀、大汗淋漓，呼吸频率30次/分，脉搏118次/分，血压90/60mmHg。宜选用的药物是（　　）

A. 氨茶碱　　B. 地塞米松　　C. 色甘酸钠

D. 氯苯那敏　　E. 沙丁胺醇

解析： 患者因突然停用糖皮质激素而出现了反跳现象，此时应继续给予糖皮质激素，故答案为B。

三、抗过敏平喘药

色甘酸钠（disodium cromoglycate）

【药理作用】 色甘酸钠主要通过稳定肥大细胞膜，抑制肥大细胞脱颗粒，阻止过敏介质释放。但是不能直接对抗过敏介质，因而对正在发作的哮喘无效。本品口服吸收较少，常采用粉剂定量吸入。

【临床应用】 主要用于预防各型哮喘的发作，对外源性哮喘效果显著，对内源性哮喘效果差。也可用于过敏性鼻炎、季节性角膜炎、溃疡结膜炎等疾病。

【不良反应】 不良反应少。少数患者吸入时，发生呛咳、气急、胸闷等。

酮替芬（ketotifen）

酮替芬是新型的H_1受体阻断药，还具有抑制肥大细胞释放过敏介质的作用。主要用于预防各型支气管哮喘发作，对外源性哮喘和儿童效果尤佳，也用于过敏性鼻炎、皮炎等。

本药不良反应少，偶有口干、头晕、嗜睡等副作用。

第2节　镇　咳　药

案例 7-2

患者，男，25岁。因感冒，咳嗽3日，到药店自行购买了含有可待因的镇咳口服液，用后咳嗽明显减轻，但有反复用药要求。

问题： 1. 可待因有何药理作用和临床应用？

2. 为什么患者使用含有可待因的咳嗽药水后有反复用药要求？

咳嗽是机体清除呼吸道异物的一种保护性反射活动。轻度而不频繁的咳嗽一般不必使用镇咳药；剧烈的咳嗽，不仅会增加患者的痛苦，还会加重病情，甚至会引起并发症。因此，在对因治疗的同时，应合理使用镇咳药。

镇咳药通过作用于咳嗽反射的不同环节而达到镇咳作用。根据作用部位不同，镇咳药可分为中枢性镇咳药和外周性镇咳药。

一、中枢性镇咳药

可待因（codeine）

可待因能直接抑制咳嗽中枢，镇咳强度约为吗啡的1/4。镇痛强度为吗啡的1/10～1/7。镇咳剂量不抑制呼吸，成瘾性也较吗啡弱。主要用于各种原因引起的剧烈干咳，对于胸膜炎引起的干咳伴有胸痛者尤为适宜。

偶见恶心、呕吐、便秘等副作用，大剂量能引起中枢兴奋，本品属麻醉药品，长期应用有生理依赖性。

喷托维林（pentoxyverine）

喷托维林为人工合成的非成瘾性中枢性镇咳药，镇咳强度约为可待因的1/3。具有局部麻醉作用及阿托品样作用，能抑制呼吸道感受器及解除支气管平滑肌痉挛，有助于镇咳。适用于上呼吸道感染引起的干咳及小儿百日咳等，有痰者合用祛痰药。

偶有头晕、嗜睡、恶心、腹胀、口干、便秘等不良反应，过量中毒有中枢抑制作用。

右美沙芬（dextromethorphan）

右美沙芬镇咳作用与可待因相似，无镇痛作用，且无依赖性。适用各种原因引起的干咳、阵咳。

偶见食欲缺乏、便秘、头晕、嗜睡等症状。

苯丙哌林（benproperine）

苯丙哌林既能抑制咳嗽中枢，也能阻断肺-迷走神经反射，且有松弛平滑肌的作用，具有中枢性和外周性双重镇咳作用。适用于各种原因引起的刺激性干咳，如吸烟、感染、过敏等。

可有皮疹、口干、头晕、胃部不适等不良反应。

二、外周性镇咳药

苯佐那酯（benzonatate）

苯佐那酯为局麻药丁卡因的衍生物。对呼吸道感受器、肺牵张感受器及支气管黏膜具有局麻作用，可减弱局部刺激。对刺激性干咳如支气管镜、喉镜检查等效果良好。不良反应可见轻度嗜睡、头晕，偶见过敏性皮炎。

第3节 祛痰药

案例7-3

患者，男，35岁。因感冒，咳黏痰1周余，医嘱口服溴己新片，用后出现胃部不适、恶心等症状。

问题： 1. 溴己新有何药理作用和临床应用？

2. 为什么患者使用溴己新后会出现胃部不适、恶心等症状？

痰液是呼吸道炎症产物，可刺激呼吸道黏膜引起咳嗽，还易继发感染，甚至引起窒息。祛痰药是一类能使稠痰变稀、黏度降低而易于咳出的药物，见表7-1。

表7-1 常用祛痰药

分类	药名	药理作用	临床应用	不良反应
痰液稀释药	氯化铵（ammonium chloride）	刺激呼吸道腺体分泌 酸化血液和尿液	用于急、慢性支气管炎痰多黏稠不易咳出者；用于代谢性碱中毒	刺激胃黏膜，引起恶心、呕吐
黏痰溶解药	乙酰半胱氨酸（acetylcysteine）	使痰液中黏蛋白的二硫键断裂，降低痰的黏度	气雾吸入用于脓痰阻塞气道不易咳出者，必要时可气管内滴入	有特殊蒜臭味，刺激性强，可引起支气管痉挛

续表

分类	药名	药理作用	临床应用	不良反应
黏痰溶解药	羧甲司坦（carbocisteine）	促进低黏度蛋白分泌，断裂痰黏蛋白的二硫键，降低痰的黏度	用于呼吸道疾病引起的痰液黏稠不易咳出者	常见有胃肠道反应，严重者可致胃肠出血
	溴己新（bromhexine）	增加低黏度蛋白分泌，促进呼吸道腺体分泌和呼吸道纤毛运动	用于急、慢性支气管炎、哮喘、支气管扩张等所致痰液黏稠不易咳出者	偶见胃部不适、恶心及血清氨基转移酶升高等
	氨溴索（ambroxol）	通过裂解痰中酸性黏多糖，使黏痰溶解	用于痰黏不易咳出者、新生儿呼吸窘迫	少数有消化道反应，偶见过敏反应

第 4 节　作用于呼吸系统药物的给药护理

一、用药前护理

1. 对患者进行护理评估，询问患者的病史、用药史、过敏史，了解患者的心、肝、肾功能及呼吸、血压、心率等基本情况。

2. 再次确认有无禁忌证，如心血管功能不良、高血压及甲状腺功能亢进症患者慎用沙丁胺醇；消化道溃疡患者慎用化痰药溴己新、羧甲司坦等；妊娠早期及婴儿慎用糖皮质激素等。

3. 向哮喘患者介绍可能诱发哮喘的因素，如花粉、尘螨、动物的毛屑、油漆、燃料、气温、情绪等，帮助其寻找并尽量避开过敏源。

二、用药中护理

1. 遵医嘱用药并核对。

2. 教会患者及家属正确使用气雾剂。嘱哮喘患者随身携带支气管舒张气雾剂。出现哮喘发作先兆时，立即吸人并保持平静。色甘酸钠、乙酰半胱氨酸用药时，最好同时吸入异丙肾上腺素气雾剂，以减轻呼吸道刺激引起的呛咳、胸闷等症状；为减少感染，糖皮质激素气雾吸入后，须指导患者立即漱口；乙酰半胱氨酸气管内滴入时作用迅速，应备好吸痰器以便吸引排痰。

知识链接　**如何正确使用气雾剂**

气雾剂是呼吸系统疾病常用的剂型。为了最大程度发挥药物的作用，一定要按照正确的方法使用：①患者将头微微后仰，尽量呼出体内气体；②将吸入器吸口紧紧含在口中，在深吸气的同时按下气雾剂的顶部使其喷药，随吸气将药粒深深吸入；③吸完后尽量屏住呼吸 5～10 秒，使药物充分分布到下气道；④用清水漱口，去除咽部残留的药物。使用气雾剂应注意剂量，一般每次按两下即可。

3. 氨茶碱静脉给药须稀释后缓慢注射。且每次注射时间不小于 5 分钟。

4. 氨茶碱、氯化铵宜饭后服用；苯丙哌林口服时须整片吞服，以免引起口腔麻木。

三、用药后护理

1. 评估患者用药后疗效，根据患者的实际情况，有目的地修正护理方案。

2. 观察患者有无烦躁、失眠、头痛、头晕等，密切观察有无毒性反应发生。

小　结

呼吸系统药包括平喘药、镇咳药和祛痰药。平喘药包括支气管扩张药、抗炎平喘药和抗过敏平喘药。常用的平喘药有沙丁胺醇、氨茶碱、糖皮质激素、色甘酸钠等。目前，糖皮质激素是治疗哮喘最有效的抗炎平喘药，但不良反应较多，仅用于重症哮喘或哮喘持续状态。

镇咳药主要用于各种原因引起的干咳，有痰的咳嗽还需合用祛痰药。祛痰药包括痰液稀释药和黏痰溶解药两类。痰液稀释药的代表药物为氯化铵。黏痰溶解药包括乙酰半胱氨酸、羧甲司坦、溴己新和氨溴索等。

自 测 题

A_1型题

1. 具有成瘾性的镇咳药是（　　）

A. 喷托维林　　B. 可待因

C. 苯丙哌林　　D. 右美沙芬

E. 苯佐那酯

2. 有祛痰和酸化尿液作用的祛痰药是（　　）

A. 氯化铵　　B. 溴己新

C. 乙酰半胱氨酸　　D. 羧甲司坦

E. 氨溴索

3. 长期应用可引起白色念珠菌感染的药物是（　　）

A. 氨茶碱　　B. 地塞米松

C. 色甘酸钠　　D. 肾上腺素

E. 沙丁胺醇

A_2型题

4. 患者，女，42岁。支气管哮喘20年。近来反复发作喘息、气急、胸闷、咳嗽。在应用氨茶碱治疗时不正确的是（　　）

A. 缓慢静脉推注

B. 快速静脉推注

C. 稀释后缓慢静脉滴注

D. 与沙丁胺醇合用

E. 进行血药浓度监测

5. 患者，男，21岁。因气候变化出现咳嗽、咳痰、胸闷、呼气性呼吸困难。体查：双肺布满哮鸣音，桶状胸，发绀明显，诊断为支气管哮喘。为了预防哮喘发作，护士可指导患者服用（　　）

A. 泼尼松　　B. 氨茶碱

C. 色甘酸钠　　D. 阿托品

E. 二丙酸倍氯米松雾剂

（李春雨）

第 8 章 作用于消化系统的药物

·引 言·

消化系统的主要功能是摄入、容纳、消化食物，吸收营养，排除废物。消化性溃疡和消化功能异常是临床常见疾病。因此，消除溃疡、促进消化、改善胃肠道运动是作用于消化系统的药物的主要作用。

第1节 抗消化性溃疡药

案例 8-1

患者，男，45 岁。一年来反复出现周期性上腹部疼痛，并伴有反酸、嗳气、食欲减退。近日，空腹或夜间症状加剧。1 日前出现黑便，以“消化性溃疡病”入院。

问题： 1. 治疗消化性溃疡病的药物有哪些？代表药分别是什么？

2. 针对上述消化性溃疡的患者，应做出怎样的用药护理？

消化性溃疡主要是指发生在胃及十二指肠的溃疡，具有自然缓解、反复发作的特点。临床的主要表现为反酸、嗳气和周期性上腹部疼痛。其发病原因可能与胃肠黏膜的“攻击因子”作用增强，“防御因子”减弱有关。

抗消化性溃疡药的基本作用是：通过降低胃黏膜酸度、减少胃蛋白酶活性、根除幽门螺杆菌，减弱“攻击因子”作用；增强胃黏膜屏障功能，增强“防御因子”作用。临床常用的抗消化性溃疡药有抗酸药、抑制胃酸分泌药、保护胃黏膜药和抗幽门螺杆菌药。

一、抗 酸 药

抗酸药是一类弱碱性无机化合物，口服后能够直接中和胃酸，减少胃酸对溃疡面的刺激和腐蚀，能降低胃蛋白酶活性，减弱其分解胃壁蛋白的能力，从而缓解疼痛，促进溃疡面愈合。

理想的抗酸药应具有作用强大、迅速而持久，不产气、不被吸收、不引起腹泻或便秘，对黏膜和溃疡面有保护和收敛的作用。单一抗酸药很难达到这些要求，故很少单用，常用复方制剂。常用的抗酸药有氢氧化铝（aluminum hydroxide）、氢氧化镁（magnesium hydroxide）、三硅酸镁（magnesium trisilicate）、碳酸氢钠（sodium bicarbonate hydroxide）、碳酸钙（calcium carbonate）等，其特点比较见表 8-1。

表 8-1 常用抗酸药的作用特点

药物	抗酸强度	显效时间	持续时间	保护黏膜	产生 CO_2	影响排便
氢氧化铝	较强	慢	持久	+	−	便秘
氢氧化镁	强	慢	持久	−	−	轻泻
三硅酸镁	较弱	慢	持久	+	−	轻泻
碳酸氢钠	强	快	短	−	+	−
碳酸钙	强	较快	持久	−	+	便秘

二、抑制胃酸分泌药

抑制胃酸分泌药是临床治疗胃及十二指肠溃疡的主要药物，包括 H_2 受体阻断药、M_1 受体阻断药、胃泌素受体阻断药和 H^+-K^+-ATP 酶抑制药。

（一）H_2 受体阻断药

常用的药物有西咪替丁（cimetidine）、雷尼替丁（ranitidine）、法莫替丁（famotidine）、尼扎替丁（nizatidine）和罗沙替丁（roxatidine）等。

西咪替丁（cimetidine）

西咪替丁口服易吸收，体内分布广，少部分经肝脏代谢，代谢物及药物原形主要经肾排泄。本类药物是肝药酶抑制剂，会影响某些药物的代谢。

西咪替丁可特异性阻断 H_2 受体，显著抑制胃酸和胃蛋白酶分泌，促进胃黏液的分泌，对胃黏膜有一定的保护作用。

主要用于治疗消化性溃疡、反流性食管炎、上消化道出血等。能够迅速改善症状，促进溃疡愈合，对十二指肠溃疡的疗效优于胃溃疡。大剂量时可用于治疗卓-艾综合征。

知识链接

卓-艾综合征

卓-艾综合征是由胃窦 G 细胞增生或分泌胃泌素的肿瘤引起的，其特点是高胃泌素血症伴大量胃酸分泌而引起上消化道多发性、难治性溃疡。临床上，最常见的症状是消化性溃疡，行胃大部切除术后，很快出现吻合口溃疡、出血和穿孔。常伴有多发性内分泌瘤综合征表现，如糖尿病、甲亢等。目前，医生会根据患者的病型、病期、全身情况等制订治疗方案，包括药物治疗和手术治疗等。

本品不良反应发生率较低，主要表现为消化系统症状，如腹胀、便秘、眩晕、乏力、幻觉等。有抗雄性激素的作用，长期使用易引起内分泌紊乱。

雷尼替丁（ranitidine）

雷尼替丁具有强效、速效、长效的特点，抗酸作用较西咪替丁强，药效维持 8～12 小时。临床应用与西咪替丁相似，但长期疗效优于西咪替丁。本药常见不良反应与西咪替丁相似，治疗量不引起内分泌紊乱。

法莫替丁（famotidine）、尼扎替丁（nizatidine）和罗沙替丁（roxatidine），此三种药物抑制胃酸分泌的作用较西咪替丁更强、更持久。抗酸作用为西咪替丁的 20～50 倍，持续作用时间为 12 小时。临床应用和不良反应与西咪替丁相似，但无肝药酶抑制作用。

（二）M_1 受体阻断药

哌仑西平（pirenzepine）

哌仑西平选择性阻断胃壁细胞上的 M_1 受体，抑制胃酸及胃蛋白酶的分泌，同时能解除胃肠道平滑肌痉挛。临床用于治疗胃及十二指肠溃疡，与 H_2 受体阻断药合用可提高疗效。常见不良反应有视物模糊、口干、腹泻、便秘等。

替仑西平（telenzepine）

替仑西平的作用和临床应用与哌仑西平相似，但作用更强、持续时间更长，不良反应更轻。

（三）胃泌素受体阻断药

丙谷胺（proglumide）

丙谷胺因化学结构与胃泌素相似，能够竞争性阻断胃泌素受体，抑制胃酸分泌。同时，还能增强胃黏膜的保护作用，促进溃疡的愈合。常用于治疗消化性溃疡及胃炎，疗效不及 H_2 受体阻断药，临床已少用。

（四）H^+-K^+-ATP 酶抑制药（质子泵抑制药）

当胃壁细胞上的 H_2 受体、M_1 受体和胃泌素受体被激动时，H^+-K^+-ATP 酶被激活，将 H^+ 从胃壁细胞转移至胃腔，K^+ 从胃腔转移至胃壁细胞，完成 H^+- K^+ 交换。H^+-K^+-ATP 酶抑制药能够使 H^+-K^+-ATP 酶失活，抑制胃酸分泌。该类药物抑制胃酸分泌的作用显著，临床常用药物有奥美拉唑（omeprazole）、兰索拉唑（lansoprazole）、泮托拉唑（pantoprazole）和雷贝拉唑（rabeprazole）。

奥美拉唑（omeprazole）

奥美拉唑又名洛赛克，是第一个用于临床的 H^+-K^+-ATP 酶抑制药。

【药理作用】 选择性抑制胃壁细胞膜上的 H^+-K^+-ATP 酶，对组胺、胃泌素或刺激迷走神经等引起的胃酸分泌过多有强大而持久的抑制作用。还能抑制胃蛋白酶的分泌，增加胃的血流量，对胃黏膜有保护作用，还有抗幽门螺杆菌的作用。

【临床应用】 用于胃及十二指肠溃疡、反流性食管炎、卓-艾综合征等。也可与抗菌药物联用于对幽门螺杆菌的治疗。

【不良反应】 不良反应较少，少数患者会出现头痛、头晕、恶心、呕吐、腹泻或便秘等，偶见皮疹和氨基转移酶升高等。长期应用，因胃酸分泌持续被抑制，可使胃内亚硝酸物质增多，胃内细菌过度滋生。

兰索拉唑（lansoprazole）

兰索拉唑是第二代质子泵抑制药，其抑制胃酸分泌作用和抗幽门螺杆菌作用较奥美拉唑强，起效更快。

泮托拉唑（pantoprazole）和雷贝拉唑（rabeprazole）

泮托拉唑和雷贝拉唑是第三代质子泵抑制药，在抑制胃酸分泌、缓解症状、保护胃黏膜等方面均优于前两代，不良反应更少更轻。

护考链接

奥美拉唑治疗消化性溃疡的主要机制是（　　）

A. 阻止组胺与其他受体相结合　　B. 抑制 H^+-K^+-ATP 酶

C. 中和胃酸　　D. 保护胃黏膜

E. 杀灭幽门螺杆菌

解析： 奥美拉唑为 H^+-K^+-ATP 酶抑制剂，其作用机制为抑制 H^+-K^+-ATP 酶。故答案为 B。

三、胃黏膜保护药

胃黏膜表面存在两种屏障。一种是细胞屏障，能够抵抗胃酸和胃蛋白酶。另一种是黏液-碳酸氢盐屏障，可形成 pH 梯度，对黏膜细胞起保护作用。

常用的胃黏膜保护药有枸橼酸铋钾（bismuth potassium citrate）、硫糖铝（sucralfate）、米索前列醇（misoprostol）等。

枸橼酸铋钾（bismuth potassium citrate）

枸橼酸铋钾在酸性条件下能形成氧化铋胶体保护膜附着于溃疡面上，隔断胃酸、胃蛋白酶对溃疡面的刺激和腐蚀，促进溃疡的修复和愈合。能够促进胃黏膜分泌黏液和前列腺素。同时，络合胃蛋白酶使其失活。还有抑制幽门螺杆菌的作用。

临床用于胃及十二指肠溃疡、慢性胃炎。本药兼有黏膜保护和抗幽门螺杆菌作用，所以疗效好，复发率较低。

不良反应较少，可使舌、口腔及大便黑染，服药期间口中可有氨味，偶见恶心、便秘、腹泻等。

硫糖铝（sucralfate）

硫糖铝口服后，在胃酸环境下形成凝胶状的氢氧化铝和硫酸蔗糖。前者有抗酸作用，后者在胃与十二指肠表面形成一层保护膜，从而防止胃酸、胃蛋白酶对胃黏膜的刺激和腐蚀。该药还能促进胃黏液和碳酸氢盐的分泌、吸附胃蛋白酶、抑制幽门螺杆菌等，有利于溃疡愈合。

临床用于胃及十二指肠溃疡、慢性胃炎、反流性食管炎等。

不良反应较少，偶有胃肠道反应、皮疹和头晕等。

米索前列醇（misoprostol）

米索前列醇是前列腺素的衍生物，能抑制胃酸及胃蛋白酶分泌，使胃及十二指肠黏液层增厚，还能增加黏膜血流量。临床用于胃及十二指肠溃疡、急性胃炎出血，对非甾体抗炎药引起的消化性溃疡效果显著。

四、抗幽门螺杆菌药

幽门螺杆菌为革兰氏阴性厌氧菌，能分解黏液，破坏黏膜的屏障作用，是消化性溃疡的主要致病因子。常用的抗幽门螺杆菌药分为两类：第一类为抗溃疡药，如含铋制剂、硫糖铝、H^+-K^+-ATP 酶抑制药等。第二类是抗菌药，如阿莫西林、克拉霉素、替硝唑、庆大霉素、呋喃唑酮等。单用某一种抗幽门螺杆菌药很难达到根除效果，临床常用治疗方案是含铋制剂或 H^+-K^+-ATP 酶抑制药加两种抗菌药的三联疗法。

知识链接

幽门螺杆菌的发现

1979 年，澳大利亚病理学医生罗宾·沃伦从一位慢性胃炎患者的胃黏膜活体标本中发现一种细菌，并且发现感染了细菌的胃黏膜有炎症存在。1981 年，沃伦和另一位科学家巴里·马歇尔合作研究 100 位慢性胃炎患者的胃黏膜活体标本，发现有 58 位患者有这种细菌。随即他们分离出了这种细菌，并命名为幽门螺杆菌。但是这与当时“胃酸能杀灭吞入胃内的细菌，健康的胃是无菌的”的医学理念相违背。1983 年 9 月在比利时召开的微生物学学术会议中，大多数科学家不相信沃伦和马歇尔的发现。为了证明这一发现，马歇尔喝下了混有幽门螺杆菌的肉汤，72 小时后，他感到胃痛，并出现呕吐，几日后他又用抗生素和铋剂治好了自己的胃痛。

1984 年沃伦和马歇尔的成果发表在了世界权威医学期刊《柳叶刀》上。各大药厂相继投入巨资研发相关药物，专业刊物《螺旋菌》也应运而生。2005 年 10 月 3 日，他们因此获得了当年的诺贝尔生理学或医学奖。

护考链接

患者，男，45 岁。十二指肠球部溃疡并发幽门梗阻。医嘱中出现下列哪种药物时，护士应提出质疑(　　)

A. 氢氧化铝凝胶　　B. 口服补液盐　　C. 奥美拉唑

D. 枸橼酸铋钾　　E. 克拉霉素

解析：患者出现十二指肠溃疡并发幽门梗阻，应积极抗溃疡，减轻胃的负担，不适宜使用增加胃内容物的药物，因此不适合使用口服补液盐。故答案为 B。

五、抗消化性溃疡药的用药护理

（一）用药前护理

1. 对患者进行护理评估，询问患者的病史、用药史、过敏史，了解患者的心、肝、肾功能及呼吸、血压、心率等基本情况。

2. 再次确认有无禁忌证。孕妇禁用米索前列醇。

3. 嘱患者避免对溃疡产生刺激的因素，如吸烟、饮酒、食用刺激性食物等；注意休息，保持心情舒畅，定时进餐，不暴饮暴食。

（二）用药中护理

1. 遵医嘱给药。

2. 抗酸药应在餐后 1 小时或睡前服用；避免与酸性食物及药物、奶制品同服；老年人不宜长时间使用氢氧化铝，以免引起骨质疏松。

3. H_2 受体阻断药口服时应在餐后立即服用；本类药可随乳汁排出，故哺乳期用药应停止哺乳。

4. 奥美拉唑空腹服药；每日口服 40mg，连用 8 日，24 小时胃液 pH 平均升高至 5.3；一次用药 24 小时后，胃酸分泌持续受抑制。用药期间嘱患者避免开车或从事其他注意力高度集中的工作。

5. 枸橼酸铋钾餐后半小时服用；用药期间避免与抗酸药或牛奶同服，以免影响疗效；应告知患者服药期间舌及大便可呈黑色。

（三）用药后护理

1. 评估患者用药后疗效，根据患者的实际情况，有目的地修正护理方案。

2. 长期使用奥美拉唑，应定期检查胃黏膜有无肿瘤样增生。

第 2 节 消化功能调节药

案例 8-2

患者，女，28 岁。妊娠 30 周，因四肢抽搐、惊厥入院，查体：血压 135/95mmHg，诊断为妊娠期高血压合并子痫。医嘱硫酸镁缓慢静脉滴注，用药后症状逐渐好转。

问题： 1. 硫酸镁降压的机制是什么？

2. 护士应如何进行硫酸镁用药护理？

一、助消化药

助消化药多为消化液的成分或促进消化液分泌的药物，常见的助消化药见表 8-2。

表 8-2 常见的助消化药

药物	药理作用	临床应用	不良反应及用药护理
稀盐酸（dilute hydrochloric acid）	增加胃液酸度，提高胃蛋白酶活性	胃酸缺乏症、发酵性消化不良	对胃黏膜有刺激性，用水稀释后服用
胃蛋白酶（pepsin）	分解蛋白质	胃蛋白酶缺乏症、蛋白性食物过多所致的消化不良、病后恢复期消化功能减退等	与稀盐酸同服
胰酶（pancreatin）	消化脂肪、蛋白质及淀粉	胰酶分泌不足引起的消化不良、食欲缺乏等	遇酸易破坏，不宜与酸性药物配伍，常制成肠溶片，宜整片吞服
乳酶生（biofermin）	分解乳糖产生乳酸，抑制肠道腐败菌的繁殖，防止发酵和产气	消化不良、肠胀气及小儿消化不良性腹泻	不宜与抗酸药、抗菌药、吸附药合用，服药水温不超过 40℃
干酵母（dried yeast）	帮助消化和补充维生素	防治营养不良、消化不良、食欲缺乏等	无明显不良反应。饭后嚼碎服用

二、止 吐 药

呕吐是临床常见症状，很多疾病如胃肠道疾病、妊娠、放射病、内耳眩晕症及某些药物均可引起呕吐。它是一种反射性保护反应，但剧烈持久的呕吐会导致水和电解质紊乱，除对因治疗外，还应及时止吐。之前已经学过的止吐药有 M 受体阻断药（东莨菪碱等）、H_1 受体阻断药（苯海拉明、异丙嗪等）（详见各章节）。本节主要介绍多巴胺（DA）受体阻断药和 5-羟色胺（5-HT）受体阻断药。

甲氧氯普胺（metoclopramide）

甲氧氯普胺能够阻断延髓催吐化学感受区的 DA 受体，发挥中枢性镇吐作用。阻断下丘脑的 DA 受体，能够抑制催乳素抑制因子、促进催乳素释放，有一定的催乳作用。在外周，阻断胃肠道 DA 受体，能增强胃肠蠕动，促进胃排空，改善胃肠功能。大剂量还能阻断 5-HT 受体。

临床用于治疗慢性功能性消化不良、反流性食管炎、胃轻瘫等引起的食欲缺乏、恶心、呕吐；也可用于海空作业引起的呕吐及晕车；对肿瘤放化疗、手术及药物等原因引起的呕吐也有效。

常见不良反应有嗜睡、烦躁不安、疲倦等；偶见月经紊乱、溢乳和男性乳房发育。大剂量使用可引起锥体外系反应，可出现肌震颤、帕金森病等。

多潘立酮（domperidone）

多潘立酮是外周 DA 受体阻断药，能促进胃蠕动，加速胃排空，防止食物反流。本药对结肠影响较小。临床用于各种轻度胃轻瘫，多种原因引起的恶心、呕吐，尤其适用于慢性食后消化不良。也可用于反流性食管炎、慢性胃炎、慢性萎缩性胃炎等。

不良反应较少，偶见头痛、口干、皮疹、腹泻等，长期用药，会促进催乳素释放及胃酸分泌。

昂丹司琼（ondansetron）

昂丹司琼能选择性阻断中枢和迷走神经的 5-HT 受体，止吐作用快且强。临床用于放疗、化疗等引起的恶心、呕吐，但对晕动症、吗啡引起的呕吐无效。不良反应有头痛、腹泻、便秘、口干、皮疹等。

西沙比利（cisapride）

西沙比利能阻断 DA 受体和 5-HT 受体，促进食管至结肠整个胃肠道平滑肌的协调运动。临床用于胃肠反流性疾病、功能性消化不良、胃轻瘫等。不良反应少，主要为腹痛、腹泻、嗜睡等，偶有过敏和头痛、头晕。

三、泻 药

泻药是指能够促进肠道蠕动，使肠道润滑，或使肠内容物稀释、软化，有利于大便排出的药物。常用的泻药主要有容积性泻药、接触性泻药和润滑性泻药。

（一）容积性泻药

这类泻药口服后难吸收，在肠内形成高渗透压，抑制水分吸收，增加肠容积，机械性地刺激肠道蠕动增强而排便。这类泻药有硫酸镁（magnesium sulfate）、硫酸钠 （sodiun sulfate）等。

硫酸镁（magnesium sulfate）

【药理作用和临床应用】硫酸镁给药途径不同，产生的药理作用及临床应用不同。

1．导泻　口服给药不易吸收，在肠内形成高渗而阻止水分吸收，肠道容积增大，从而刺激肠壁，增强肠蠕动，产生迅速而强大的导泻作用。用于急性便秘、排出肠内毒物、肠道术前清洁及服用驱虫药后排除虫体。

2．利胆　口服 33%硫酸镁或直接注入十二指肠内，能刺激肠黏膜，引起胆总管括约肌和胆囊收缩，促进胆囊排空。常用于慢性胆囊炎、胆石症及阻塞性黄疸等。

3．抗惊厥　静脉给药，血液中 Mg^{2+}浓度升高，可抑制中枢，还可拮抗 Ca^{2+}，抑制神经-肌肉接头处乙酰胆碱的释放，从而松弛骨骼肌，产生抗惊厥作用。临床可用于子痫和破伤风所致的惊厥。

4．降压　注射给药，Mg^{2+}竞争性拮抗 Ca^{2+}，使血管平滑肌松弛，血压迅速下降。临床用于治疗妊娠期高血压、高血压危象及高血压脑病。

5．消肿止痛　50%的硫酸镁溶液外敷于患处，形成局部高渗，有消炎、去肿的功效。可用于消除局部水肿、止痛。

6．其他　硫酸镁能够抑制子宫平滑肌收缩，用于防止早产。

【不良反应】本药口服易致脱水及电解质紊乱，还可导致盆腔充血。注射过快或用量过大可致中毒，表现为腱反射消失、呼吸抑制、血压骤降等。

硫酸钠（sodiun sulfate）

硫酸钠的导泻作用、用法及不良反应与硫酸镁相似，作用强度较硫酸镁稍弱，无明显胆道松弛、中枢抑制和消炎去肿的作用。多用于中枢抑制药中毒时导泻，以加速肠内毒物排出。对肾功能不全者较安全。

（二）接触性泻药

酚酞（phenolphthalein）

酚酞在肠道的弱碱性环境中形成可溶性钠盐，刺激结肠黏膜，增强肠蠕动，产生导泻作用。临床用于习惯性便秘。

本品在碱性尿液中呈红色，偶见皮疹、肠炎。

（三）润滑性泻药

液状石蜡（liquid paraffin）

本品是一种矿物油，口服不吸收，有润滑肠壁、软化粪便作用。适用于儿童及年老、体弱者便秘。久用可妨碍脂溶性维生素及钙、磷的吸收。

开塞露（glycerine enema）

本品为 50%甘油制剂，使用时药液经肛门注入，导泻迅速、安全、方便。适用于轻度便秘者，尤其适用于儿童及老年患者。

四、止　泻　药

腹泻是消化道系统疾病常见的症状，剧烈而持久的腹泻，可引起水及电解质紊乱，应给予止泻药物缓解症状。

（一）抑制肠蠕动药

地芬诺酯（diphenoxylate）

地芬诺酯属哌替啶衍生物，止泻作用类似于吗啡，但无镇痛作用。适用于急、慢性功能性腹泻。长期大剂量服用有成瘾性。

洛哌丁胺（loperamide）

洛哌丁胺与地芬诺酯相似，止泻作用强、快、久。适用于急、慢性腹泻，不良反应少。

（二）收敛和吸附药

双八面体蒙脱石（dioctahedral smectite）

本药是天然蒙脱石的提取物，表面积巨大，能吸附并清除病原体和毒素，可覆盖于消化道黏膜，加强和修复消化道黏膜屏障。

临床用于儿童急性腹泻、成人腹泻、胃、食管反流性疾病、肠炎和肠道菌群失调等。

鞣酸蛋白（tannalbin）

本药在肠道释放鞣酸，使肠黏膜表面蛋白凝固、沉淀，从而减少刺激及炎性渗出，具有收敛、止泻作用。用于各种腹泻。

药用炭（medicinal charcoal）

药用炭为不溶性粉末，表面积大、吸附能力强，能吸附肠内细菌、气体及毒物等，临床用于各种腹泻。

碱式碳酸铋（bismuth subcarbonate）

碱式碳酸铋对肠黏膜具有收敛和保护作用，发挥止泻效果。临床用于各种腹泻。

五、消化功能调节药的用药护理

（一）用药前护理

1．对患者进行护理评估，询问患者的病史、用药史、过敏史，了解患者的心、肝、肾功能及呼吸、血压、心率等基本情况。

2．月经期妇女及肾功能不全者、老年人、儿童禁用硫酸镁；心功能不全者禁用硫酸钠；婴儿禁用酚酞。

（二）用药中护理

1．遵医嘱给药。

2．硫酸镁导泻时宜晨起空腹服药，为避免脱水，宜大量饮水。利胆时，应餐前给药。

3．硫酸镁注射时应严格控制剂量，需稀释后缓慢静脉滴注，定期监测呼吸、膝反射、尿量等。

（三）用药后护理

1．评估患者用药后疗效，根据患者的实际情况，有目的地修正护理方案。

2．硫酸镁静脉注射后，应定时检查膝反射、呼吸次数、尿量等，并备好钙剂。一旦出现面部潮红、膝反射明显减弱、呼吸次数及尿量减少应及时停药，通知医生，并静脉注射钙盐解救。

小　结

抗消化性溃疡药主要分为四类：抗酸药、抑制胃酸分泌药、胃黏膜保护药和抗幽门螺杆菌药。抑制胃酸分泌药包括四类：H_2受体阻断药、M_1受体阻断药、胃泌素受体阻断药和H^+-K^+-ATP酶抑制药，最常用的是H_2受体阻断药和H^+-K^+-ATP酶抑制药；胃黏膜保护药目前常用铋剂。根除幽门螺杆菌常采用三联疗法：铋剂、H^+-K^+-ATP酶抑制药和两种抗菌药。消化功能调节药主要包括助消化药、止吐药、泻药及止泻药。

自测题

A_1型题

1．下列配伍用药不合理的是（　　）

A. 碳酸氢钠＋庆大霉素

B. 氧化镁＋碳酸钙

C. 复方氢氧化铝＋胃酶合剂

D. 氢氧化铝＋三硅酸镁

E. 碳酸钙＋三硅酸镁

2．通过阻断H_2受体而发挥抗消化性溃疡病作用的药物是（　　）

A. 哌仑西平　　B. 枸橼酸铋钾

C. 奥美拉唑　　D. 丙谷胺

E. 西咪替丁

3. 以下哪种药物抑制胃酸分泌作用最强（　　）

A. 奥美拉唑　B. 法莫替丁
C. 氢氧化铝镁　D. 枸橼酸铋钾
E. 硫酸铝

4. 下列药物中均为幽门螺杆菌治疗方案药物的是（　　）

A. 红霉素＋奥美拉唑＋阿莫西林＋枸橼酸铋钾
B. 奥美拉唑＋克拉霉素＋阿莫西林＋枸橼酸铋钾
C. 多潘立酮＋奥美拉唑＋克拉霉素＋枸橼酸铋钾
D. 硫酸镁＋奥美拉唑＋克拉霉素＋枸橼酸铋钾
E. 青霉素＋克拉霉素＋甲硝唑＋枸橼酸铋钾

A_2 型题

5. 患者，男，35 岁。最近一周反复出现上腹部不适、反酸、嗳气等症状，诊断为胃溃疡，医嘱口服枸橼酸铋钾，该患者最有可能会出现下列何种不良反应（　　）

A. 黑便　B. 头痛、失眠
C. 氨基转移酶升高
D. 心脏毒性　E. 内分泌紊乱

6. 患者，男，52 岁。体检查体，幽门螺杆菌阳性，可选择下列何种药物治疗（　　）

A. 法莫替丁　B. 氢氧化铝
C. 丙谷胺　D. 克拉霉素
E. 硫酸镁

7. 患者，女，29 岁。妊娠 32 周，因四肢肌肉抽搐、惊厥而入院，诊断为妊娠高血压综合征、子痫。医生给开了硫酸镁静脉注射，请问下列哪项用药护理不正确（　　）

A. 用 10%的葡萄糖溶液将硫酸镁稀释成 1%的浓度后进行静脉滴注
B. 密切监测患者的血压、呼吸及腱反射
C. 准备好氯化钙或葡萄糖酸钙注射剂
D. 如腱反射消失则提示血镁浓度过低，应加快滴注速度
E. 如出现呼吸抑制、血压骤降等中毒症状时，立即进行人工呼吸并缓慢静脉注射钙剂抢救

8. 患者，女，28 岁。因妊娠期高血压需注射硫酸镁，在用药过程中出现腱反射消失、血压急剧下降、呼吸抑制等，应用何药抢救（　　）

A. 氯化钾　B. 氯化钠
C. 氯化钙　D. 氯化铵
E. 氯化铝

9. 患者，男，40 岁。因喝了大量的冰水后，出现上腹部不适，继而出现反复呕吐与腹泻等症状，宜选用下列哪种药对症治疗（　　）

A. 多潘立酮　B. 甲氧氯普胺
C. 地芬诺酯　D. 鞣酸蛋白
E. 甲氧氯普胺＋鞣酸蛋白

10. 患者，女，32 岁。因服用大量地西泮，出现昏睡、血压下降、呼吸抑制等，医嘱洗胃导泻，静脉注射氟马西尼解救。可选择下列何种药物导泻（　　）

A. 硫酸镁　B. 酚酞
C. 硫酸钠　D. 开塞露
E. 液状石蜡

（李春雨）

第9章 作用于血液及造血系统的药物

引 言

血液具有运输、调节人体温度、防御、调节渗透压及酸碱平衡的作用。出血、血栓、贫血和失血是血液及造血系统常见的疾病。因此本章药物主要用于止血、抗血栓、抗贫血和扩充血容量。

第1节 止血药和抗血栓药

案例 9-1

患者，女，29 岁。妊娠 36 周，产下的男婴出现头皮下血肿及多处皮肤瘀斑。医嘱给予维生素 K 治疗。

问题： 1. 为何选用维生素 K 治疗？

2. 护士使用维生素 K 应注意哪些问题？

为什么血液能在血管中流动，既不凝血，也不出血？这取决于血管组织、血小板、凝血因子与凝血系统和抗凝血系统所保持的动态平衡，一旦这种平衡被破坏，就会导致出血或血栓。

一、止 血 药

止血药通过影响血液凝固过程的不同环节而起作用。根据其作用机制的不同，分为促凝血因子生成药、抗纤维蛋白溶解药和作用于血管的止血药三类。

（一）促凝血因子生成药

维生素 K（vitamin K）

维生素 K 包括维生素 K_1、维生素 K_2、维生素 K_3、维生素 K_4。其中，维生素 K_1 存在于食物中，维生素 K_2 是肠道细菌的代谢产物，均为脂溶性，在体内需要溶于胆汁才能被吸收；维生素 K_3、维生素 K_4 为人工合成品，是水溶性维生素，不需胆汁协助即可被人体吸收。

【药理作用】维生素 K 主要作用是在肝内作为辅酶，参与凝血因子Ⅱ、Ⅶ、Ⅸ、Ⅹ的合成及活化。与血小板磷脂结合，使血液正常凝固。当维生素 K 缺乏时，上述凝血因子合成障碍，凝血酶原时间延长，易发生出血。

【临床应用】

1．防治维生素 K 缺乏导致的出血 ①维生素 K 吸收障碍，如慢性腹泻、阻塞性黄疸、胆瘘、肝病等所致出血；②维生素 K 合成障碍，如早产儿、新生儿及长期应用广谱抗生素者所致出血；③使用维生素 K 拮抗剂，如长期使用香豆素类、水杨酸类等药物或“敌鼠钠”中毒等的出血。

2．解痉止痛 维生素 K_1、维生素 K_3 肌内注射可用于缓解胃肠绞痛、胆绞痛等。

【不良反应】

1．维生素 K_1 静脉注射过快时，可出现颜面潮红、出汗、血压下降，甚至出现休克。

2．口服维生素 K_3、维生素 K_4，可引起胃肠道反应，如恶心、呕吐等。

3．较大剂量维生素 K_3（30mg/次）可致新生儿、早产儿溶血性贫血、高胆红素血症及黄疸。

对红细胞葡萄糖-6-磷酸脱氢酶缺乏的患者也可诱发急性溶血性贫血。

4. 过量时可诱发血栓形成。

酚磺乙胺（etamsylate）

酚磺乙胺又名止血敏，可以降低血管通透性，使血管收缩，缩短出血时间。还能增加血液中血小板的数量，增强其聚集性和黏附性，促进凝血活性物质的释放，缩短凝血时间。

临床上用于防治手术前后出血及血管、血液因素引起的出血，如血小板减少性紫癜、脑出血、胃肠出血等。

毒性较低，偶见恶心、头痛和皮疹。

凝血酶（thrombin）

凝血酶是从牛或猪的血液中提取的，促使血液中的可溶性蛋白原转变成难溶性的纤维蛋白而发挥止血作用。

主要局部应用于手术中不易结扎的小血管止血、实质性脏器的止血及其他各种出血。

偶可致过敏反应。

凝血酶原复合物（thrombogen）

凝血酶原复合物由健康人新鲜血浆分离提取，为含凝血因子Ⅱ、Ⅶ、Ⅸ、Ⅹ 的混合制剂。主要用于预防和治疗因凝血因子Ⅱ、Ⅶ、Ⅸ及Ⅹ缺乏导致的出血，如乙型血友病、急性重型肝炎、肝硬化、弥散性血管内凝血（DIC）及手术等所致的出血。也用于逆转香豆素类抗凝血药过量所致的出血。

（二）抗纤维蛋白溶解药

氨甲苯酸（aminomethylbenzoic acid，PAMBA）

氨甲苯酸能竞争性抑制纤溶酶原激活因子，阻止纤溶酶原转变为纤溶酶，抑制纤维蛋白的溶解从而止血。临床主要用于治疗纤溶亢进所致的出血，如肺、肝、胰、前列腺、甲状腺、肾上腺等术后出血及产后出血等。对其他原因引起的出血无效。

过量可致血栓，并可能诱发心肌梗死。

氨甲环酸（tranexamic acid，AMCHA）止血原理与氨甲苯酸相同，但作用较强。

（三）作用于血管的止血药

垂体后叶素（pituitrin）

垂体后叶素内含缩宫素和加压素（抗利尿激素），能使子宫平滑肌及血管收缩。主要用于抢救肺咯血、肝硬化门静脉高压引起的上消化道出血、产后大出血等。偶见过敏反应。

二、抗 血 栓 药

抗血栓药是一类通过抑制凝血过程、促进纤溶过程不同环节及抗血小板而起作用的药物。

知识链接

血栓形成的机制

1. 血管内膜损伤　损伤的内膜可激活内源性凝血系统；还可释放组织凝血因子，激活外源性凝血系统；另外，由于内膜变粗糙，使血小板易于聚集。

2. 血流改变　血流变慢和血流产生漩涡等。

3. 血液性质改变　血液凝固性增高，血小板和凝血因子增多。

（一）抗凝血药

肝素（heparin）

肝素因最初从动物的肝脏中发现而得名。现多从猪肠黏膜和牛肺脏中提得。肝素是带大量负电荷的黏多糖硫酸酯。不易通过生物膜，故口服不吸收，常静脉给药。

【药理作用】

1．抗凝作用　肝素在体内、体外均有迅速而强大的抗凝作用。通过激活抗凝血酶Ⅲ（AT-Ⅲ），使凝血酶、凝血因子IX_a、X_a、XI_a、XII_a等失活而抗凝。静脉注射后，抗凝作用立即发生。

2．其他　肝素还能降低血脂、抗炎、抑制血管内膜增生、抑制血小板聚积等。

【临床应用】

1．血栓栓塞性疾病　防治静脉血栓、肺栓塞、心肌梗死、脑梗死、术后血栓形成等，防止血栓的形成及扩大。

2．弥散性血管内凝血（DIC）　早期对各种原因所致的 DIC 均有效，如脓毒血症、胎盘早剥、恶性肿瘤溶解等。尽早使用，可防止微小血栓形成，避免纤维蛋白和凝血因子过量消耗引起继发性出血。

3．体外抗凝　用于血液透析、心导管检查、心血管手术时体外循环等。

护考链接

DIC 发生时，早期应使用的药物是（　　）

A. 鱼精蛋白　　B. 肝素　　C. 维生素 K

D. 氨甲环酸　　E. 6-氨基己酸

解析：静脉注射肝素后，抗凝作用立即发生，而且肝素对各种原因所致的 DIC 均有效。因此 DIC 发生时，早期应使用肝素。故答案为 B。

【不良反应】

1．自发性出血　是肝素主要的不良反应，表现为黏膜出血、关节腔积血和伤口出血等。

2．其他　偶有过敏反应，如哮喘、荨麻疹、结膜炎和发热等。长期应用可引起骨质疏松和骨折等。孕妇应用可引起早产及胎儿死亡。

香豆素类（coumarins）

香豆素类为口服抗凝血药，常用的有华法林（warfarin）、双香豆素（dicoumarol）、醋硝香豆素（acenocoumarol）等。

【药理作用】香豆素类药物结构与维生素 K 相似，在肝脏中拮抗维生素 K，从而阻碍凝血因子Ⅱ、Ⅶ、Ⅸ、Ⅹ的合成，产生抗凝血作用。对于已经合成的凝血因子无效，故无体外抗凝作用。因只有体内原有的凝血因子耗竭才能起作用，故起效慢，维持时间长。

【临床应用】用于防治血栓栓塞性疾病。一般与肝素同时应用，1～3 日起效后停用肝素。

【不良反应】过量易致自发性出血，表现为牙龈出血、皮肤黏膜瘀斑等，最严重者为颅内出血。可通过胎盘屏障，影响胎儿骨骼发育，孕妇禁用。

枸橼酸钠（sodium citrate）

枸橼酸钠又称柠檬酸钠，其药物分子中的枸橼酸根可络合血中 Ca^{2+}，使血液中游离的 Ca^{2+} 减少，阻止血液凝固。仅体外有抗凝作用，临床主要用于体外血液保存。大量输血可引起低钙性抽搐、心功能不全、血压骤降等。

（二）纤维蛋白溶解药

纤维蛋白溶解药简称溶栓药，可使纤维蛋白溶酶原转变为纤维蛋白溶酶，纤维蛋白溶酶水解纤维蛋白和纤维蛋白原，导致血栓溶解。

链激酶（streptokinase）

链激酶又名溶栓酶，其溶栓机制是与内源性纤维蛋白溶酶原结合成复合物，并促使纤维蛋白溶酶原转变成纤溶酶，纤溶酶迅速水解血栓中的纤维蛋白，导致血栓溶解。主要用于治疗血栓栓塞性疾病，如急性肺栓塞、心肌梗死早期等。对于形成已久的血栓疗效较差。

用药过量易引起出血和注射部位血肿，能引起过敏反应，出现皮疹、药热等症状。

尿激酶（urokinase）

尿激酶是从健康人的尿液中提取的一种蛋白水解酶，可直接激活纤溶蛋白酶原使其转变为纤溶酶，发挥溶栓作用。尿激酶主要用于血栓栓塞性疾病，但不引起过敏反应，适用于对链激酶过敏的患者。

组织型纤溶酶原激活剂（human tissue-type plasminogen activator）

组织型纤溶酶原激活剂是第二代溶栓药，利用 DNA 重组技术合成。该药能选择性激活在纤维蛋白表面的纤溶酶原，产生溶栓作用，作用迅速，主要用于治疗肺栓塞和急性心肌梗死。疗效优于链激酶，对循环血液中的纤溶酶原激活作用弱，较少引起出血。

（三）抗血小板药

抗血小板药是指对血小板黏附、聚集及释放有抑制作用的药物，是防治血栓形成的常规治疗药物之一。包括影响血小板花生四烯酸代谢的药物，如阿司匹林（aspirin）、利多格雷（ridogrel）；增加血小板内 cAMP 的药物，如双嘧达莫（dipyridamole）；干扰 ADP 活化血小板的药物，如噻氯匹定（ticlopidine）；血小板糖蛋白受体拮抗剂等。

阿司匹林（aspirin）

小剂量（50～100mg/d）的阿司匹林能抑制血小板中的 PG 合成酶，抑制血栓素 A_2（TXA_2）的合成，从而抑制血小板聚集，发挥抗凝血的作用。临床上主要用于防治急性心肌梗死、暂时性缺血性脑血管病、人工心脏瓣膜及其他手术后血栓的形成。

利多格雷（ridogrel）

利多格雷可抑制 TXA_2 合成酶，并有中度的 TXA_2 受体阻断作用，对于防治血小板血栓和冠状动脉血栓的作用比阿司匹林更有效。本品不良反应轻，如轻度胃肠道反应等。同类药物还有奥扎格雷（ozagrel）、匹可托安（picotamide）等。

双嘧达莫（dipyridamole）

双嘧达莫通过抑制磷酸二酯酶增加血小板中 cAMP 含量，抑制血小板的聚集和黏附，发挥抗血栓形成的作用。常与香豆素类、阿司匹林等合用于血栓栓塞性疾病、人工心脏瓣膜置换术后血栓形成、缺血性心脏病等，还可抑制动脉粥样硬化早期的病变过程。不良反应常见的有胃肠不适，还可发生头痛、头晕、颜面潮红，可能与头面部血管扩张有关。

噻氯匹定（ticlopidine）

噻氯匹定可特异性干扰 ADP 诱导的血小板活化、聚集和黏附，从而发挥抗凝血作用，主要用于预防急性心肌梗死、脑卒中及外周动脉血栓性疾病。常见不良反应为腹泻，可见骨髓抑制。同类还有氯吡格雷（clopidogel），不良反应较轻。

血小板膜糖蛋白Ⅱb/Ⅲa 受体阻断药

血小板膜糖蛋白Ⅱb/Ⅲa 受体（GPⅡb/Ⅲa receptor）阻断药是较新型的抗血小板聚集药。通过阻断 GPⅡb/Ⅲa 受体，可有效抑制各种诱导剂激发的血小板聚集，对血栓形成、血管再闭塞有明显的治疗作用。本类药物抑制血小板聚集作用强、应用广泛、不良反应少。常用药物有阿昔单抗（abciximab）、拉米非班（lamifiban）、替罗非班（tirofiban）等。

三、止血药与抗血栓药的用药护理

（一）用药前护理

1．对患者进行护理评估，询问患者的病史、用药史、过敏史，了解患者的心、肝、肾功能及呼吸、血压、心率等基本情况。

2．再次确认有无禁忌证。严重肝病者及孕妇禁用维生素K，葡萄糖-6-磷酸脱氢酶缺乏者慎用维生素K；有血栓形成倾向者、对凝血酶过敏者禁用凝血酶；活动性出血、先兆流产及产后、消化性溃疡、严重高血压、外伤及术后、严重肝肾功能不全、过敏等禁用肝素；孕妇禁用华法林。

3．维生素K对光敏感，需避光保存；若维生素K制剂出现分层或有油滴析出则不可再用；不宜与碱性药物配伍使用，以免降低疗效。

4．向患者介绍可能出现的不良反应。告知使用抗血栓药的患者观察尿液、大便、呕吐物的颜色，有无牙龈出血、月经量增多、骨盆疼痛等。

（二）用药中护理

1．遵医嘱用药并核对。

2．维生素K肌内注射时，宜深部肌内注射。静脉滴注时宜用0.9%氯化钠注射液或葡萄糖注射液稀释，不可用其他溶液稀释。稀释后应立即避光，慢滴，滴速不超过1mg/min。

3．肝素口服无效，临床多采用静脉给药的方式，要确定针头在血管内方可给药。应单独使用静脉通道注射肝素。本品刺激性较大，多次注射，应注意更换注射部位。长期用药后不可突然停药。

4．链激酶给药前，宜先给糖皮质激素以防过敏。

5．凝血酶遇热、酸、碱、重金属盐类及溶解状态时迅速失活，故应现用现配；本品仅限局部外用，切勿注射使用，以免形成血栓或造成局部组织坏死。

（三）用药后护理

1．评估患者用药后疗效，根据患者的实际情况，有目的地修正护理方案。

2．使用维生素K_1后应严密监护患者的血压、体温、脉搏及心率，如有异常及时调整并报告医生；使用肝素后，注意观察有无脱发、骨质疏松、血小板减少、氨基转移酶升高等症状。

3．使用止血药后观察有无血栓形成的征象，并向患者及其家属解释定期检查凝血酶时间的必要性；使用抗血栓药后注意观察有无出血情况，若皮肤、黏膜、牙龈有出血点，出现血尿、黑便等，应报告医生。

4．肝素过量引起的出血，可用鱼精蛋白对抗，通常1mg鱼精蛋白可中和100U肝素，鱼精蛋白注射速度不宜过快。华法林过量导致的出血可用维生素K治疗。链激酶过量引起的出血应给予氨甲苯酸等抗纤溶药对抗或输入新鲜全血。

第2节　抗贫血药

案例9-2

患者，男，7岁。因生长发育迟缓、面黄来诊，查体血清铁蛋白8μg/L，诊断为缺铁性贫血。医嘱硫酸亚铁口服液，每日2次。

问题： 1．为何选用铁剂治疗？

2．护士使用铁剂应注意哪些问题？

贫血是指循环血液中红细胞数量或血红蛋白浓度低于正常值。常见的贫血类型有缺铁性贫血、巨幼红细胞贫血和再生障碍性贫血。本节主要介绍防治缺铁性贫血的铁剂，防治巨幼红细胞贫血的叶酸和维生素 B_{12} 等药物。

一、防治缺铁性贫血药

铁剂

铁主要以 Fe^{2+} 的形式在十二指肠及空肠上段吸收，因而临床上常用的铁剂有硫酸亚铁（ferrous sulfate）、枸橼酸铁铵（ferric ammonium citrate）和富马酸亚铁（ferrous fumarate）等口服制剂和右旋糖酐铁（iron dextran）等注射铁剂。

【药理作用】铁是红细胞成熟过程中合成血红蛋白的必不可少的原料。当人体缺铁时，血红蛋白合成减少，红细胞体积缩小，故缺铁性贫血又称小细胞低色素性贫血。

【临床应用】治疗长期慢性失血（如月经量多、消化性溃疡、痔疮出血等）或需铁量增加（生长发育期的婴儿，儿童、青少年和孕妇等）所致的缺铁性贫血，疗效极佳。用药后一般症状及食欲迅速改善，血红蛋白每日可增加 0.1%～0.3%，4～8 周可接近正常。

【不良反应】

1．胃肠道反应　口服铁制剂可刺激胃肠道，引起恶心、呕吐、上腹部不适、腹泻等。也可引起便秘，这可能与 Fe^{2+} 与肠腔中的 H_2S 反应生成 FeS，减弱了 H_2S 对肠蠕动的刺激所致。

2．局部刺激　铁剂注射易引起局部刺激及皮肤潮红、发热、荨麻疹等，严重者可发生心悸、血压下降等。

3．过量中毒　小儿误服 1g 以上可发生急性中毒，表现为恶心、呕吐、腹痛、血性腹泻、休克，甚至死亡。

护考链接

患者，女，26 岁。妊娠 8 周，早孕反应严重，恶心、呕吐，皮肤黏膜苍白，无力、头晕、气短。实验室检查：Hb<100g/L，血细胞比容<0.30，血清铁 6.0μmol/L。诊断为缺铁性贫血。针对该患者的护理措施，错误的是（　　）

A. 加强产前检查和母儿监护　　B. 补充铁剂首选口服

C. 指导孕妇餐前服用铁剂　　D. 服用铁剂时同时服维生素 C

E. 摄取高铁、高蛋白、高维生素 C 食物

解析：铁剂有胃肠刺激，不宜饭前服用，且患者有恶心、呕吐症状，因此不应指导孕妇餐前服用铁剂。故答案为 C。

二、防治巨幼红细胞性贫血药

叶酸（folic acid）

叶酸广泛存在于动、植物中，人体自身不能合成叶酸，必须从食物中摄取获得。

【药理作用】叶酸被吸收后，在体内发生还原和甲基化反应，生成具有活性的四氢叶酸，参与嘌呤核苷酸、胸腺嘧啶脱氧核苷酸的合成。当叶酸缺乏时，上述合成障碍，导致 DNA 合成障碍，从而使增殖分裂迅速的血细胞发育停滞。由于叶酸对 RNA 合成影响较小，体内的 RNA∶DNA 值明显升高，形成巨幼红细胞性贫血。还可伴随舌炎、腹泻等消化道上皮增殖受抑制的症状。

【临床应用】叶酸用于治疗各种巨幼红细胞性贫血，如营养不良或婴儿期、妊娠期巨幼红细

胞性贫血。以叶酸为主，辅助使用维生素 B_{12}，效果较好。苯妥英钠、甲氨蝶呤、乙胺嘧啶、甲氧苄啶等叶酸拮抗剂可使四氢叶酸合成障碍，故由上述药物引起的巨幼红细胞性贫血，需使用亚叶酸钙（calcium folinate）治疗。对维生素 B_{12} 缺乏导致的“恶性贫血”，叶酸可辅助治疗。

【不良反应】毒性较小，偶见过敏反应。长期大量服用叶酸可出现厌食、恶心、腹胀等胃肠道症状。

维生素 B_{12}（vitamin B_{12}）

维生素 B_{12} 为含钴复合物，呈红色，又称红色维生素。须与“内因子”结合方可吸收。

【药理作用】维生素 B_{12} 在体内参与 5-甲基四氢叶酸的甲基转换，促进叶酸的循环利用。当维生素 B_{12} 缺乏时，叶酸代谢受阻，导致巨幼红细胞性贫血。维生素 B_{12} 也参与神经髓鞘磷脂的合成，若缺乏，易导致神经损害症状。

【临床应用】维生素 B_{12} 主要用于治疗恶性贫血和其他巨幼红细胞性贫血，也可用于神经系统疾病（如神经炎、神经萎缩）、肝脏疾病（如肝炎、肝硬化）等的辅助治疗。

【不良反应】可出现过敏反应，偶见过敏性休克。

护考链接

患者，女，1 岁。母乳喂养，未加辅食，近 1 个月来患儿出现皮肤、面色苍黄，表情呆滞，反应迟钝，少哭不笑。入院后检查发现肝脾轻度肿大，血红蛋白 70g/L，叶酸正常，维生素 B_{12} 降低。诊断为营养性巨幼红细胞贫血。针对该患儿的治疗措施，正确的是（　　）

A. 口服铁剂　　B. 深部肌内注射铁剂　　C. 口服维生素 C

D. 肌内注射维生素 B_{12}　　E. 单纯口服叶酸

解析：患者诊断为营养性巨幼红细胞贫血，应补充叶酸和维生素 B_{12}，但因叶酸正常，维生素 B_{12} 降低，故应肌内注射维生素 B_{12}。故答案为 D。

三、其他治疗贫血药

促红细胞生成素（erythropoietin，EPO）

促红细胞生成素又称促红素，是一种糖蛋白，目前多人工合成。本药可作用于骨髓造血细胞，促进红系干细胞增生和成熟，并促进红细胞释放入血。EPO 对多种原因引起的贫血均有效，对肾性贫血效果尤佳，也可用于肿瘤化疗、艾滋病药物治疗所致的贫血。

四、抗贫血药的用药护理

（一）用药前护理

1．对患者进行护理评估，询问患者的病史、用药史、过敏史，了解患者的心、肝、肾功能及呼吸、血压、心率等基本情况。

2．再次确认有无禁忌证。消化性溃疡、铁剂过敏患者禁用铁剂。

3．用药宣教

（1）鼓励患者坚持服药，遵医嘱服用铁剂应坚持 1 个月以上的疗程。

（2）告知患者果糖、维生素 C 等还原性物质的饮食可促进 Fe^{2+}吸收，建议多食；高钙、高磷酸和茶叶等含鞣酸的食物可抑制 Fe^{2+}吸收，建议少食；可多食用含铁量及吸收率较高的食物，如动物肝脏、血液、瘦肉、蛋黄等，某些植物性食品如黄豆、木耳、油菜、荠菜、苋菜等含铁量也较高；多食纤维性食物，以促进排便。

（3）告知患者大量服用叶酸可出现黄色尿，停药后可消失。

（二）用药中护理

1．铁剂应在餐后半小时服用；为减轻其对胃部的刺激，常服用肠溶片，肠溶片不能研碎或嚼服。

2．糖浆剂最好用吸管服用，服药后应刷牙或漱口，以防止牙齿变黑。

3．注射铁剂时应深部肌内注射；静脉注射应穿刺成功后再将药物注入瓶内，以免形成硬结和导致静脉炎。

（三）用药后护理

1．评估患者用药后疗效，根据患者的实际情况，有目的地修正护理方案。教会患者及家属观察皮肤黏膜颜色，并解释定期检查血红蛋白、网织红细胞、血清铁蛋白的必要性。

2．一旦发现铁剂过敏，应立即停药并报告医生，必要时，使用肾上腺素抢救。

3．为避免小儿误服铁剂中毒，应将其放在幼儿不能触及的地方。一旦中毒，立即催吐，用 1%的碳酸氢钠洗胃，并使用特殊解毒药去铁胺解救。

第 3 节　血容量扩充药

大量失血或大面积烧伤可致低血容量休克，应迅速补充血容量。除全血或血浆外，也可使用人工合成的血容量扩充药，常用药物为右旋糖酐。

右旋糖酐（dextran）

右旋糖酐是一种高分子葡萄糖聚合物。根据葡萄糖分子数目的不同，分为中分子量右旋糖酐（右旋糖酐 70，分子质量约 75 000Da）、低分子量右旋唐酐（右旋糖酐 40，分子质量为 20 000～40 000Da）和小分子量右旋糖酐（右旋糖酐 10，分子质量为 10 000Da）3 种。

【药理作用及临床应用】

1．扩充血容量　右旋糖酐分子量较大，静脉滴注可提高血浆胶体渗透压，扩充血容量。主要用于急性失血、烧伤、创伤等引起的低血容量性休克。

2．改善微循环　低、小分子量右旋糖酐可阻止红细胞和血小板聚集，降低血液黏滞性，从而改善微循环，防止血栓形成。常用于防治感染性休克、血栓闭塞性脉管炎、休克后期弥散性血管内凝血（DIC）、心肌梗死和脑血栓等。

3．渗透性利尿　低、小分子量右旋糖酐易被肾小球滤过，又不被肾小管重吸收，使肾小管液渗透压增高，有渗透性利尿作用。可用于防治急性肾衰竭。

【不良反应】偶见过敏反应，如发热、荨麻疹、哮喘等。连续应用时，少量中分子右旋糖酐蓄积可致凝血障碍和出血。

小　结

止血药分为促凝血因子生成药（维生素 K、酚磺乙胺、凝血酶、凝血酶原复合物）、抗纤维蛋白溶解药（氨甲苯酸、氨甲环酸）、作用于血管的止血药（垂体后叶素）。其中维生素 K 主要用于维生素 K 缺乏引起的出血；氨甲苯酸和氨甲环酸用于纤溶亢进所致的出血。

抗凝血药包括抑制凝血因子的抗凝药（肝素、华法林、枸橼酸钠）、纤维蛋白溶解药（链激酶、尿激酶）及抗血小板药（阿司匹林、利多格雷、双嘧达莫、噻氯匹定、血小板膜糖蛋白Ⅱb/Ⅲa 受体阻断药），临床主要用于防治血栓栓塞性疾病。

抗贫血药包括防治缺铁性贫血药（铁剂）、防治巨幼红细胞性贫血药（叶酸、维生素 B_{12}）及其他治疗贫血药（红细胞生成素）。

血容扩充药主要是右旋糖酐。

自测题

A_1型题

1. 口服用于防治血栓形成的药物是（　　）

A. 肝素　B. 华法林

C. 枸橼酸钠　D. 尿激酶

E. 维生素K

2. 患者肺咯血，首选给予的止血药为（　　）

A. 酚磺乙胺　B. 垂体后叶素

C. 卡巴克络　D. 维生素K

E. 抗血纤溶芳酸

3. 叶酸和维生素B_{12}可用于治疗（　　）

A. 小细胞低色素性贫血

B. 溶血性贫血

C. 再生障碍性贫血

D. 巨幼红细胞性贫血

E. 以上都不是

A_2型题

4. 患者，男，55岁。因大面积烧伤继发感染入院，随即出现小动脉小静脉血栓，应尽早使用下列何种药物治疗（　　）

A. 鱼精蛋白　B. 维生素K

C. 肝素　D. 氨甲环酸

E. 6-氨基己酸

5. 患者，男，42岁。使用肝素抗凝期间出现牙龈出血及多出皮肤瘀斑，可选用下列何种药物对抗（　　）

A. 维生素K　B. 酚磺乙胺

C. 鱼精蛋白　D. 垂体后叶素

E. 氨甲苯酸

6. 患者，女，65岁。因胃部肿瘤，需进行手术切除，术前查体，氨基转移酶升高，其他正常。患者术前需补充的维生素是（　　）

A. 维生素A　B. 维生素B

C. 维生素C　D. 维生素K

E. 维生素E

7. 9个月小儿，面黄来诊，诊断为营养性小细胞性贫血。下述处理哪项是不必要的（　　）

A. 肌内注射维生素B_{12}

B. 口服铁剂　C. 口服维生素C

D. 增进食欲　E. 预防发生心功能不全

8. 患儿，女，11个月。因“皮肤、面色苍黄1个月”入院。入院后诊断为营养性巨幼细胞贫血。下列治疗措施正确的是（　　）

A. 口服铁剂　B. 深部肌内注射铁剂

C. 口服维生素C　D. 肌内注射维生素K

E. 肌内注射叶酸

A_3/A_4型题

（9、10题共用题干）

患者，女，16岁。诊断为缺铁性贫血入院。

9. 医嘱口服硫酸亚铁，患者最有可能出现的不良反应是（　　）

A. 胃肠道反应　B. 心悸

C. 过敏反应　D. 粒细胞减少

E. 溶血反应

10. 护士为其进行饮食指导时，最恰当的饮食组合是（　　）

A. 鱼，咖啡　B. 瘦肉，牛奶

C. 羊肝，橙汁　D. 鸡蛋，可乐

E. 豆腐，绿茶

（李春雨）

第10章 抗组胺药

引言

当有组织损伤、炎症、神经刺激及过敏反应时，组胺被释放并与受体结合，使血管壁通透性增加，胃酸分泌增多，导致一系列反应。抗组胺药通过阻断组胺受体而发挥作用，根据阻断的受体不同，发挥的作用不同。

组胺（histamine）由组氨酸脱羧产生在体内，主要以无活性的结合形式储存在皮肤、肺和肠黏膜的肥大细胞和嗜碱粒细胞的颗粒中。当受到刺激时，这些细胞便会脱颗粒释放出组胺。释放的组胺与靶细胞上的组胺受体结合，激动受体产生相应的生物效应，见表10-1。

表10-1　组胺受体的分布及效应

受体类型	分布	效应	阻断药
H_1受体	胃肠道、支气管、子宫等平滑肌	收缩	苯海拉明、氯苯那敏、氯雷他定、特非那定
	皮肤、黏膜血管	扩张、通透性增加	
	心房肌	收缩增强	
	房室结	传导减慢	
	中枢神经	维持觉醒	
H_2受体	胃壁细胞	胃酸分泌增加	西咪替丁、雷尼替丁、法莫替丁
	血管	扩张	
	窦房结	心率加快	
	心室肌	收缩增强	
H_3受体	中枢与外周神经末梢	负反馈性调节组胺的合成与释放	硫丙咪胺

组胺在临床上仅限用于胃酸分泌功能的检查和麻风病的辅助诊断等。抗组胺药能竞争性拮抗组胺受体。在临床上应用广泛，根据其对组胺受体的选择性不同可分为H_1、H_2、H_3受体阻断药。

第1节　H_1受体阻断药

案例10-1

患者，男，40岁，货车司机。食用海鲜后，出现呕吐、身上多处荨麻疹等过敏症状，到药店自行购买氯苯那敏，用后出现疲倦、嗜睡等症状。开车上路后，因嗜睡、注意力不集中出现车祸。

问题： 1. 氯苯那敏治疗荨麻疹的机制是什么？

2. 为什么患者会出现疲倦、嗜睡等症状？

3. 司机、高精密度作业者应该选择何种药物抗过敏？

目前，临床常用的H_1受体阻断药有第一代药物异丙嗪（promethazine）、苯海拉明（diphenhydramine）、氯苯那敏（chlorphenamine，扑尔敏）、曲吡那敏（tripelennamine）、赛庚啶（cyproheptadine）等。因选择性差，中枢作用强，易引起明显的中枢抑制和抗胆碱作用。第二代药物阿司咪唑（astemizole）、氯雷他定（loratadine）、特非那定（terfenadine）、西替利嗪（cetirizine）等。因不易透过血脑屏障，几乎无中枢抑制作用，仅表现为抗 H_1 受体的作用，见表 10-2。

表 10-2　常用 H_1 受体阻断药作用特点比较

药物	H_1 受体阻断药	中枢抑制	防晕止吐	抗胆碱	持续时间（小时）
第一代					
异丙嗪	+++	+++	++	+++	6～12
苯海拉明	++	+++	++	+++	4～6
氯苯那敏	+++	+	—	++	3～6
赛庚啶	+++	++	+	++	6～8
第二代					
阿司咪唑	+++	—	—	—	10（日）
氯雷他定	+++	+	—	—	12～24
特非那定	+++	—	—	—	10
西替利嗪	+++	—	—	—	12～24

注：+++强；++中等；+弱；—无。

【药理作用】

1．抗 H_1 受体的作用　能拮抗由组胺引起的支气管、胃肠道和子宫平滑肌的收缩；对组胺所引起的血管扩张、毛细血管通透性增加、局部渗出水肿有较强的抑制作用。对于各种过敏性皮肤疾病几乎都有效。

2．中枢抑制作用　治疗量时，多数第一代 H_1 受体阻断药可通过血脑屏障，产生不同程度的中枢抑制作用，表现为镇静与嗜睡，以异丙嗪、苯海拉明作用最强，曲吡那敏、赛庚啶作用次之。

3．抗胆碱作用　中枢抗胆碱作用表现为防晕止吐，以异丙嗪、苯海拉明作用最强，外周可产生阿托品样作用，能减少唾液腺和支气管腺体分泌。

【临床应用】

1．治疗变态反应性疾病　对荨麻疹、过敏性鼻炎、血管神经性水肿、枯草热等由组胺引起的皮肤黏膜的变态反应性疾病疗效好，可作为首选药，现多选用第二代 H_1 受体阻断药。对上呼吸道过敏性病变，可防止鼻溢、喷嚏等轻微症状，氯苯那敏为抗感冒药配方中常用的组分。对虫咬性皮炎、药疹、接触性皮炎等引起的皮肤瘙痒和水肿也有良效；对过敏性哮喘疗效较差；单独应用于过敏性休克几乎无效。

2．治疗晕动病和呕吐　苯海拉明、异丙嗪常用于晕动病、妊娠及放射病等所致的呕吐。常选用复方制剂，如茶苯海明等，在乘车前 15～30 分钟服用。

3．镇静催眠　异丙嗪、苯海拉明，可短期用于治疗变态反应性疾病引起的烦躁不安所致的失眠症。

4．其他　氯丙嗪、异丙嗪、哌替啶组成冬眠合剂，用于人工冬眠。异丙嗪还可与氨茶碱合用治疗支气管哮喘。

知识链接 世界过敏性疾病日

2005年6月28日，世界变态反应组织（WAO）联合各国变态反应机构共同发起了对抗过敏性疾病的全球倡议，将每年的7月8日定为世界过敏性疾病日。旨在通过增强全民对过敏性疾病的认识，共同来预防过敏反应及过敏性哮喘。世界变态反应组织对30个国家过敏性疾病的流行病学调查显示：这些国家的总人口中，22%的人患有过敏性疾病，如过敏性鼻炎、哮喘、结膜炎、湿疹、食物过敏、药物过敏等。2005年7月8日是世界首个过敏性疾病日，其主题是“重视和预防过敏性疾病”，这也是WAO和WHO的主要计划。

【不良反应】

1．中枢神经系统反应　第一代H_1受体阻断药的不良反应常见嗜睡、头晕、乏力等，过量中毒者表现为中枢先兴奋后抑制及抗胆碱作用，出现心动过速、口干、尿潴留、惊厥等，严重者因呼吸麻痹致死。司机、高空作业者及高精密度作业者工作期间宜选用第二代H_1受体阻断药。

2．胃肠道反应　可出现口干、恶心、呕吐、腹泻或便秘等。

3．其他　有致畸作用；偶见粒细胞减少和溶血性贫血；阿司咪唑、特非那定过量可致少见的、严重的心脏毒性，甚至会引起致命性心律失常，使用时应注意。

知识链接 H_1受体阻断药的心脏毒性

20世纪60年代以来，世界范围内陆续发现某些第二代H_1受体阻断药在治疗量下引起心脏毒性的案例。引起的心脏毒性主要为各种心律失常，如致死性尖端扭转型室性心动过速（TDP），心电图表现为Q-T间期延长。其中以特非那定、阿司咪唑毒性较高。

因此，在第二代H_1受体阻断药的基础上已开发第三代H_1受体阻断药，目前已进入临床研究阶段。

【用药护理】

1．用药前护理

（1）对患者进行护理评估，询问患者的病史、用药史、过敏史，了解患者的心、肝、肾功能及呼吸、血压、心率等基本情况。

（2）再次确认有无禁忌证。司机、高精密度作业者及高空作业者禁用第一代H_1受体阻断药。

（3）指导患者避免或减少接触过敏源。

2．用药中护理

（1）遵医嘱用药并核对。

（2）本类药物有胃肠道反应，应嘱患者餐后服药，也可与食物或牛奶同服。

（3）异丙嗪、苯海拉明、氯苯那敏等刺激性较强，不宜皮下注射，可以进行深部肌内注射。

3．用药后护理

（1）评估患者用药后疗效，根据患者的实际情况，有目的地修正护理方案。

（2）用药后密切观察有无过量中毒。一旦发生中毒，应立即停药，并报告医师，必要时进行人工呼吸，惊厥时静脉注射地西泮解救。

第2节　H_2受体阻断药

H_2受体阻断药是一类通过选择性地阻断胃壁细胞H_2受体，从而显著抑制组胺引起的胃酸分泌的药物，主要用于治疗消化性溃疡。目前，临床常用的药物有西咪替丁（cimetidine）、雷尼替丁（ranitidine）、法莫替丁（famotidine）和尼扎替丁（nizatidine）等。近年新的 H_2 受体阻断药有罗沙替丁（roxatidine）、乙溴替丁（ebrotidine），其中罗沙替丁为长效制剂，具有强大而持久的抗胃酸分泌作用。详见第 8 章第 1 节。

小 结

抗组胺药包括 H_1 受体阻断药和 H_2 受体阻断药。

H_1 受体阻断药通过竞争性阻断组胺 H_1 受体，产生抗过敏作用，主要用于治疗皮肤黏膜过敏性疾病。此外，第一代 H_1 受体阻断药可抑制中枢，产生镇静催眠作用；同时有较强的中枢抗胆碱作用，可防晕止吐，用于晕动症，如苯海拉明与异丙嗪。

H_2 受体阻断药通过阻断胃壁细胞上的 H_2 受体，抑制胃酸分泌，主要用于治疗消化性溃疡。

自 测 题

A_1 型题

1. H_1 受体阻断药对下列何种病症效果好（　　）

A. 过敏性休克　B. 胃溃疡
C. 过敏性哮喘　D. 荨麻疹
E. 胃炎

A_2 型题

2. 患者，男，28 岁。驾驶员，患有过敏性鼻炎，工作期间宜选用下列何种药物（　　）

A. 苯海拉明　B. 氯雷他定
C. 氯苯那敏　D. 异丙嗪
E. 曲吡那敏

3. 患者，男，42 岁。吃海鲜后手、脸、胸部等多处皮肤出现红斑，伴有瘙痒、失眠等，宜选用（　　）

A. 氯苯那敏　B. 异丙嗪
C. 氯丙嗪　D. 雷尼替丁
E. 西替利嗪

A_3/A_4 型题

（4、5 题共用题干）

患者，女，30 岁。因回家需乘轮船，但患晕动病，准备购买晕车药口服。

4. 请问选用何种药物可对抗晕船（　　）

A. 苯海拉明　B. 氯苯那敏
C. 雷尼替丁　D. 西替利嗪
E. 特非那定

5. 患者可能会出现下列何种不良反应（　　）

A. 烦躁、失眠　B. 镇静、嗜睡
C. 消化道反应　D. 致畸
E. 耳毒性

（李春雨）

第 11 章 激素类药物及作用于子宫药物

引 言

激素是由内分泌腺分泌的活性物质，它通过调节各种组织细胞的代谢活动影响人体的生命活动。激素水平的降低或升高，均导致内分泌系统疾病。激素类药物主要为人、动物的激素，包括人工合成的拟似药、抗激素制剂。

第 1 节 肾上腺皮质激素

案例 11-1

患者，男，20 岁。因急性淋巴细胞型白血病住院治疗 20 日，虽经积极的化疗，病情未见好转，反复发热、出血，体温经常高于 39℃，经一般解热治疗无效，给予地塞米松 10mg 静脉注射后，体温逐渐降至正常。

问题： 1. 为什么患者应用地塞米松后体温能降至正常？

2. 不同疾病用肾上腺皮质激素的用法与疗程是否相同？

肾上腺皮质激素是由肾上腺皮质所分泌的激素的总称，简称皮质激素，属于甾体类化合物。分为三类：盐皮质激素如醛固酮和去氧皮质酮等，主要调节水盐代谢；糖皮质激素，主要调节糖、脂肪和蛋白质代谢；性激素，主要是雄性激素和少量雌激素。临床常用的皮质激素是指糖皮质激素。糖皮质激素的分泌和合成受脑垂体促皮质激素（ACTH）调节。

一、糖皮质激素

本类药物多数为人工合成，口服、注射均易吸收，也可关节腔内注射及皮肤黏膜局部用药。常用糖皮质激素类药物分类和比较见表 11-1。

表 11-1 常用糖皮质激素类药物作用比较

分类	常用药物	抗炎作用（比值）	水盐代谢（比值）	糖代谢（比值）	血浆半衰期（小时）	抗炎等效剂量（mg）
短效	氢化可的松（hydrocortisone）	1.0	1.0	1.0	1.5	20.0
	可的松（cortisone）	0.8	0.8	0.8	1.5	25.0
中效	泼尼松（prednisone）	3.5	0.6	3.5	>3.3	5.0
	泼尼松龙（prednisolone）	4.0	0.6	4.0	>3.3	5.0
	曲安西龙（triamcinolone）	5.0	0	5.0	>3.3	4.0
	曲安奈德（triamcinolone ）	5.0	0	5.0	>3.3	4.0

续表

分类	常用药物	抗炎作用（比值）	水盐代谢（比值）	糖代谢（比值）	血浆半衰期（小时）	抗炎等效剂量（mg）
长效	地塞米松（dexamethasone）	30.0	0	30.0	＞5.0	0.75
	倍他米松（betamethasone）	25.0～35.0	0	30.0～35.0	＞5.0	0.6
外用	氟氢可的松（fludrocortisone）	12.0	125.0	12.0		
	氟轻松（fluocinolone）	40.0				

【药理作用】糖皮质激素的作用非常广泛，随剂量的不同而异。正常的生理状态下所分泌的糖皮质激素主要调节物质代谢。当超生理剂量时，具有抗休克、抗炎、免疫抑制和抗毒素等药理作用。

考点：肾上腺糖皮质激素的药物作用

1．抗炎作用　糖皮质激素具有强大的非特异性抗炎作用，能对抗各种原因（生物、免疫、物理、化学等）所引起的炎症反应，对炎症发展的不同阶段具有抑制作用。在炎症早期能抑制渗出、水肿，毛细血管的扩张、白细胞浸润和吞噬反应，从而缓解红、肿、热、痛等症状；在炎症后期和慢性炎症能抑制毛细血管和成纤维细胞的增生，延缓肉芽组织生成，防止粘连及瘢痕形成，减轻后遗症。

2．抗毒素作用　糖皮质激素能提高机体对细菌内毒素的耐受力，减轻其对机体的损害，并减少内热原的释放，缓解毒血症症状。但不能中和及破坏细菌内毒素，对细菌外毒素无作用。

3．免疫抑制作用　糖皮质激素对免疫反应的多个环节均有抑制作用。治疗量主要抑制细胞免疫，大剂量可抑制体液免疫。其抗炎和抗免疫作用可减轻免疫性炎症反应，同时能降低机体的正常免疫力，抑制排异反应和自身免疫反应，减轻过敏反应症状。

4．抗休克作用　大剂量的糖皮质激素类药物可用于各种严重休克。抗休克机制：加强心肌收缩力，使心输出量增多，扩张痉挛血管，增加肾血流；使血管对缩血管活性物质的敏感性降低，微循环血流动力学恢复正常，改善微循环；稳定酶体膜，减少心肌抑制因子的形成；糖皮质激素的抗炎、抗毒、抗免疫作用均有利于缓解、控制休克症状。

5．对血液与造血功能的影响　糖皮质激素可使红细胞、血红蛋白、血小板和纤维蛋白原含量增加，中性粒细胞数增多，但使其游走、吞噬、消化等功能降低；使嗜酸粒细胞、淋巴细胞、单核细胞数降低。

6．对代谢的影响

（1）糖代谢：糖皮质激素增加肝糖原、肌糖原含量，减少机体组织细胞对糖的摄取和利用，升高血糖并产生尿糖，能诱发和加重糖尿病。

（2）蛋白质代谢：加强肝外蛋白分解，减少蛋白合成，久用可致生长减慢、皮肤变薄、肌肉消瘦、骨质疏松、淋巴组织萎缩及伤口愈合迟缓等。

（3）脂肪代谢：促进脂肪分解，抑制其合成。使四肢皮下脂肪减少，还使脂肪重新分布于面部、胸、背、臀部，形成向心性肥胖和满月脸。

（4）水和电解质代谢：有较弱的盐皮质激素样作用，长期使用能潴钠排钾，使细胞外液增多，易引起水肿和高血压；并减弱小肠对钙的吸收，增加尿钙排泄，引起低血钙，长期用可致骨质脱钙。

7．其他作用

（1）对中枢神经系统的影响：能提高中枢神经的兴奋性，出现欣快、激动、失眠等，偶可诱发精神病，大剂量可致儿童惊厥或癫痫样发作。

（2）对消化系统的影响：糖皮质激素增加胃酸、胃蛋白酶的分泌，可增强食欲，促进消化，减少胃黏液分泌，使胃黏膜防护和修复功能减弱，大剂量或长期应用可加重或诱发消化性溃疡。

（3）对体温的影响：使内热原的释放减少，降低下丘脑体温调节中枢对内热原的敏感性，退热作用迅速而强大。

【临床应用】

1．替代疗法　主要用于急、慢性肾上腺皮质功能减退症，肾上腺次全切除术后及脑垂体前叶功能减退。

2．治疗严重感染　主要用于严重感染伴有休克的患者，如中毒性菌痢、败血症、中毒性肺炎、重症伤寒、暴发型流行性脑脊髓膜炎、猩红热、急性粟粒型结核病等严重感染。通过其抗毒、抗炎、抗休克等作用，使机体对有害刺激的耐受力增强，保护心、脑等重要器官，减轻组织损害，有利于帮助患者度过危险期。必须合用足量、有效的抗菌药物。

考点：糖皮质激素的用途

病毒感染一般不用糖皮质激素，但对某些严重病毒感染（严重的传染性非典型肺炎、麻疹、病毒性肝炎、流行性腮腺炎、乙型脑炎），可采用糖皮质激素突击疗法迅速控制症状，防止或减轻并发症和后遗症，病情好转后迅速停药。

3．预防炎症后遗症　对某些重要器官或部位的炎症，早期应用糖皮质激素，可减轻症状，防止粘连和瘢痕等后遗症的发生，如烧伤后瘢痕挛缩、风湿性心瓣膜炎、心包炎、损伤性关节炎、结核性脑膜炎、睾丸炎、视神经炎、角膜炎、虹膜炎和视网膜炎等。

4．免疫相关疾病

（1）过敏性疾病：对过敏性休克、花粉症、血管神经性水肿、血清病、药物过敏性皮炎、荨麻疹、过敏性鼻炎、过敏性及顽固性支气管哮喘等，在使用抗组胺药和肾上腺素受体激动药治疗无效或病情加重时，可加用糖皮质激素辅助治疗。

（2）自身免疫性疾病：如系统性红斑狼疮、肾病综合征、风湿性关节炎和类风湿关节炎、风湿热、多发性皮肌炎等自身免疫性疾病，用糖皮质激素可缓解症状，多采用综合疗法，不宜单用。

（3）器官移植：糖皮质激素可抑制器官移植手术后和异体植皮机体的免疫排斥反应，与环孢素等药物合用可提高疗效。

5．治疗休克　主要用于感染性休克的辅助治疗，须与足量有效抗菌药物合用，早期大剂量使用糖皮质激素有利于患者度过危险期。对过敏性休克，可首选肾上腺素；对低血容量休克和心源性休克，必须同时进行病因治疗。

6．血液病　糖皮质激素对急性淋巴细胞性白血病，尤其是儿童急性淋巴细胞性白血病，有较好的疗效。对过敏性紫癜、血小板减少症、再生障碍性贫血、粒细胞减少症等有效，但停药后易复发。

7．局部应用　局部用药治疗接触性皮炎、牛皮癣、湿疹、肛门瘙痒等，宜选用氢化可的松、氟轻松等。可局部用于眼前部的炎症如角膜炎、虹膜炎、结膜炎，可迅速起效，对于眼后部的炎症如视网膜炎和脉络膜炎需全身或球后给药。对天疱疮、剥脱性皮炎等严重病例需全身用药。

【不良反应】

1．长期大剂量用药引起的不良反应

（1）医源性肾上腺皮质功能亢进综合征：又称类肾上腺皮质功能亢进综合征，表现为满月脸、水牛背、向心性肥胖、低血钾、高血压、高血糖、皮肤变薄、多毛、水肿、痤疮、肌肉萎缩和肌无力等。不需特殊治疗，停药后可自行消退。

（2）诱发或加重感染：因糖皮质激素降低机体防御功能，且无抗菌、抗病毒作用，故可诱发或加重感染，可使体内潜在的感染病灶扩散（如结核、真菌感染等），特别是原有疾病已致抵抗力下降者，如肺结核、再生障碍性贫血、肾病综合征患者等。如需长期用药，需排除潜在的感染，特别要注意对潜在结核病灶的防治，必要时需合用足量有效的抗菌药物。

（3）消化系统并发症：糖皮质激素能增加胃酸、胃蛋白酶的分泌，可诱发或加重消化性溃疡。在合用非甾体抗炎药时易发生，甚至可致胃穿孔及溃疡出血。少数患者可诱发胰腺炎或脂肪肝。

（4）心、脑血管系统并发症：糖皮质激素有保钠排钾、促进脂肪分解作用，可使高血压、慢性心功能不全加重和动脉粥样硬化，还可引起血管脆性增加，诱发血栓形成、脑卒中、高血压性心脏病等。

（5）伤口愈合迟缓、骨质疏松及椎骨压迫性骨折：骨质疏松常见于儿童、老人和绝经期妇女，严重者偶有自发性骨折。长期用药会增加股骨头坏死发生率，还可抑制儿童生长发育。

（6）其他：青光眼、白内障、诱发糖尿病、精神失常、癫痫、孕妇早期应用可致畸胎。

2．停药反应

（1）医源性肾上腺皮质萎缩和功能不全：长期大剂量应用糖皮质激素的患者，由于外源性糖皮质激素反馈性抑制腺垂体 ACTH 的分泌，使内源性皮质激素释放减少及肾上腺皮质萎缩，当减量过快或骤然停药时，患者会出现恶心、食欲缺乏、体重减轻、肌肉或关节痛、肌肉无力、低血压、低血糖、甚至是休克等，在合并感染、手术、创伤等应激状态时更容易出现，需及时抢救。

（2）反跳现象：指突然停药或减量过快可致原疾病加重或复发的现象，因患者对糖皮质激素产生了依赖性或病情未被完全控制所致。应加大剂量再进行治疗，等症状缓解后再缓慢减量。

护考链接

下述不是糖皮质激素所引起的不良反应是（　　）

A. 高血压　　B. 高血糖　　C. 高血钾

D. 低血钙　　E. 低血钾

解析：过量激素引起糖、蛋白质、脂肪代谢和水盐代谢紊乱，表现为满月脸、水牛背、向心性肥胖、皮肤变薄、痤疮、多毛、水肿、低血钾、高血压、高血糖等。故答案为 C。

知识链接

糖皮质激素不良反应

感染扩散诱溃疡，亢奋骨疏尿有糖。
低钾潴钠高血压，脸胖肌瘦长痤疮。
久用渐停避反跳，不良反应要谨防。

【用药护理】

1．用药前护理

（1）了解病情，是否用过激素，皮肤及组织是否完整。了解患者的用药史。评估患者的心、肝、肾功能是否正常；了解患者的血压、脉搏、体重、血糖、血清电解质情况。患者的精神状态、睡眠习惯、面容及体形等。女性患者是否处于妊娠期、哺乳期等。

（2）活动性消化性溃疡、肾上腺皮质功能亢进、重症高血压、糖尿病、严重的精神病和癫痫病史者、骨折、创伤修复期、胃肠吻合术术后初期、角膜溃疡、孕妇、抗菌药不能控制的感染如水痘、麻疹、真菌感染等禁用本类药。哺乳期妇女用药后不宜哺乳。肝功能不全者，不宜选用可的松和泼尼松。

（3）嘱患者按时遵医嘱服用药物，切不可随意增减药量。指导患者学会自我监护，如是否有水肿、体重增加、大便变黑等异常变化。嘱患者勿饮酒及咖啡，避免同服解热镇痛抗炎药。有胃溃疡者，应加服抗酸药及胃黏膜保护药，定期做大便潜血试验。对老年人，应加服维生素 D 和钙片；生活中应采取防护措施，防止意外跌倒。对于长期用药者，饮食要求低钠、低糖、高蛋白、高纤维素，多食含钾丰富的食物，必要时加用氯化钾。

2．用药中护理

（1）口服时，应于餐时给药，以减少胃肠不适。肌内注射时应选择臀大肌深部注射，每次更换注射部位，防止局部肌肉萎缩；静脉滴注时，滴速应缓慢；局部用药时，用量不能过多，时间易短，以免皮肤萎缩。

（2）应根据患者病情及治疗目的，结合药物作用及药物不良反应确定给药的制剂、剂量、给药方法、疗程。

1）大剂量突击疗法：可用于危重患者，以度过危险期，如休克和严重感染。通常选用地塞米松、氢化可的松，疗程不超过 3 日。

2）中等剂量长期疗法：可用于反复发作、累及多种器官的慢性病，如淋巴细胞性白血病、肾病综合征及顽固性支气管哮喘等。常选用泼尼松，疗程为 6～12 月。

3）小剂量替代疗法：可用于腺垂体功能减退症、慢性肾上腺皮质功能减退症、肾上腺皮质次全切除术后。

4）隔日疗法：可用于需要长期治疗的疾病，是最安全有效的给药方法。根据糖皮质激素分泌的昼夜节律性，隔日上午 8 点顿服两日总量，此时恰逢皮质激素正常分泌的高峰，对肾上腺皮质功能的抑制作用较小。常选用泼尼松和泼尼松龙，对需长期用药者，应先每日分次给药，等病情控制后再改用隔日疗法。

3．用药后护理

（1）病情好转及时减量或停用。长期应用糖皮质激素的患者，需缓慢递减，不可骤然停药，停用激素后需连续应用 ACTH 7 日左右；在停药 1 年内如遇应激情况，应及时补充糖皮质激素。

（2）用药期间发现有药物不良反应发生时，及时报告医生并处理。

（3）用药期间应定期测量体重、血压，检测血糖、尿糖、血钾、血钠等，必要时应用抗高血压药、降血糖药对症治疗。

护考链接

糖皮质激素类药物隔日疗法的给药时间最好在隔日（　　）

A. 晚上 8～10 点　　B. 下午 3～4 点　　C. 上午 8～9 点

D. 中午 12 点　　E. 夜间 11 点

解析：根据糖皮质激素分泌的昼夜节律，将两日总量隔日清晨顿服，服药时间在上午 8 点，此时为糖皮质激素正常分泌的高峰，故对肾上腺皮质功能的抑制作用较小。故答案为 C。

二、盐皮质激素

盐皮质激素主要有醛固酮（aldosterone）和去氧皮质酮（desoxycortone）两种。主要用于替代疗法，治疗低钠血症和慢性肾上腺皮质功能减退症。过量应用可引起水钠潴留，导致水肿、低血钾，高血压、高钠血症，严重者可致心力衰竭。

三、促皮质激素

促皮质激素（corticotrophin，ACTH）口服易被消化酶破坏，只能注射给药。

ACTH 能促进肾上腺皮质合成和分泌糖皮质激素，但对肾上腺皮质功能完全丧失者无效。临床用于诊断脑垂体前叶-肾上腺皮质功能状态及检测长期使用糖皮质激素停药前后的皮质功能水平，以防治因停药而发生的皮质功能不全。

第 2 节　甲状腺激素类药与抗甲状腺药

案例 11-2

患者，女，39 岁。半年来常出现心悸、多汗、口渴、疲乏、大便次数增多、体重下降、烦躁失眠等现象，去医院就诊，诊断为“甲亢”。医嘱给予普萘洛尔和甲硫氧嘧啶联合治疗，持续用药 3 个月症状明显改善，但经常出现咽喉肿痛。

问题： 1. 甲硫氧嘧啶治疗甲亢的药理学依据是什么？

2. 为什么甲硫氧嘧啶合用普萘洛尔可治疗甲亢？

3. 用药 3 个月症状改善后，为何出现了咽喉肿痛？

甲状腺激素是由甲状腺合成、储存和分泌的一种激素，包括甲状腺素（T_4，又称四碘甲状腺原氨酸，thyroxine）、三碘甲状腺原氨酸（T_3，triiodothyronine）。甲状腺激素合成和分泌是由下丘脑-腺垂体调控，当血中 T_4 和 T_3 的浓度过高时又可对下丘脑及腺垂体产生负反馈作用（图 11-1）。人体内甲状腺激素分泌异常时，会引起甲状腺功能低下或甲状腺功能亢进，应分别采用甲状腺激素类药和抗甲状腺药治疗。

一、甲状腺激素类药

甲状腺激素类药主要包括动物甲状腺脱脂、干燥、研碎制得的甲状腺片（thyroxine），以及人工合成的碘塞罗宁（liothyronine）和左甲状腺素（left thyroid）。

【药理作用】

1. 维持正常生长发育　甲状腺激素能促进蛋白质合成、骨骼生长及神经系统的发育，婴儿在出生后最初的 4 个月此作用最为明显。甲状腺功能不足时，婴幼儿可致呆小病（克汀病）；T_4 和 T_3 还可加速胎儿肺的发育。

2. 促进代谢　甲状腺激素能促进蛋白质、糖、脂肪代谢，加快物质氧化分解，增加耗氧量，提高基础代谢率，产热量增多。

3. 提高交感神经系统的敏感性　显著提高机体对儿茶酚胺的敏感性。甲亢时机体对交感神经递质及肾上腺髓质激素的敏感性增高，出现心率加快、心输出量增加、情绪激动、失眠、中枢兴奋、血压升高、神经过敏等症状。

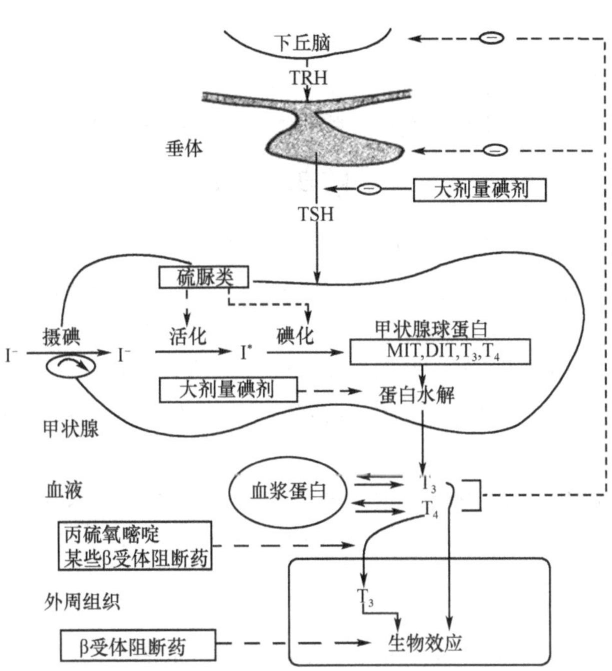

图 11-1　甲状腺激素的合成、分泌、调节及抗甲状腺药物作用环节示意图

【临床应用】

1．单纯性甲状腺肿　服用本类药物，既可补充体内甲状腺激素的不足，又能负反馈抑制促甲状腺激素（TSH）的分泌，缓解甲状腺组织代偿性增生肥大，使甲状腺体缩小，减轻症状。

2．呆小症　对婴幼儿的治疗越早越好，若尽早及时治疗，发育可基本正常。若治疗过晚，则仅能使躯体正常发育，智力发育仍然低下。

3．黏液性水肿　一般口服甲状腺片，从小剂量开始，逐渐增大至常用量。2～3 周后可消除水肿、脉缓、体温低、困倦乏力等症状。

【不良反应】甲状腺激素过量可引起甲状腺功能亢进的临床表现，如基础代谢率增高、体重下降、心悸、多汗、急躁、失眠、神经反射敏感、手指震颤等，严重者可出现发热、腹泻、呕吐、心动过速甚至心律失常等。有心血管疾病的患者及老年人易诱发心律失常、心绞痛、心肌梗死，需严密观察。

【用药护理】

1．用药前护理

（1）了解患者的心率、血压、基础代谢等情况及用药史。

（2）糖尿病、冠状动脉粥样硬化性心脏病、快速型心律失常患者禁用；妊娠期和哺乳期妇女慎用本类药。

2．用药中护理

（1）告知患者甲状腺激素应放在棕色瓶内，室温下避光保存。应清晨空腹服用。

（2）告知患者服用甲状腺激素应从小剂量开始，逐渐增大剂量。服药期间不要加服碘，以免诱发甲亢。香豆素类、苯妥英钠、阿司匹林及口服降糖药等能与甲状腺激素竞争血浆蛋白结合，使血中游离甲状腺激素增多，增强其作用，同用时需调整剂量。

3．用药后护理

（1）定期检查血浆中 T_3、T_4 的含量，基础代谢率、心率等。

（2）长期用药的患者，应定期检查甲状腺功能，根据检查结果及时调整剂量。

二、抗甲状腺药

甲状腺功能亢进症（简称甲亢）是指由多种病因导致甲状腺激素分泌过多，引起以代谢紊乱为特征的临床综合征。常用的药物包括硫脲类、碘和碘化物、放射性碘和 β 受体阻断药四类。

（一）硫脲类

硫脲类是常用的抗甲状腺药，分为两类：①硫氧嘧啶类：常用药物有甲硫氧嘧啶（methylthiouracil）、丙硫氧嘧啶（propylthiouracil）；②咪唑类：常用药物有甲巯咪唑（thiamazole）、卡比马唑（carbimazole）。

【药理作用】

1．抑制甲状腺激素合成　抑制甲状腺过氧化物酶催化的酪氨酸的碘化及偶联，从而抑制 T_4 和 T_3 的合成，对已合成的 T_4 和 T_3 无影响。故起效缓慢，用药 2～3 周才能改善症状，经 1～3 个月后基础代谢率恢复正常，应逐渐减量至维持量，一般疗程 1～2 年，有时长达数年。

2．抑制外周组织的 T_4 转化为 T_3　丙硫氧嘧啶能抑制外周组织的 T_4 转化为 T_3，因此重症甲亢、甲状腺危象、妊娠甲亢时常把丙硫氧嘧啶列为首选药。

3．免疫抑制作用　有轻度的免疫抑制作用，可降低血液中的甲状腺刺激性免疫球蛋白（TSI）的水平，由于甲亢的发病和异常免疫反应有关，所以硫脲类除控制甲亢症状外，对病因也有一定的治疗作用。

【临床应用】

1．甲亢的内科治疗　适用于轻症、不适宜手术、术后复发和放射性碘治疗的轻、中度甲亢患者，也可作为放射性碘治疗的辅助治疗。开始治疗时给予大剂量药物，经 1～3 个月后症状明显减轻，基础代谢率接近正常时，即可逐渐减量至维持量，一般疗程 1～2 年，过早停药易复发。如遇其他应激状况或感染可酌情增大剂量。

2．甲状腺手术术前准备　对甲状腺次全切除术的患者，术前应服用硫脲类药物，使甲状腺功能恢复或接近正常水平，可减少患者在麻醉和手术后的并发症，防治甲状腺危象。需在术前 2 周加服碘剂，使甲状腺体缩小变韧，减少出血，利于手术。

3．甲状腺危象的综合治疗　甲亢患者可因外伤、精神刺激、手术、感染等原因，使甲状腺激素突然大量释放入血，导致出现高热、虚脱、心力衰竭、肺水肿、电解质紊乱等而危及生命。除了采取其他综合治疗和大量给予碘剂外，应加服大剂量硫脲类阻断甲状腺激素的合成和释放及抑制外周血中 T_4 转化为 T_3。

【不良反应】

1．粒细胞减少症　为本类药物最严重的毒性反应，发生率为 0.3%～0.6%。一般发生在用药 2～3 个月内，老年人易发生。

2．过敏反应　可出现皮疹、瘙痒、荨麻疹、药热等过敏反应，停药后可自行消退，或给予抗组胺药；偶可发生剥脱性皮炎等严重过敏反应，需给予糖皮质激素并停药。

3．消化道反应　常见呕吐、厌食、腹痛、腹泻等，进餐时服用可减轻上述反应。

4．甲状腺肿和甲状腺功能减退　多为长期用药所致，引起腺体代偿性增生，腺体增大、充血，甲状腺功能减退，及时停药可自愈，严重者产生压迫症状。

护考链接

硫脲类药物不良反应不包括（　　）

A. 过敏反应　　B. 发热　　C. 粒细胞缺乏症

D. 诱发甲亢　　E. 咽痛

解析：硫脲类药物通过抑制过氧化物酶，阻止甲状腺激素的合成用于甲状腺功能亢进的内科治疗，故答案为D。

考点：硫脲类的作用、用途及主要不良反应

（二）碘和碘化物

碘是人体内必需的微量元素之一，正常人需碘 100～150μg/d。目前常用的有复方碘口服液（compound iodine）、碘化钾（potassium iodide）、碘化钠（sodium iodide）等。

【药理作用】本类药物剂量不同，对甲状腺功能产生的作用也不同。

1. 促进甲状腺激素合成　小剂量碘是合成甲状腺激素的原料。当机体缺碘时，可形成单纯性甲状腺肿。

2. 抗甲状腺作用　大剂量碘化物对正常人及甲亢患者均能产生抗甲状腺作用，主要是抑制甲状腺球蛋白水解酶，而抑制 T_3、T_4 释放入血；抑制腺垂体分泌 TSH，可使甲状腺变硬、变小、血管减少，利于手术的顺利进行。

【临床应用】

1. 防治单纯性甲状腺肿　在食盐中加入小剂量碘化钠，预防单纯性甲状腺肿。对早期病例疗效好，晚期甲状腺肿大不易完全消退，应考虑手术治疗。

2. 甲亢术前准备　在硫脲类药物控制症状的基础上，术前 2 周加服碘剂，使腺体变韧，血管减少，利于手术进行并减少出血。

3. 甲状腺危象　大剂量碘剂可抑制甲状腺激素的释放，将碘化钾加入 10%葡萄糖溶液中静脉滴注，可迅速改善血压骤升、心律失常等症状；也可口服复方碘口服液。需同时合用硫脲类药物及其他综合治疗措施。危象改善后，应及时停用碘剂，继续使用硫脲类维持治疗。

【不良反应】

1. 过敏反应　少数对碘过敏者，用药几小时即可发生血管神经性反应，表现为皮疹、药热、上呼吸道刺激症状、黏液性水肿等，停药后可消退，严重者可出现喉头水肿、上呼吸道黏膜水肿。

2. 慢性碘中毒　长期应用可引起慢性碘中毒，口腔及咽喉灼烧感、口内出现铜腥味、唾液分泌增多、眼结合膜炎、鼻炎等，停药后可消退。

3. 诱发甲状腺功能紊乱　长期服用可诱发甲亢，但也有报道碘化物可诱发甲状腺肿大及甲状腺功能减退。

考点：不同剂量碘类药物作用和用途有何不同

（三）放射性碘

常用放射性碘 ^{131}I，其 $t_{1/2}$ 为 8 日。口服或静脉注射 $Na^{131}I$ 溶液后，^{131}I 被甲状腺摄取，其在甲状腺中主要释放 β 射线（占 99%）。β 射线在组织中的射程为 0.5～2mm，其辐射损伤只限于甲状腺内，增生组织对射线敏感性强，使滤泡上皮破坏、萎缩、减少分泌。^{131}I 适用于硫脲药物无效及过敏、不宜手术或术后复发者。一般用药后 1 个月开始显效，3～4 个月达最大疗效。

剂量过大可引起甲状腺功能低下。

考点：抗甲状腺药的分类及临床应用

（四）β受体阻断药

β受体阻断药如普萘洛尔是甲亢及甲状腺危象时的辅助治疗药。适用于不宜用硫脲类、不宜手术及 ^{131}I 治疗的甲亢患者。需与硫脲类药物合用，疗效迅速而显著。

三、抗甲状腺药的用药护理

（一）用药前护理

1．要告知甲亢患者进行自我护理及观察病情的变化，如测量体温、血压、脉搏及心率等，并做好记录。不要随意增加药物剂量和给药次数，以免产生不良反应甚至发生中毒的危险。更不能因症状好转或消失而自行停药。

2．孕妇、哺乳期妇女、甲状腺癌、高度突眼、毒性结节性甲状腺肿患者、房室传导阻滞患者禁用本类药。

（二）用药中护理

1．对于自行服药治疗的患者，应重点交待其每日定时服药，注意不得随意减量或加量服用，并不得漏服。抗甲亢药物、碘制剂应在饭后服用，可用果汁或其他饮料稀释后服用，以避免刺激性气味和减少对胃的刺激。硫脲类口服时，可在进餐时服用，以减少刺激。

2．告知患者口服抗凝药会使硫脲类药物的作用增强；保泰松、巴比妥类、锂、磺胺类、对氨基水杨酸、酚妥拉明、对氨基苯甲酸、磺酰脲类及维生素 B_{12} 等药物会不同程度抑制甲状腺功能。同用时应调整药物剂量。

3．硫脲类抗甲状腺药物可致粒细胞减少，应定期检查血常规，白细胞低于 $3\times10^9/L$ 时，应停药治疗。

（三）用药后护理

1．患者如出现咽痛、畏寒、发热、全身不适、肌痛等异常情况及荨麻疹、瘙痒等过敏症状，应立即停药，报告医生及时诊治。

2．用药期间，定期检查血浆中 T_3、T_4 的含量，基础代谢率、心率、肝功能等。如出现肝功损伤，应立即停药。

3．长期用药的患者，应定期检查甲状腺功能，应观察患者有无记忆力减退、表情呆滞、少言懒语、动作缓慢等甲状腺功能减退症状，如有发现，应及时检查，及时调整剂量。

4．制订合理的饮食计划，甲亢患者应多食多餐，防止体重下降，并摄入足量的蛋白质、维生素及矿物质等，以满足机体代谢率增高的需要，要限制饮用咖啡、茶等能兴奋中枢神经系统的物质。

第3节 降血糖药

案例11-3

患者，女，20岁。近期常多饮、多尿、烦渴、多食、消瘦、疲乏无力。随机血糖≥13.3mmol/L，空腹血糖≥7.8mmol/L。诊断为1型糖尿病，需用胰岛素治疗。

问题：1．此患者为什么使用胰岛素治疗？

2．如何进行胰岛素的用药护理？

3．使用胰岛素出现低血糖反应，应如何处理？

糖尿病是多种原因引起的胰岛素相对或绝对不足，导致糖、蛋白质、脂肪、水和电解质等代谢异常，以高血糖为主要表现的临床综合征，典型症状为“三多一少”：多尿、多饮、多食、消瘦，分为1型糖尿病（胰岛素依赖型）和2型糖尿病（非胰岛素依赖型）等类型。糖尿病的治疗要从五方面着手：适当运动、控制饮食、血糖监测、应用降血糖药物。目前常用药物有胰岛素类和口服降血糖药两大类。

一、胰岛素类

胰岛素（insulin）

胰岛素是由胰岛B细胞合成、分泌的一种多肽类激素，药用胰岛素有动物胰岛素和人胰岛素两类。

胰岛素易被消化酶破坏，口服无效，胰岛素制剂必须注射给药。皮下注射吸收快，半衰期短。为延长其作用时间，常结合碱性蛋白质，并加入微量锌提高其稳定性，制成中效、长效制剂（表11-2）。

表11-2　临床常用胰岛素制剂及用法

分类	药物	制剂及规格	用法及用量
短效	正规胰岛素（regular insulin）	注射剂：400U/10ml、800U/10ml	皮下注射：每日3～4次，餐前15～30分钟注射，使用剂量应个体化，按患者尿糖多少确定剂量
中效	低精蛋白锌胰岛素（isophane insulin）	注射剂：400U/10ml	皮下注射：每日早餐前半小时注射1次，从小剂量开始，用量根据尿糖而定
	珠蛋白锌胰岛素（globin zinc insulin）	注射剂：400U/10ml	皮下注射：每日3～4次，餐前注射，按患者尿糖多少确定剂量
长效	精蛋白锌胰岛素（protamine zinc insulin）	注射剂：400U/10ml	皮下注射：于早餐前30～60分钟注射，按患者尿糖多少确定剂量

【药理作用】

1．降低血糖　促进糖原合成及储存，加速葡萄糖的磷酸化和氧化；并对糖原分解及糖异生有抑制作用，降低血糖。

2．促进脂肪合成　促进脂肪合成，抑制脂肪分解，使游离脂肪酸和酮体生成减少。

3．促进蛋白质合成　增加氨基酸的转运，促进核酸、蛋白质合成，抑制蛋白质分解。

4．促进钾离子转运　促使细胞外液钾离子进入细胞内，纠正细胞内缺钾，降低血钾。

考点：胰岛素的药理作用

【临床应用】

1．糖尿病　对各型糖尿病均有效，主要用于：①1型糖尿病患者，胰岛素是最重要的治疗药物，需终身用药；②糖尿病有并发症者，如高渗性昏迷、糖尿病酮症酸中毒等；③伴有严重高热、感染、创伤及妊娠的糖尿病患者；④2型糖尿病患者，经控制饮食和使用口服降糖药治疗无效时。

2．纠正细胞内缺钾　使用胰岛素10U、10%氯化钾10ml、10%葡萄糖溶液500ml，组成极化液，用于防治心肌梗死所致的心律失常。

考点：胰岛素的临床应用

【不良反应】

1．低血糖反应　胰岛素剂量过大、饮食过少或未能按时进餐所致，是胰岛素最常见和最严重的不良反应，表现为头晕、心悸、出汗、饥饿感、震颤等症状，严重者可引起昏迷、惊厥及休克，抢救不及时可引起脑损伤，甚至死亡。

2．过敏反应　局部过敏可表现为注射部位及周围出现瘙痒、丘疹，全身过敏反应可表现为血管神经性水肿、荨麻疹，偶有过敏性休克。严重过敏反应需用抗组胺药和糖皮质激素治疗，并更换高纯度胰岛素制剂或人工胰岛素治疗。

3．局部反应　表现为红肿、皮下结节或皮下脂肪萎缩，见于反复多次皮下注射部位，要注意经常更换注射部位。女性多于男性。

4．胰岛素耐受性（胰岛素抵抗）　可分为两型。①急性型：感染、手术、创伤、情绪激动等多种因素引起血液中抗胰岛素作用物质增多，使胰岛素作用减弱，加大胰岛素的剂量、去除诱因后抵抗可自行消失。②慢性型：与体内产生胰岛素抗体或体内胰岛素数目减少等有关，宜加用口服降血糖药或更换胰岛素制剂。

护考链接

胰岛素最常见的不良反应是（　　）

A. 过敏反应　　B. 低血糖反应　　C. 胃肠道反应

D. 酮症反应　　E. 肝功能损害

解析：最为常见，多为胰岛素用量过大或未按时进食所致。胰岛素能迅速降低血糖，此时患者出现饥饿感、出汗、心悸、焦虑、震颤等症状，严重者可出现昏迷、惊厥、休克，甚至死亡。故答案为B。

二、口服降血糖药

口服降血糖药使用方便，常用的口服降血糖药主要有磺酰脲类、双胍类、α-葡萄糖苷酶抑制剂、胰岛素增敏剂、促胰岛素分泌剂等。

知识链接

口服降血糖药

1918年胍类化合物被发现有降血糖的作用；1930年，发现磺胺药物可引起低血糖，1954年人类合成了第一个磺酰脲类药物，由此拉开了研制口服降血糖药的序幕。近年来，胰岛素增敏剂、促胰岛素分泌剂的研制成功又为糖尿病提供了新的治疗药物。

（一）磺酰脲类

第一代：甲苯磺丁脲（tolbutamide）、氯磺丙脲（chlorpropamide）等，因其作用时间长、易出现低血糖反应，现已少用。

第二代：格列吡嗪（glipizide）、格列本脲（glibenclamide）、格列齐特（gliclazide）、格列波脲（glibornuride）等，降糖作用强，耐受性好，广泛应用于临床。

【药理作用】

1．降血糖作用　主要是刺激胰岛B细胞分泌胰岛素释放入血而发挥降血糖作用。应用于正常人和胰岛功能尚存的患者，1型糖尿病及胰腺切除者单独应用无效。

2．抗利尿作用　氯磺丙脲能促进抗利尿激素分泌并增强其作用，减少水的排泄而发挥抗利尿作用。

3．影响凝血功能　对预防或减轻糖尿病患者微血管并发症有一定作用。格列齐特能降低血小板黏附力，促进纤溶酶原的合成，改善微循环。

【临床应用】

1．糖尿病　用于胰岛功能尚存、单用饮食控制无效的2型糖尿病患者。

2. 尿崩症 氯磺丙脲可减少尿量，与氢氯噻嗪合用可提高疗效。

【不良反应】

1. 低血糖反应 用药过量可引起持续性低血糖，老年人及肝肾功能不良者易发生。格列齐特、格列本脲等第二代药物较少引起低血糖。

考点：磺酰脲类的用途及不良反应

2. 消化道反应 出现食欲缺乏、恶心、呕吐、腹痛、腹泻等。

3. 过敏反应 出现皮疹、血小板减少、粒细胞减少、胆汁郁积性黄疸及肝损害。

（二）双胍类

双胍类包括二甲双胍（metformin）、苯乙双胍（phenformin）等。

【药理作用与临床应用】几乎不影响正常人血糖，对2型糖尿病有降血糖作用。甚至对胰岛功能完全丧失者仍有降血糖作用。通过抑制肠道对葡萄糖的吸收；促进组织细胞摄取和利用葡萄糖，促进肌肉组织中葡萄糖的无氧酵解；抑制胰高血糖素释放；减少肝脏产生葡萄糖，从而有效降低血糖。主要用于轻症2型糖尿病，尤其是肥胖和单用饮食控制无效者。

【不良反应】严重的不良反应是乳酸性酸血症、酮血症等，表现为腹痛、呕吐、神志异常等。尤其在急性感染、心力衰竭、肝肾功能不全等缺氧情况下易诱发。其他尚有胃肠反应，如口苦、金属味、恶心、呕吐、食欲缺乏、腹泻等。长期使用可减少维生素 B_{12} 吸收，引起巨幼红细胞性贫血。

护考链接

对血糖在正常范围者没有降血糖作用的药物是（　　）

A. 胰岛素　　B. 格列本脲　　C. 格列吡嗪

D. 格列喹酮　　E. 二甲双胍

解析：双胍类药物能明显降低糖尿病患者血糖水平，但对正常人血糖无影响。故答案E。

（三）α-葡萄糖苷酶抑制剂

常用药物有阿卡波糖（acarbose）、伏格列波糖（voglibose）、米格列醇（miglitol）等。

【药理作用与临床应用】通过竞争性抑制小肠α-葡萄糖苷酶的活性，减缓碳水化合物转化为葡萄糖的过程，从而延缓葡萄糖的吸收，降低餐后血糖，单独使用不引起低血糖反应。用于治疗糖尿病餐后高血糖，对2型糖尿病既可单用也可与其他降血糖药合用。

【不良反应】不良反应有食欲减退、恶心、呕吐，因产气增多，可出现腹痛、腹胀、腹泻等消化道反应。其他有头痛、眩晕、乏力、皮疹或皮肤瘙痒等。

（四）胰岛素增敏剂

常用药物有曲格列酮（troglitazone）、环格列酮（ciglitazone）、罗格列酮（rosiglitazone）、吡格列酮（pioglitazone）等。

【药理作用与临床应用】特异性提高机体对胰岛素的敏感性，改善胰岛B细胞功能，有效降低血糖、血脂，是治疗2型糖尿病的一线用药，无论单独还是与磺酰脲类或二甲双胍联合治疗都能取得较好的效果，无内源性胰岛素存在时该类药无效。此外，还有抑制血小板聚集、抑制炎症反应和内皮细胞增生的作用，发挥抗动脉粥样硬化作用。

【不良反应】主要不良反应有胃肠道反应、嗜睡、肌肉或骨骼痛、头痛等，低血糖反应发生率低。曲格列酮对极少数高敏人群可引起肝功能衰竭甚至死亡。

（五）促胰岛素分泌剂

促胰岛素分泌剂主要有瑞格列奈（repaglinide）和那格列奈（nateglinide）等，可通过刺激胰岛B

细胞释放胰岛素降低血糖。该类药起效快，餐时或餐后立即服药，在餐后血糖升高时恰好促进胰岛素分泌增多，故又称速效餐时血糖调节药。作用维持时间短，在空腹时不再刺激胰岛素分泌，既可降低餐后血糖，又极少发生低血糖。适用于2型糖尿病降低餐后血糖，与双胍类药物有协同作用。

三、用 药 护 理

考点：胰岛素引起低血糖反应及预防处理

（一）用药前护理

1. 了解患者的血压、血糖、尿糖、体重等，了解其心、肝、肾功能，有无心血管系统疾病等。了解患者的病程变化、症状及体征，有无“三多一少”的现象。是否用过胰岛素或口服降血糖药，疗效如何，有无过敏史及药物依赖现象。

2. 胰岛素制剂多，含量及规格均不相同，使用前应仔细核对，防止错用。

3. 肝、肾功能不良者禁用双胍类、磺酰脲类降糖药；孕妇、哺乳期妇女禁用双胍类及α-葡萄糖苷酶抑制剂；有明显消化、吸收障碍的患者禁用α-葡萄糖苷酶抑制剂；使用胰岛素增敏剂前应测肝功能，氨基转移酶升高者慎用，心功能不全者禁用或慎用。

4. 磺酰脲类与青霉素、磺胺药、吲哚美辛、水杨酸类、香豆素类等合用，因竞争血浆蛋白，使前者游离型增多，而引起低血糖；磺酰脲类药与糖皮质激素类或噻嗪类利尿药合用，使前者降血糖效果降低。告知患者本类药物与上述药物同用时，应及时调整剂量。

（二）用药中护理

1. 胰岛素一般在餐前使用，应从小剂量开始使用，根据空腹及餐后血糖、尿酮情况逐渐调整剂量。

2. 胰岛素皮下注射效果好，注射部位有上臂外侧、腹部、大腿外侧及臀部，长期用药的患者应有计划地顺序转换注射部位，以防止皮下脂肪萎缩或增厚，利于胰岛素的吸收。口服降糖药，多在餐前服，为了减少对胃肠的刺激，也可与食物同服。服用α-葡萄糖苷酶抑制剂进餐第一口食物时，嚼碎药物可占据肠道受体，以增加疗效，减少不良反应。

（三）用药后护理

1. 患者用药期间，应定期测血压，检查血糖、尿糖、尿酮、血钾、血常规、肝肾功能、视力、心电图等，以便了解病情及并发症。监测患者对药物的反应，及时调整药物剂量。

2. 告知患者长期应用此类药物会产生不良反应，教会患者如何观察低血糖和高血糖反应的症状；发生低血糖反应时，轻者可及时摄食或饮用糖水，严重者要立即静脉注射50%葡萄糖。教会患者及家属测定血糖、尿糖的方法。注射胰岛素后，应及时进食，以免引起低血糖反应。长效胰岛素降低血糖作用缓和，一般不会出现上述症状，而主要表现为运动障碍、头痛和精神情绪失常。

3. 指导患者、家属正确的药物储存、使用方法、科学的生活方式等。

第4节　子宫平滑肌兴奋药

案例11-4

一初产妇，27岁，孕40周，腹痛，阴道流水12小时入院待产，查：头先露，骨盆外测量正常，子宫收缩极弱，宫颈已开。诊断为子宫收缩乏力。医嘱给予缩宫素静脉滴注。

问题：1. 该患者使用缩宫素的目的是什么？

2. 如何进行缩宫素的用药护理？

子宫平滑肌兴奋药可选择性兴奋子宫平滑肌，引起子宫不同程度收缩。主要用于引产、催产、产后止血和产后子宫复旧。常用药物：缩宫素、麦角新碱、米非司酮、前列腺素、依沙吖啶等。

缩宫素（oxytocin）

本药口服无效，易被酸、碱和消化酶破坏，故须注射给药。

【药理作用】

1．兴奋子宫平滑肌　能直接兴奋子宫平滑肌，使子宫收缩力加强，收缩频率加快。注射3～5分钟起效，持续20～30分钟。作用特点：①作用强度与药物剂量有关。小剂量（2～5U）能加强子宫（特别是妊娠末期子宫）的节律性收缩，其收缩性质与正常分娩相似，有利于胎儿顺利娩出；大剂量（5～10U）引起子宫强直性收缩，不利于胎儿娩出。②对宫底和宫体的作用强，对宫颈的作用弱。③雌激素可提高子宫平滑肌对缩宫素的敏感性，孕激素则降低其敏感性。在妊娠早期，孕激素水平高，缩宫素对子宫平滑肌的作用较弱，可保证胎儿安全发育；妊娠后期雌激素水平高，子宫平滑肌对缩宫素的敏感性增高，在临产时子宫平滑肌对缩宫素的敏感性更高，有利于胎儿娩出。

2．催乳　缩宫素能使乳腺腺泡周围的肌上皮细胞收缩，促进排乳。

3．其他　大剂量缩宫素能舒张血管，导致血压下降，并有抗利尿作用。

【临床应用】

1．催产和引产　小剂量缩宫素用于胎位正常、无产道障碍的宫缩乏力性难产产妇的催产，以促进分娩。对于过期妊娠、死胎或某种原因需提前中断妊娠者，可用小剂量缩宫素引产。

2．产后止血　大剂量缩宫素可引起子宫平滑肌产生强直性收缩，通过压迫子宫肌层内血管而达到止血目的。但由于缩宫素作用持续时间短，需要加用作用持久的麦角新碱维持疗效。

3．催乳　在哺乳前，用缩宫素滴鼻或小剂量肌内注射，促进乳汁排出。

【不良反应】偶见恶心、呕吐、血压下降、心律失常及过敏反应等。过量可引起子宫强直性收缩，导致胎儿窒息或子宫破裂。

护考链接

大剂量缩宫素可用于（　　）

A. 引产　　B. 催产　　C. 产后止血

D. 利尿　　E. 止痛

解析：大剂量缩宫素可引起子宫平滑肌产生强直性收缩，通过压迫子宫肌层内血管而达到止血目的。故答案为C。

考点：缩宫素的用途、不良反应与注意事项

【用药护理】

1．用药前护理

（1）用药前应了解产妇的孕产史、用药史、过敏史，检查胎位是否正常。

（2）向产妇及家属说明使用缩宫素的目的和方法，消除产妇疑虑。告知产妇用药后可能有恶心、呕吐、心律失常、过敏反应等不良反应出现，指导产妇和家属学会观察不良反应。

（3）丙氯拉嗪、华法林、纤维蛋白溶解酶、去甲肾上腺素等不可与本药混合使用。与硫喷妥钠、吗啡、肾上腺素、氟烷合用可减弱本药子宫收缩作用。

（4）凡胎位不正、头盆不称、产道异常、前置胎盘、三次妊娠以上的经产妇、有剖宫产史者禁用本药。

2．用药中护理

（1）引产或催产时，要严格掌握剂量和给药速度。静脉滴注，一次2.5～5U，用5%葡萄糖

注射液或 0.9%氯化钠注射液 500ml 稀释至 0.01U/ml。静脉滴注开始时，以 2～4 滴/分，以后每 15～30 分钟增加 2～4 滴，不超过 30 滴/分，直到宫缩恢复正常。如果宫缩时间延长，间歇时间小于 2 分钟，收缩压约 6.7kPa（50mmHg）或收缩时间持续大于 1.5 分钟或以上，应停止给药，以防胎儿宫内窘迫。

（2）用于促进子宫复旧、产后止血时，每次 5～10U 肌内注射，或加入 5%葡萄糖注射液中静脉滴注。

（3）先兆流产或不全流产者，立即 10 U 肌内注射，必要时 30 分钟后可重复注射。

3．用药后护理

（1）密切观察产妇的体温、脉搏、血压，子宫收缩的频率、间隔及持续时间，胎儿的胎心音及心率，用药中，每 10～15 分钟监测一次。

（2）如胎心音减弱或心率大于 160 次/分，立即告知医生，立即实施助产结束分娩。

麦角新碱（ergometrine）

麦角新碱口服、注射皆易吸收，对子宫的兴奋作用强。口服 10 分钟左右、肌内注射 2～3 分钟起效，作用持续约 3 小时。

【药理作用与临床应用】能选择性兴奋子宫平滑肌，使子宫收缩。作用强而持久，稍大剂量易致子宫强直性收缩，对宫体和宫颈的作用无明显差别；妊娠子宫比未妊娠子宫对麦角新碱敏感。

临床主要用于治疗产后子宫出血和子宫复旧、月经过多等。

考点：麦角新碱的用途

【不良反应】注射麦角新碱可引起恶心、呕吐、血压升高等，偶有过敏反应，大剂量甚至会造成肢端坏死。

前列腺素（prostaglandins）

前列腺素是一类广泛分布在体内的自身活性物质，作为子宫兴奋药的主要有地诺前列酮、地诺前列素、卡前列素等。

【药理作用与临床应用】前列腺素对妊娠各期子宫均有兴奋作用，尤以临产前子宫更为敏感，在增强子宫平滑肌节律性收缩的同时，使子宫颈松弛，临床用于足月或中期、过期妊娠的引产。因还具有抗早孕的作用，用于妊娠早期人工流产，也用于月经过期不久妇女的催经和抗孕。

【不良反应】用药后可引起恶心、呕吐、腹泻等胃肠道反应。剂量过大应注意子宫强直性收缩，应严密观察宫缩情况，防止子宫破裂。

米非司酮（mifepristone）

本药与黄体酮竞争受体而达到拮抗黄体酮的作用。米非司酮片与前列腺素药物序贯合并使用，用于终止停经 49 日内的妊娠。还具有软化和扩张子宫颈的作用。

临床用于抗早孕、抗着床、催经止孕、胎死宫内引产，还用于妇科手术操作如刮宫术及宫内节育器的放置和取出等。

不良反应有恶心、呕吐、乏力、皮疹等。

依沙吖啶（ethacridine）

动物实验发现本药对离体和在体子宫均能引起收缩，并增加子宫平滑肌收缩的频率，妊娠月份越大，对子宫平滑肌的兴奋性越强。

临床用于中期妊娠引产。

不良反应主要为胎膜残留、流产后出血较多、软产道损伤和感染，剂量过大可引起肾衰竭而死亡。

第5节 子宫平滑肌抑制药

子宫平滑肌抑制药又称抗分娩药，主要用于防止早产和治疗痛经。临床常用药物有 β_2 受体激动药、钙拮抗药、前列腺素合成酶抑制药、硫酸镁等。

利托君（ritodrine）

该药兴奋子宫平滑肌的 β_2 受体，抑制子宫平滑肌收缩，临床用于治疗先兆早产。不良反应为呕吐、恶心、胸闷、心悸、血压升高、心律失常，偶有头痛、震颤等，使用时需严格掌握适应证。

第6节 性激素与计划生育用药

性激素（sex hormone）是性腺分泌的甾体激素，包括雌激素、雄激素及孕激素。临床应用的此类药物是人工合成品及其衍生物。

一、性 激 素

（一）雌激素类药物

天然雌激素雌二醇（estradiol）、雌三醇（estriol）和雌酮（estrone），口服易被肝破坏，一般注射给药。人工合成品有戊酸雌二醇（estradiol valerate）、炔雌醇（ethinyl estradiol）、炔雌醚（quinestrol）及己烯雌酚（diethylstilbestrol）等，口服效果好，作用较持久。

【药理作用】

1．对生殖系统的作用　促进女性生殖器官和第二性征的发育和成熟，并维持之；促进子宫和输卵管的活动，并使子宫平滑肌对缩宫素的敏感性增强；与孕激素协同维持月经周期。

2．影响排卵　小剂量尤其在孕激素作用下，刺激促性腺激素分泌，促使排卵。大剂量通过负反馈抑制下丘脑-腺垂体系统，抑制排卵。

3．对乳腺的作用　小剂量能刺激乳腺导管及腺泡的生长发育；大剂量抑制催乳素对乳腺的刺激作用，减少乳汁分泌。

4．对代谢的影响　增强骨质钙化，加速骨骺闭合。

【临床应用】临床主要用于治疗围绝经期综合征（更年期综合征）、子宫发育不全、卵巢功能不全、闭经、退乳、功能性子宫出血、晚期乳腺癌、前列腺癌、避孕、骨质疏松症、痤疮等。

知识链接　**围绝经期综合征**

围绝经期综合征又称更年期综合征，指妇女绝经前后出现性激素波动或减少所致的一系列以自主神经系统功能紊乱为主，伴有神经心理症状的一组症候群。临床表现如下。

1. 月经紊乱　表现为月经周期不规则，持续时间及月经量不一，最后绝经。

2. 精神、神经症状　记忆力减退及注意力不集中。精神过敏、情绪不稳定。

3. 潮热、出汗　阵发性潮热为最早出现的症状，表现为面部和颈胸部皮肤阵阵发红，继之出汗。患者会感到烦躁、头痛、眩晕、心悸和恶心等。持续时间为数秒至数分钟，每日发作数次。

【不良反应】

1．常见厌食、恶心、呕吐及轻度腹泻，尤其早晨多见。从小剂量开始或注射用药，剂量逐渐增加可减轻反应。

考点：雌激素类药的药理作用和临床用途

2．长期大量应用可引起子宫内膜过度增生导致子宫出血，故子宫内膜炎及有子宫出血倾向者慎用。

3．仅用于绝经期后乳腺癌及前列腺癌患者。

（二）雌激素拮抗药

雌激素拮抗药指能与雌激素受体结合，而拮抗雌激素作用的一类药物，目前用于临床的有氯米芬（clomifene）和他莫昔芬（tamoxifen）。

氯米芬具有较弱的拟雌激素活性，却有较强的拮抗雌激素作用。主要用于功能性子宫出血、无排卵性不孕症、晚期乳腺癌等。大量持续服用可引起卵巢肿大。

（三）孕激素类药物

天然孕激素主要是黄体酮（progesterone）。目前临床应用的为人工合成品，分两大类：①17-羟孕酮类，如甲羟孕酮（medroxyprogesterone）、甲地孕酮（megestrol）；②19-去甲睾酮类，如炔诺酮（norethisterone）、双醋炔诺酮（norethistereneacetate）、炔诺孕酮（norgestrel）。

【药理作用】

1．对子宫作用　月经后期：促使子宫内膜由增生期转变为分泌期，有利于孕卵着床和胚胎发育；抑制子宫收缩，并降低子宫对缩宫素敏感性，有安胎作用。

2．影响卵巢　抑制黄体生成素分泌，抑制排卵。

3．影响乳腺　促进乳腺腺泡发育，为哺乳作准备。

4．影响代谢　竞争性地对抗醛固酮，从而促进 Na^+ 和 Cl^- 的排泄并利尿。

考点：孕激素类药的用途

【临床应用】

临床主要用于功能性子宫出血、痛经和子宫内膜异位症、先兆性流产和习惯性流产、前列腺增生或癌症、子宫内膜腺癌、避孕。

【不良反应】偶见头晕、恶心及乳房胀痛等。19-去甲睾酮类可使女性胎儿男性化，不宜用于先兆流产和习惯性流产。长期应用可引起子宫内膜萎缩，月经量减少，易诱发阴道真菌感染。大剂量时可致肝功能障碍、胎儿生殖器畸形。

（四）孕激素拮抗剂

米非司酮（见子宫平滑肌兴奋药）。

（五）雄激素类药

天然雄激素为睾酮（testosterone）。临床常用的为人工合成的甲睾酮（methyltestosterone）、苯乙酸睾酮（testosterone phenylacetate）和丙酸睾酮（testosterone propionate）等。

【药理作用】

1．对生殖系统的作用　促进男性性征和生殖器官发育成熟，促进精子的生成及成熟。睾酮可抑制垂体前叶分泌促性腺激素（负反馈），对女性可减少雌激素分泌。另有抗雌激素作用。

2．同化作用　明显促进蛋白质合成（同化作用），减少氨基酸分解（异化作用），使肌肉增长，体重增加，体力改善。

3．刺激骨髓造血功能　在骨髓功能低下时，较大剂量雄激素可直接刺激骨髓造血，使红细胞和血红蛋白增加。

4．其他　增加肾脏对钙、磷的重吸收，有利于骨骼发育和骨折愈合。

【临床应用】临床主要用于睾丸功能不足、功能性子宫出血、晚期乳腺癌、小儿再生障碍性贫血及其他贫血、老年人骨质疏松症、绝经期综合征等。

【不良反应】

1．女性男性化　长期应用女性患者可能引起闭经、乳腺退化、痤疮、多毛、声音变粗、性欲改变等男性化现象，应立即停药。

2．黄疸　雄激素能干扰肝内毛细胆管的排泄功能，引起胆汁郁积性黄疸。

（六）同化激素类药

同化激素类药是指同化作用较好，而雄激素样作用较弱的睾酮衍生物，即同化激素（anabolic hormone），如苯丙酸诺龙（nandrolone phenylpropionate）、司坦唑醇（stanozolol）及美雄酮（metandienone）等。能促进蛋白质合成；促进组织新生和肉芽形成；加速骨骼钙化和骨生长。临床主要用于严重烧伤、营养不良、骨折不易愈合、老年骨质疏松、手术后慢性消耗性疾病和肿瘤恶病质、小儿发育不良等患者。长期应用可引起水钠潴留及女性轻微男性化现象，有时可引起肝内毛细胆管胆汁郁积而发生黄疸。

（七）性激素用药护理

1．用药前护理

（1）评估服药者的心脏功能、肝肾功能、妇科肿瘤和血栓事件发生风险。

（2）妊娠期妇女禁用己烯雌酚、孕激素、苯丙酸诺龙及司坦唑醇；肝功能不全者禁用黄体酮、炔诺酮、甲羟孕酮；不明原因阴道出血、动脉疾病高危者、乳腺癌患者禁用黄体酮；糖尿病、高血压、心血管疾病、偏头痛、癫痫、哮喘、胆囊疾病及未明诊断的阴道出血患者禁用甲羟孕酮。前列腺癌、男性乳腺癌患者禁用苯丙酸诺龙及司坦唑醇。卵巢囊肿和肝功能异常者禁用氯米芬。抑郁症患者慎用孕激素。

2．用药中护理

（1）服用本类药一定要养成准确、定时、定量的习惯。服用同化激素类药时应增加食物中的蛋白质成分。

（2）本类药应妥善储存，避免他人误服。

（3）告知患者己烯雌酚与抗凝血药、抗高血压药合用可降低其作用。苯巴比妥、利福平等肝药酶诱导剂会加快雌激素代谢，降低其活性。司坦唑醇与环孢素及华法林合用，可增加环孢素中毒风险，增加出血的可能。同用时应调整药物剂量。

3．用药后护理

（1）雌激素可诱发阴道不规则出血，要在排除子宫或宫颈肿瘤的情况下，继续用药。

（2）给药期间，应定期检测肝、肾功能，进行乳腺、腹腔及盆腔器官检查，并定期进行宫颈脱落细胞学检查。如有异常，及时报告医生诊治。

二、计划生育用药

生殖过程包括精子和卵子的形成与成熟、排卵、受精、着床，以及胚胎发育等多个环节。阻断其中任何一个环节都可达到避孕和终止妊娠的目的（图 11-2）。

（一）主要抑制排卵的计划生育用药

该类药包括复方甲地孕酮片（megestrol compound）、复方甲基炔诺酮、复方炔诺酮片（norethisterone compound）、复方己酸孕酮注射剂（delalutine compound）等。也有埋植剂，可植入臂内侧或左肩胛部皮下。根据药效长短及使用方法可分为三类（表 11-3）。

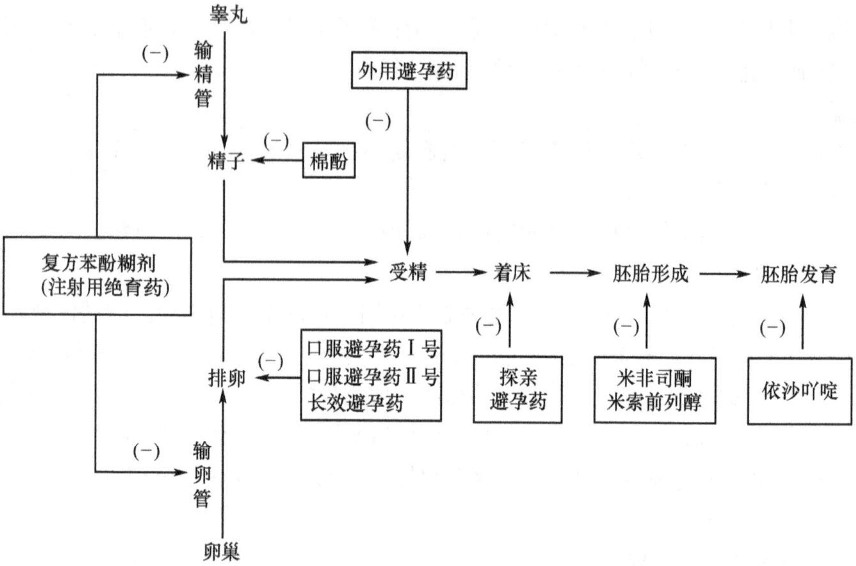

图 11-2　生殖过程与计划生育用药作用部位示意图

表 11-3　临床常用计划生育用药的制剂及用法

制剂名称	成分及含量		用法
	孕激素（mg）	雌激素（mg）	
短效口服避孕药			
复方炔诺酮片	炔诺酮（0.6）	炔雌醇（0.035）	口服：从月经周期第 5 日起，每晚服 1 片，连服 22 日，不能间断。如停药 7 日仍不来月经，应即服下一周期的药
复方甲地孕酮片	甲地孕酮（1.0）	炔雌醇（0.035）	
复方炔诺孕酮Ⅰ号片	炔诺孕酮（0.3）	炔雌醇（0.03）	
长效口服避孕药			
复方炔诺孕酮Ⅱ号片	炔诺孕酮（10.0）	炔雌醚（2.0）	口服：月经周期第 5 日服 1 片，以后每隔 25 日或 28 日服药 1 片
复方氯地孕酮片	氯地孕酮（12.0）	炔雌醚（3.0）	
长效注射避孕药			
复方己酸孕酮注射液	己酸孕酮（250.0）	戊酸雌二醇（5.0）	于月经周期第 5 日深部肌内注射 2 支，以后每隔 28 日或于每次月经周期第 11～12 日注射 1 支
复方甲地孕酮注射液	甲地孕酮（25.0）	戊酸雌二醇（3.5）	

【药理作用与临床应用】女性计划生育用药以本类药为主。主要通过抑制卵泡的生长成熟，并减少黄体生成素（LH）释放，两者协同抑制排卵而避孕。

【不良反应】

1. 类早孕反应　少数人在用药初期可出现如恶心、呕吐、挑食、嗜睡、乏力等类早孕反应。
2. 子宫不规则出血　较常见于用药后最初几个周期中，可加服炔雌醇。
3. 闭经　有 1%～2%服药妇女发生闭经。如连续两个月闭经，应停药。
4. 乳汁减少　少数哺乳期妇女乳汁减少。

（二）抗着床计划生育用药

抗着床计划生育用药又称探亲避孕药，应用不受月经周期的限制，无论在排卵前、排卵期或排卵后服用，都可影响孕卵着床。常用药物有左炔诺孕酮（levonorgestrel）、炔诺孕酮（norgestrel）及甲地孕酮（megestrol）（表 11-4）。

表 11-4 抗孕卵着床药的剂量及用法

药物	剂量（mg）	使用方法
甲地孕酮（探亲避孕1号片）	2.0	探亲当日中午服1片，以后每晚服1片，至分居，次日晨再服1片
炔诺孕酮（探亲避孕片）	5.0	同居当晚服1片，同居10日以内，每晚1片，连服10日，同居半个月，连服14片。超过半个月者，服完14片后接服避孕片Ⅰ号或Ⅱ号
左炔诺孕酮	0.75	口服，0.75mg/次，12小时后可重复一次。只作无保护的性生活后紧急避孕药，首次剂量服用越早越好

（三）外用计划生育用药

外用计划生育用药主要有壬苯醇醚（nonoxinol）、孟苯醇醚（menfegol）和烷苯醇醚（alfenoxynol），是目前应用最普遍的外用杀精子药。

不良反应为阴道局部有刺激反应，表现为分泌物多、外阴瘙痒。

（四）主要影响精子的计划生育用药

棉酚（gossypol）可影响精子的发生过程，使精子数量减少甚至消失，但不影响男性第二性征，一般停药3个月内精子的生成过程恢复正常。不良反应有乏力、食欲减退、口干、恶心、呕吐、心悸等。

（五）抗早孕药

抗早孕药是在妊娠早期的前12周内，能产生完全流产的终止妊娠药物。此类药物通过阻断黄体酮对子宫平滑肌的抑制作用或增强前列腺素对子宫平滑肌的兴奋作用，使子宫收缩活动增强而终止妊娠。常用药物有米非司酮（mifepristone）和米索前列醇（misoprostol）。

（六）计划生育用药用药护理

1．用药前护理

（1）准确评估服药者的心脏功能、肝肾功能。因激素类药物由肝脏代谢，经肾排出，用药会增加肝肾功能负担，激素类药物会使血容量增加，心脏负荷加重。

（2）中、重度高血压者，严重心脑血管疾病史者，血液病、血栓性疾病者，急、慢性肝肾病患者，恶性肿瘤、癌前病变者，乳房肿块者，精神病者，产后半年、哺乳期或45岁以上的妇女禁用本类药。

2．用药中护理

（1）服用各种避孕药一定要养成准确、按时、按量的习惯，不能随意改变服药时间。不能迟服、漏服，一旦漏服应于12小时内补服，否则易造成避孕失败或不规则出血。需阴道内给药的，应教会患者用药方法。

（2）避孕药应妥善储存，避免婴幼儿误服。药片外观如发生变化，不可服用，以免造成阴道出血或影响避孕效果。

（3）服药期间意外怀孕的，应终止妊娠。备孕者应停药半年后再孕，以避免胎儿畸形。

（4）需长期避孕者，应在医生指导下服用。服药期限通常长效药3～4年，短效药6～7年为宜。探亲避孕药每年服用不超过2次。紧急避孕药不适合作为日常避孕手段。

（5）本类药不可与血液及氯化钠、氯化钾等无机盐类药物配伍使用，因可引起自身析出结晶，血液凝集，红细胞不可逆皱缩。

3．用药后护理

（1）类早孕反应：严重者可服维生素 B_6 片、甲氧氯普胺片。

（2）月经改变：如连续两个周期无月经来潮者，应停服本类药物。

考点：常用计划生育用药的用法

（3）长期用药者可出现色素沉着、体重增加，停药后自行减轻或消退；偶有食欲减退及皮肤瘙痒，必要时应停药。

（4）给药期间，应定期做眼科检查，测量血压、肝功能，做阴道脱落细胞、乳腺、腹腔及盆腔器官检查，并定期进行宫颈脱落细胞学检查和体重测量。如有异常，及时报告医生处理。

小　结

糖皮质激素类药物分四类：短效、中效、长效、外用。作用四抗：抗炎、抗毒、抗免疫、抗休克；三大对：对血液、对代谢、对其他。不良反应：类肾上腺皮质功能亢进症；肾上腺皮质萎缩和分泌功能减退；伤口愈合迟缓；停药反跳现象。诱发或加重感染、糖尿病、高血压、溃疡病、精神病。用法：小量替代，大量突击，正量久用，隔日疗法，局部外用。甲状腺激素维持正常的生长发育、促进代谢等，当甲状腺功能亢进时，应选择抗甲状腺药，不同的抗甲状腺药，药物作用、临床应用各不同。降血糖药有胰岛素和口服降血糖药。胰岛素用于 1 型糖尿病和出现严重并发症的糖尿病患者。口服降血糖药用于 2 型糖尿病；磺酰脲类、餐时血糖调节剂等促进胰岛素分泌的药物对胰岛功能完全丧失的患者无效，胰岛素增敏剂和双胍类则仍然有效。临床常用的子宫平滑肌兴奋药有缩宫素、麦角新碱、前列腺素等。性激素有雌激素、孕激素和雄激素。

自　测　题

A_1 型题

1. 下列哪种情况禁用糖皮质激素（　　）
A. 视神经炎　B. 视网膜炎
C. 角膜溃疡　D. 角膜炎
E. 虹膜炎

2. 糖皮质激素的抗毒素作用机制主要是（　　）
A. 抗菌和抗病毒作用
B. 对抗细菌外毒素
C. 稳定溶酶体膜
D. 中和细菌内毒素
E. 提高机体对细菌内毒素的耐受力

3. 使用糖皮质激治疗感染中毒性休克应（　　）
A. 应用小剂量　B. 缓慢停药
C. 合用足量有效抗菌药物
D. 合用肾上腺素　E. 合用多巴胺

4. 长期使用糖皮质激素，减量过快或突然停药不会引起（　　）
A. 肾上腺皮质功能萎缩或功能不全
B. 肾上腺皮质功能亢进
C. 原病情恶化
D. 原病情复发
E. 反跳现象

5. 炎症后期应用泼尼松的目的是（　　）
A. 促进炎症消散
B. 降低毛细血管通透性
C. 降低毒素对机体的损害
D. 稳定溶酶体膜
E. 抑制成纤维细胞增生和肉芽组织形成

6. 以下哪种药物不单独用于甲状腺功能亢进症的内科治疗（　　）
A. 甲巯咪唑　B. 甲硫氧嘧啶
C. 碘化物　D. 卡比马唑
E. ^{131}I

7. 甲状腺手术后甲亢复发，应选择（　　）
A. 甲硫氧嘧啶　B. 碘
C. ^{131}I　D. 普萘洛尔
E. 地塞米松

8. 甲亢伴有窦性心动过速的内科治疗最好选用（　　）
A. 甲巯咪唑＋普萘洛尔

B. 大剂量的碘剂
C. 甲巯咪唑
D. 普萘洛尔
E. ^{131}I
9. 大剂量碘抗甲状腺的主要作用是（ ）
A. 抑制甲状腺激素的合成
B. 抑制甲状腺激素的释放
C. 抑制免疫球蛋白的合成
D. 抑制碘泵摄取
E. 抑制促甲状腺激素释放
10. 胰岛素制剂最常用的给药途径是（ ）
A. 口服 B. 肌内注射
C. 皮下注射 D. 静脉注射
E. 静脉滴注
11. 关于胰岛素的使用方法，错误的是（ ）
A. 使用期间宜放在 25℃以下
B. 采用 1ml 注射器抽取
C. 两种胰岛素合用时，先抽吸长效，再抽吸速效
D. 经常更换注射部位
E. 剂量必须准确
12. 降糖药物的服用方法，错误的是（ ）
A. 磺脲类药物在饭前半小时口服
B. 双胍类药物进餐时服
C. 瑞格列奈在主餐前 15 分钟或半小时服
D. 阿卡波糖应与第一口饭同时嚼服
E. 阿卡波糖应饭后服
13. 通过增加外周组织对葡萄糖摄取、抑制糖异生，从而降低血糖的药物是（ ）
A. 格列波脲 B. 格列苯脲
C. 二甲双胍 D. 噻唑烷二酮
E. α-葡萄糖苷酶抑制药
14. 妊娠合并糖尿病首选的降糖药物是（ ）
A. 格列苯脲 B. 消渴丸
C. 苯乙双胍 D. 胰岛素
E. 阿卡波糖
15. 缩宫素过量可引起（ ）
A. 胎儿窒息或子宫破裂
B. 血压升高 C. 抑制呼吸
D. 抑制排乳 E. 抑制心跳
16. 抗早孕可选用（ ）
A. 缩宫素 B. 麦角新碱
C. 前列腺素 D. 利托君
E. 硫酸镁
17. 防治先兆早产可选用（ ）
A. 缩宫素 B. 麦角新碱
C. 前列腺素 D. 利托君
E. 米非司酮
18. 雌激素临床多用于（ ）
A. 子宫内膜异位症
B. 先兆流产
C. 功能性子宫出血
D. 痛经
E. 习惯性流产
19. 短效口服避孕药，偶尔漏服时应于多少小时内补服 1 片（ ）
A. 12 B. 48
C. 3 D. 24
E. 6
20. 外科手术后体质消瘦者可选用（ ）
A. 己烯雌酚 B. 炔雌醇
C. 甲睾酮 D. 苯丙酸诺龙
E. 黄体酮
21. 抗着床避孕药的主要优点是（ ）
A. 每月只需服用 1 次
B. 毒性低
C. 效果可靠
D. 不受经期周期限制
E. 价廉

A_2 型题

22. 某 2 型糖尿病患者，体态肥胖，“三多一少”症状不太明显，血糖偏高，长期采用饮食控制和口服降血糖药物治疗，但血糖仍偏高，针对此患者最应增加的措施是（ ）
A. 加大降糖药剂量
B. 注射胰岛素 C. 运动疗法
D. 应用抗生素 E. 碳酸氢钠
23. 患者，男，69 岁。患有糖尿病 16 年。

近年来伴有严重肾功能不全，水肿。不宜应用的药物是（　　）

A. 精蛋白锌胰岛素＋依他尼酸

B. 低精蛋白锌胰岛素＋呋塞米

C. 珠蛋白锌胰岛素＋依他尼酸

D. 精蛋白锌胰岛素＋呋塞米

E. 精蛋白锌胰岛素＋氢氯噻嗪

24. 患者，男，50 岁。半年前体检发现 2 型糖尿病，无口渴、多尿症状。坚持饮食控制及运动锻炼，近 3 个月空腹血糖 5.0～6.0mmol/L（90～108mg/dl），餐后血糖 10.0～13.0mmol/L（180～234mg/dl），空腹血糖正常，餐后血糖升高，拟加用（　　）

A. 双胍类降血糖药

B. 磺脲类降糖药

C. α-葡萄糖苷酶抑制药

D. 短效胰岛素

E. 中效胰岛素

25. 患者，男，17 岁。患糖尿病 2 个月，有酮症酸中毒病史，每日进主食量 400g，血糖波动大，身高 172cm，体重 46kg，最适宜的治疗是（　　）

A. 控制饮食　B. 加强运动

C. 胰岛素　D. 双胍类降糖药

E. 磺脲类降糖药

26. 患者，男，44 岁。有支气管哮喘病史 10 年，每遇到寒冷季节或上呼吸道感染时，发热，哮喘发作加重。本次 5 日来发热，体温 38～39℃，两肺满布湿啰音和哮鸣音。心率 130 次/分，血压 160/95mmHg，呼吸急促，面部发绀，宜选用的治疗措施是（　　）

A. 曲安西龙＋异丙肾上腺素

B. 倍氯米松＋肾上腺素

C. 麻黄碱＋氨茶碱

D. 曲安西龙＋肾上腺素

E. 倍氯米松＋沙丁胺醇

27. 患者，女，30 岁。低热伴关节肿痛 3 个月，轻度贫血，抗核抗体（＋），抗双链 DNA 抗体（＋），疑患系统性红斑狼疮，治疗首选的药物是（　　）

A. 非甾体抗炎药　B. 糖皮质激素

C. 免疫抑制剂　D. 抗生素

E. 柳氮磺吡啶

28. 患者，女，30 岁。患甲状腺功能亢进 2 年，现正在服用甲硫氧嘧啶，该药的作用机制是（　　）

A. 破坏甲状腺组织

B. 抑制 T_4 转变为 T_3

C. 阻断甲状腺的合成

D. 阻断甲状腺素的释放

E. 抑制 TSH 释放

29. 患者，女，25 岁。患甲亢 2 年，2 日前因感冒受凉，体温高达 39.0℃，恶心、呕吐、腹泻、心悸，心率 120 次/分，继而出现昏迷，诊断为甲亢危象，治疗过程中禁用的药物是（　　）

A. 异丙嗪　B. 阿司匹林

C. 抗生素　D. 丙硫氧嘧啶

E. 补液

30. 某初产妇，24 岁。妊娠 39 周。妊娠期糖尿病，平时饮食控制血糖，因“腹痛伴阴道流液 10 小时”入院待产。入院后遵医嘱给予缩宫素 2.5U，静脉滴注的方法是（　　）

A. 缩宫素＋0.9%氯化钠注射液 500ml 静脉滴注，以 4 滴/分开始

B. 缩宫素＋0.9%氯化钠注射液 500ml 静脉滴注，以 10 滴/分开始

C. 缩宫素＋葡萄糖盐水 500ml 静脉滴注，以 10 滴/分开始

D. 缩宫素＋5%葡萄糖 500ml 静脉滴注，以 10 滴/分开始

E. 缩宫素＋5%葡萄糖 500ml 静脉滴注，以 4 滴/分开始

31. 患者，女，25 岁。怀孕 2 个月，因患先天性心脏病而需终止妊娠，请问应给予什么药物流产（　　）

A. 缩宫素　B. 麦角新碱

C. 垂体后叶素　D. 米索前列醇

E. 利托君

A_3/A_4型题

（32、33题共用题干）

患者，男，60岁。患有风湿性关节炎，口服泼尼松和布洛芬等非甾体抗炎药5月余。近日突发自发性胫骨骨折，入院治疗。

32. 其骨折可能与应用下列哪种药物有关（　　）

A. 阿司匹林　　B. 吲哚美辛

C. 泼尼松　　D. 保泰松

E. 布洛芬

33. 预防自发性骨折可采取下列何种措施（　　）

A. 补充维生素D和钙剂

B. 补充维生素D

C. 补钙

D. 补充钾盐

E. 低盐、低糖饮食

（34、35题共用题干）

患者，女，38岁。已有3年的原发性甲状腺功能亢进病史，经多方治疗病情难以控制，需手术切除部分甲状腺。

34. 术前准备药物有丙硫氧嘧啶，丙硫氧嘧啶的作用是（　　）

A. 阳断甲状腺激素受体

B. 抑制碘泵

C. 抑制甲状腺过氧化物酶

D. 抑制 Na^+-K^+泵

E. 抑制甲状腺蛋白水解酶

35. 可用于术前准备，使腺体缩小变硬、血管减少而利于手术进行的药物是（　　）

A. ^{131}I　　B. 卡比马唑

C. 丙硫氧嘧啶　　D. 甲巯咪唑

E. 碘化物

（36、37题共用题干）

患者，男，50岁，患2型糖尿病5年。晨练时出现疲乏、强烈饥饿感、出汗、脉速、恶心、呕吐，随即陷入昏迷。旁人见状后打“120”急救。

36. 该患者可能出现了（　　）

A. 低血糖昏迷　　B. 酮症酸中毒

C. 非酮症性高渗性昏迷

D. 糖尿病肾病　　E. 急性心力衰竭

37. 医护人员到场后，首要的处理措施是（　　）

A. 静脉滴注胰岛素

B. 纠正酸中毒

C. 静脉滴注碳酸氢钠

D. 静脉推注50%葡萄糖溶液

E. 应用呼吸兴奋剂

（尚秀芝）

第12章 抗微生物药

引 言

抗微生物药是一类能抑制或杀灭病原微生物用于防治感染性疾病的药物。在抗微生物药未被发现之前，很多感染性疾病严重威胁着人类的健康和生命。从磺胺药的合成到青霉素的发现及后来各种抗微生物药的应用，许多感染性的疾病从此得到一定控制。

第1节 抗微生物药概述

抗微生物药是一类能抑制或杀灭病原微生物（细菌、病毒、支原体、衣原体等），用于防治感染性疾病的药物。用于抑制或杀灭体表和周围环境抗病原微生物的药物称为消毒防腐药。用于体内抗病原微生物、寄生虫感染及恶性肿瘤的药物称为化学治疗药，其治疗方法称为化学治疗（简称化疗）。在应用抗微生物药时，需注意机体、病原微生物和药物三者之间的相互关系，见图 12-1。在治疗过程中要注重调动机体的防御能力，提高药物对病原体的选择性，避免或减少药物的不良反应和病原微生物耐药性的产生，充分发挥药物的治疗作用。

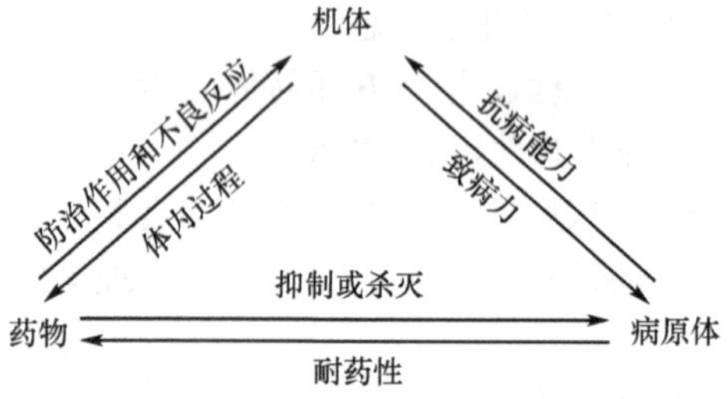

图 12-1 机体、病原微生物和抗微生物药三者之间的关系

一、基本概念及常用术语

1. 抗菌药　是指对细菌具有抑制或杀灭作用的药物，包括抗生素和人工合成的抗菌药。

2. 抑菌药和杀菌药　仅能抑制病原微生物生长繁殖而无杀灭作用的药物为抑菌药，如大环内酯类抗生素；能杀灭病原微生物的药物为杀菌药，如青霉素类、氨基糖苷类抗生素。

3. 抗菌活性　是指抗菌药物抑制或杀灭病原微生物的能力，分别用最低抑菌浓度（MIC）和最低杀菌浓度（MBC）表示。最低抑菌浓度是能够抑制病原微生物生长的最低药物浓度，最低杀菌浓度是指能够杀灭病原微生物或使病原微生物数减少 99.9%的最低药物浓度。

4. 抗菌谱　指抗菌药的抗菌范围。根据抗菌范围的大小可将抗菌药分为广谱抗菌药和窄谱抗菌药两类。广谱抗菌药是指对多种病原微生物有效的抗菌药物，如大环内酯类抗生素；窄谱抗菌药是指仅对某一种或某类病原微生物有效的抗菌药物，如异烟肼仅对结核分枝杆菌有作用。

5. 化疗指数　指化疗药物的半数致死量（LD_{50}）与半数有效量（ED_{50}）的比值，是衡量药物安全性和有效性的重要指标。化疗指数越大，用药的安全性和有效性越大。

6. 抗菌后效应　是指药物与细菌短暂接触，当血药浓度低于最低抑菌浓度或被消除后，细菌的生长仍受到持续抑制的效应。

7. 抗生素　是由某些微生物（如细菌、真菌、放线菌等）在代谢过程中产生的具有抑制或杀灭其他病原微生物作用的物质。包括天然抗生素、半合成抗生素两类。

8. 耐药性　是指病原体与抗微生物药物长期或反复接触后，对抗微生物药物的敏感性降低甚至消失的现象，又称抗药性。如病原体对某种抗微生物药产生耐药性，同时对其他抗微生物药物也同样耐药，则称交叉耐药性。

知识链接

超级细菌

超级细菌是一种多重耐药性细菌，这类细菌对抗生素有强大的抵抗作用，能逃避被杀灭的危险，患者会因为感染而引起可怕的炎症、高热、痉挛、昏迷直到最后死亡。滥用抗生素是造成超级细菌的根本原因，每年全世界有50%的抗生素被滥用，而我国甚至接近80%。因此，应该采取措施，坚决制止滥用抗生素。

二、抗菌药物的作用机制

抗菌药主要通过干扰病原微生物的生化代谢过程，从而产生杀菌或抑菌作用，见图12-2。

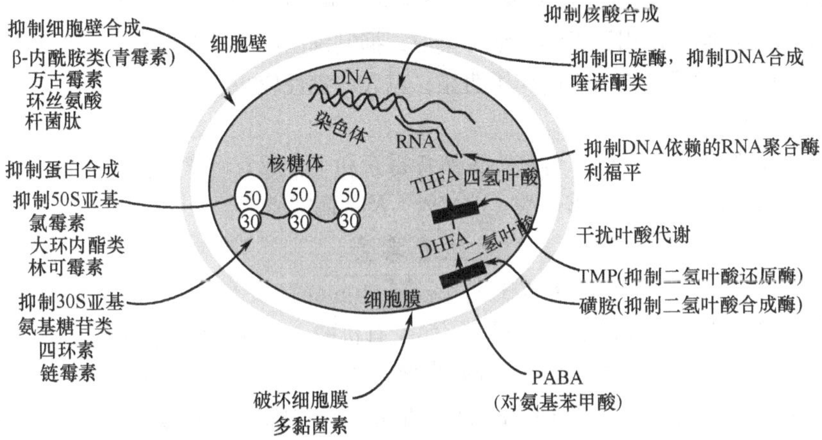

图12-2 抗菌药物作用机制

1．抑制细菌细胞壁的合成　细菌的外边有一层坚韧而富有弹性的细胞壁，它具有维持细菌正常形态和功能的作用。β-内酰胺类抗生素可抑制细菌细胞壁黏肽的合成，造成细胞壁缺损而导致细菌裂解死亡。

2．抑制细菌蛋白质的合成　大环内酯类、林可霉素、氨基糖苷类、四环素类、氯霉素等药物通过抑制细菌蛋白质合成的不同环节而达到抗菌作用。

3．影响细菌细胞膜的通透性　细菌细胞膜是一种半透膜，具有运输物质和渗透屏障的功能。多黏菌素类等药物可增加细菌细胞膜的通透性，导致菌体内物质外漏而死亡。

4．抑制细菌核酸的合成　磺胺类药物、甲氧苄啶可分别抑制二氢叶酸合成酶与二氢叶酸还原酶，妨碍细菌叶酸的代谢过程，进而导致核酸合成受阻而产生抗菌作用；喹诺酮类、利福平药物可分别抑制DNA回旋酶与依赖DNA的RNA多聚酶，从而抑制细菌核酸的合成而呈现抗菌作用。

第2节 抗生素

案例12-1

患者，男，30岁。因淋雨受凉后感觉咽喉疼痛、咳嗽、发热、自行口服板蓝根冲剂，3日后咽喉部肿痛加重，来医院就诊，查体：体温39℃、扁桃体Ⅲ度肿大。诊断为急性扁桃体炎。青霉素皮试(－)。

医嘱：青霉素 800 万 U 静脉滴注，一日 1 次。
问题： 1. 应用青霉素的依据是什么？
2. 青霉素还可以用于哪些疾病？
3. 青霉素的抗菌机制是什么？

抗生素（antibiotics）系指由细菌、真菌或其他微生物在生活过程中所产生的具有抗病原体或其他活性的一类物质。主要包括 β-内酰胺类、大环内酯类、氨基糖苷类、四环素类、氯霉素类及其他抗生素。

一、β-内酰胺类

β-内酰胺类抗生素是一类化学结构中含有 β-内酰胺环的抗生素，包括青霉素类、头孢菌素类和其他 β-内酰胺类等。β-内酰胺环是抗菌活性的必需结构，如果被 β-内酰胺酶水解后即失去抗菌作用。其共同抗菌机制是作用于青霉素结合蛋白，抑制细菌细胞壁黏肽的合成而发挥杀菌作用，属于繁殖期杀菌剂，对革兰氏阳性菌作用明显，对人体毒性较小。

（一）青霉素类

青霉素类药物按其来源不同，可分为天然青霉素和半合成青霉素两类。

其基本化学结构由 6-氨基青霉烷酸（6-APA）及其侧链组成。

天然青霉素

青霉素 G（penicillin G）

临床用青霉素是从青霉菌培养液中提取，属于有机酸。其钠盐和钾盐易溶于水，水溶液性质不稳定，在室温中放置 24 小时，大部分降解失效，并产生具有抗原性的物质，不但疗效低，还易发生过敏反应，故常将其制成性质稳定的粉针制剂，其溶液现用现配。青霉素不耐热，也易被酸、碱、醇、重金属、氧化剂及青霉素酶所破坏。最适 pH 为 5～7.5，过高或过低都会加速青霉素降解，故静脉滴注时最好置于 0.9%氯化钠注射液（pH 为 4.5～7.0）中稀释。

青霉素 G 口服易被胃酸和消化酶破坏，故不宜口服，须注射使用。肌内注射吸收快而完全，约 0.5 小时血药浓度达高峰，吸收后广泛分布于各种组织中，但不易透过血脑屏障，当脑膜有炎症时，青霉素 G 易透过血脑屏障，脑脊液中可达血药浓度的 60%～70%，达到有效抗菌浓度。约 90%以原形由肾小管分泌，其半衰期为 0.5～1 小时，但因抗菌后效应等原因，有效抗菌时间可维持 4～6 小时。丙磺舒可与青霉素竞争肾小管分泌，两药合用时能提高青霉素血药浓度，延长其半衰期。

【抗菌作用】青霉素与敏感菌胞浆膜上的青霉素结合蛋白（PBPs）结合，抑制转肽酶的活性，阻止了细菌细胞壁黏肽的生物合成，造成细胞壁缺损，细胞壁丧失维持菌体高渗状态的功能，水分不断渗入，菌体膨胀、变形、破裂而死亡。青霉素 G 属窄谱抗生素，对其敏感的病原微生物有以下几类。

1. 大多数革兰氏阳性球菌　如溶血性链球菌、肺炎链球菌、草绿色链球菌、不耐药的金黄色葡萄球菌和表皮葡萄球菌等。
2. 革兰氏阴性球菌　如脑膜炎奈瑟菌、不耐药的淋病奈瑟菌。
3. 革兰氏阳性杆菌　如白喉棒状杆菌、炭疽芽孢杆菌、产气荚膜梭菌、破伤风芽孢梭菌等。
4. 螺旋体　如梅毒螺旋体、钩端螺旋体、回归热螺旋体等。
5. 放线菌属　如衣氏放线菌。

【临床应用】青霉素 G 高效、低毒、廉价，目前仍作为多数敏感菌和螺旋体感染的首选药。

1．革兰氏阳性球菌感染　如溶血性链球菌感染引起的咽炎、扁桃体炎、中耳炎、蜂窝组织炎、心内膜炎、猩红热等；草绿色链球菌和肠球菌引起的心内膜炎，应与链霉素或庆大霉素合用；肺炎链球菌引起的大叶性肺炎、支气管炎、中耳炎等；葡萄球菌的敏感菌株引起的疖、痈、骨髓炎、呼吸道感染、败血症等，都应选青霉素。

2．革兰氏阴性球菌感染　如脑膜炎奈瑟菌引起的脑膜炎；淋病奈瑟菌引起的淋病。

3．革兰氏阳性杆菌感染　如白喉、炭疽、气性坏疽和破伤风等。因青霉素对这些细菌产生的外毒素无作用，必须合用相应的抗毒素。

4．螺旋体感染　如梅毒、钩端螺旋体病、回归热等。

5．放线菌感染　如局部肉芽肿样炎症、脓肿等。需大剂量、长疗程用药。

护考链接

猩红热首选的治疗药物是（　　）

A. 红霉素　　B. 青霉素G　　C. 庆大霉素

D. 利巴韦林　　E. 头孢菌素

解析：青霉素G是治疗猩红热的首选药物，故答案为B。

【不良反应】

1．过敏反应　为青霉素类最常见的不良反应，发生率较高。轻者表现为荨麻疹、皮炎、药物热、血管神经性水肿等。严重者可出现过敏性休克，表现为呼吸困难、胸闷、发绀、面色苍白、出冷汗、心悸、脉搏细弱、血压下降、昏迷等，若抢救不及时，可因呼吸和循环衰竭而死亡。

2．赫氏反应　应用青霉素治疗梅毒、钩端螺旋体和炭疽病时，在感染初期，可出现症状加剧的现象，表现为全身不适、发热、寒战、肌痛、咽痛、心跳加快等症状，严重时可危及生命，称为赫氏反应，原因是大量螺旋体被青霉素杀死后释放的物质所导致的变态反应。

3．青霉素脑病　大量而快速地静脉给药或鞘内注射时，可引起头痛、肌肉痉挛、抽搐、昏迷等中枢神经系统反应，类似癫痫发作，称为青霉素脑病。若出现青霉素脑病，应及时停药并对症治疗。婴儿、老人及肾功能不全者易发生，临床用药时尤应注意。

4．局部刺激　肌内注射时可出现局部红肿、疼痛、硬结，甚至引起周围神经炎等，以钾盐多见。若青霉素钾盐大剂量静脉给药时，可出现高钾血症，导致心律失常，故禁用钾盐静脉注射。

【用药护理】

1．用药前护理

（1）用药前评估

1）详细询问有无药物过敏史，有青霉素过敏史者禁用，对其他药物过敏者慎用。

2）凡初次使用、用药间隔24小时以上或更换批号者必须做皮肤过敏试验（皮试）。皮试阳性者禁用。

3）应临用前配制，即时用完。宜用0.9%氯化钠注射液配制，避免配伍用药，避免在饥饿时和局部用药。每次用药后至少严密观察30分钟。应在有抢救条件的医疗场所使用。

4）做好抢救过敏性休克的药物及器材准备。

（2）健康宣教：向患者解释用药的目的，教给患者服药的方法并告知所用药物可能的不良反应及处理措施。

2．用药中护理

（1）青霉素 G 肌内注射时应深部肌肉缓慢注射，以避免疼痛。告知患者即使皮试阴性也有极少数人出现过敏性反应。指导患者注意自己是否有胸闷、头晕等不适，如有不适立刻告知医生。

（2）给药后护士至少观察患者 30 分钟，没有问题后方可暂时离开。

（3）一旦发生过敏性休克立刻进行抢救：抢救措施为立即皮下或肌内注射 0.1%肾上腺素 0.5～1ml，严重者应稀释后缓慢静脉注射或静脉滴注。必要时使用糖皮质激素、H_1受体阻断药及其他对症处理药物。严重者须做气管切开、人工呼吸等。

3．用药后护理

（1）观察药物疗效。

（2）指导患者学会观察是否出现皮疹、药物热、水肿等过敏反应。

护考链接

患者，男，26 岁。患化脓性扁桃体炎。注射青霉素 1 分钟后出现胸闷、气促、面色苍白、出冷汗。首先应（　　）

A. 给予氧气吸入

B. 肌内注射尼可刹米 0.375g

C. 开放静脉通道，大量快速输液

D. 皮下注射 0.1%盐酸肾上腺素 1ml

E. 静脉注射地塞米松 5mg

解析：发生青霉素过敏性休克的抢救措施是立即注射肾上腺素。故答案为 D。

半合成青霉素

本类药物是在天然青霉素的基础上连接不同的侧链而得到的一类青霉素。与天然青霉素相比，具有耐酸、耐酶、广谱等优点。其抗菌机制、不良反应与天然青霉素相似，与天然青霉素有交叉过敏反应，故在使用之前必须作皮试。常用的半合成青霉素的分类、特点及应用如下所述。

1．耐酸青霉素类　主要有青霉素 V（penicillin V）。其特点：①耐酸，口服吸收好，有轻微胃肠道反应，不耐 β-内酰胺酶；②抗菌谱与青霉素相似但活性不及青霉素 G；③用于革兰氏阳性球菌引起的轻度感染。

2．耐酶青霉素类　包括苯唑西林（oxacillin）、氯唑西林（cloxacillin）和双氯西林（dicloxacillin）。其特点：①耐酸可口服；②对革兰氏阳性菌的作用不如青霉素，但对产生 β-内酰胺酶的金黄色葡萄球菌有效；③主要用于耐青霉素 G 的金黄色葡萄球菌感染如肺炎、心内膜炎、败血症等。

3．广谱青霉素类　主要有氨苄西林（ampicillin）、阿莫西林（amoxicillin）和匹氨西林（pivampicillin）。其特点：①耐酸可口服，但不耐酶，对耐药金黄色葡萄球菌无效；②抗菌谱广，对革兰氏阳性菌和革兰氏阴性菌均有杀灭作用，对革兰氏阴性菌的作用优于青霉素，但对铜绿假单胞菌无效；③用于各种敏感菌引起的伤寒、副伤寒、呼吸道、泌尿道和胆道等感染，还可用于幽门螺杆菌的感染。

4．抗铜绿假单胞菌广谱青霉素类　包括羧苄西林（carbenicillin）、哌拉西林（piperacillin）、替卡西林（ticarcillin）。其特点：①不耐酸，均需注射给药；不耐酶，对耐药金黄色葡萄球菌无效；②抗菌谱广，对革兰氏阳性菌作用与青霉素近似，对革兰氏阴性菌作用强，特别是对铜绿假单胞菌有强大抗菌作用；③主要用于铜绿假单胞菌感染及某些革兰氏阴性菌感染，常与庆大霉素合用。

5. 抗革兰氏阴性菌青霉素类　包括美西林（mecillinam）、匹美西林（pivmecillinam）、替莫西林（temocillin）。其特点：①口服不吸收，须注射给药；②对革兰氏阴性杆菌作用强，对铜绿假单胞菌无效，对革兰氏阳性菌作用弱；③主要用于革兰氏阴性杆菌所致的泌尿道、皮肤软组织感染等。

（二）头孢菌素类

头孢菌素类是在基本化学结构7-氨基头孢烷酸（7-ACA）上引入不同的侧链而形成的一类部分合成抗生素。具有抗菌谱广、杀菌作用强、临床疗效高、对β-内酰胺酶较稳定、过敏反应较青霉素少等特点，故临床应用较为广泛。

根据头孢菌素类药物的抗菌特点、对β-内酰胺酶的稳定性、肾毒性及临床应用的差异将其分为四代，各代作用特点及用途见表12-1。

表12-1　头孢菌素类药物的作用特点及用途

分类	常用药物	作用特点及用途
第一代	头孢噻吩（cefalothin） 头孢氨苄（cefalexin） 头孢唑啉（cefazolin） 头孢羟氨苄（cefadroxil） 头孢拉定（cefradine）	（1）对革兰氏阳性菌（包括耐青霉素的金黄色葡萄球菌）作用强，对革兰氏阴性菌作用弱，对铜绿假单胞菌无效 （2）对β-内酰胺酶稳定，但不及第二、三、四代，对革兰氏阴性菌产生的β-内酰胺酶不稳定 （3）肾毒性较第二、三、四代大 （4）主要用于耐青霉素的金黄色葡萄球菌及革兰氏阳性菌引起的呼吸道、泌尿道、皮肤软组织等感染
第二代	头孢孟多（cefamandole） 头孢呋辛（cefuroxime） 头孢克洛（cefaclor）	（1）对革兰氏阳性菌的作用较第一代稍弱，对革兰氏阴性菌的作用较第一代强，对部分厌氧菌有效，但对铜绿假单胞菌无效 （2）对β-内酰胺酶较稳定，但不及第三、四代 （3）肾毒性较第一代小 （4）广泛用于敏感菌所致的呼吸道、皮肤软组织、胆道、泌尿道及其他组织器官等感染
第三代	头孢噻肟（cefotaxime） 头孢他啶（ceftazidime） 头孢曲松（ceftriaxone） 头孢哌酮（cefoperazone）	（1）对厌氧菌及革兰氏阴性菌作用强，对铜绿假单胞菌有较强的作用，但对革兰氏阳性菌作用不及第一、二代 （2）组织穿透力强，分布广泛，半衰期长 （3）对多种β-内酰胺酶高度稳定 （4）对肾基本无毒性 （5）主要用于敏感菌的重症感染及以革兰氏阴性杆菌为主要致病菌，兼有厌氧菌和革兰氏阳性菌的混合感染
第四代	头孢匹罗（cefpirome） 头孢吡肟（cefepime） 头孢克定（cefcidin）	（1）广谱、高效，对革兰氏阳性菌的作用增强，对革兰氏阴性菌的作用比第三代强 （2）对β-内酰胺酶稳定性最高 （3）无肾毒性 （4）主要用于对第三代耐药的革兰氏阴性杆菌引起的重症感染。由于穿透力强，脑脊液浓度高，细菌性脑膜炎效果更佳

【不良反应】

1. 过敏反应　表现为皮疹、荨麻疹、哮喘、药热、血清样反应等，严重者可发生过敏性休克。与青霉素类有部分交叉过敏现象，故青霉素过敏者慎用或禁用。发生过敏性休克的处理同青霉素类。

2. 肾损害　大剂量使用头孢菌素类可致肾损害，表现为蛋白尿、血尿、血中尿素氮升高，甚至肾衰竭，以第一、二代为甚。本类药物不宜与氨基糖苷类、高效利尿药等合用，以免肾毒性增加。长期用药要定期检测尿蛋白、血尿素氮，注意观察尿量、尿色。肾功能不全者禁用。

3. 胃肠道反应　口服制剂可引起恶心、呕吐、食欲缺乏等胃肠道反应，饭后服用可减轻。

4. 二重感染 长期应用可引起菌群失调，导致二重感染，尤以第三、四代为甚，出现腹痛、腹泻、腹胀、发热等假膜性肠炎症状，应立即停药，除对症治疗外，须用万古霉素和甲硝唑治疗。

5. 凝血功能障碍 长期大量使用头孢孟多、头孢哌酮可引起低凝血酶原血症或血小板减少，与抗凝血药、水杨酸制剂等合用时，增加出血危险，故用药期间应注意观察患者有无出血倾向，必要时酌情补给维生素 K 防治。

6. 其他 服药期间饮酒或含乙醇的饮料可出现“双硫仑反应”。表现为颜面或全身皮肤潮红、头晕、头痛、心悸、恶心、发热、胸闷、呼吸困难、意识障碍、大小便失禁及休克等，又称戒酒样反应。故用药期间或停药 3～7 日内应禁酒。

知识链接 双硫仑样反应

乙醇进入体内后，在肝细胞内经过乙醇脱氢酶的作用氧化为乙醛，乙醛在肝细胞线粒体内经过乙醛脱氢酶的作用氧化为乙酸和乙酰酶 A，乙酸进一步代谢为二氧化碳和水排出体外，由于某些药物的化学结构中含有甲硫四氮唑侧链，抑制了肝细胞线粒体内乙醛脱氢酶的活性，使乙醛产生后不能进一步氧化代谢，从而导致体内乙醛聚集，出现双硫仑样反应。表现为面部潮红，眼结膜充血，视物模糊，头颈部血管剧烈搏动、头痛、头晕，恶心、呕吐、出汗、口干，胸痛、心梗、急性心力衰竭、呼吸困难，急性肝损伤，惊厥甚至死亡等。查体时可有血压下降、心率加速、心电图 ST-T 改变等，严重程度与用药剂量和饮酒量成正比关系。

（三）其他β-内酰胺类抗生素

碳青霉烯类

碳青霉烯类包括亚胺培南（imipenem）、美罗培南（meropenem）、帕尼培南（panipenem）等。具有抗菌谱广、抗菌活性强、对β-内酰胺酶高度稳定、毒性低等优点。亚胺培南在体内易被肾脱氢肽酶水解灭活，与抑制肾脱氢肽酶的西司他丁合用后，因肾内灭活减少而增效。主要用于多重耐药菌引起的严重感染及需氧菌和厌氧菌的混合感染。常见的不良反应有恶心、药疹、静脉炎、氨基转移酶升高等。大剂量可致肾损害、惊厥及意识障碍等中枢神经系统反应。

头霉素类

目前常用的头霉素类有头孢西丁（cefoxitin）、头孢美唑（cefmetazole）。

本类药物抗菌谱广，对革兰氏阳性菌、革兰氏阴性菌均有较强杀菌作用，抗厌氧菌作用强，对β-内酰胺酶高度稳定。主要用于治疗腹腔、盆腔、妇科的需氧菌和厌氧菌的混合感染。不良反应有皮疹、静脉炎、蛋白尿、嗜酸粒细胞增多等。

氧头孢烯类

氧头孢烯类主要包括拉氧头孢（latamoxef）和氟氧头孢（flomoxef）。

抗菌谱广，对革兰氏阳性菌、革兰氏阴性杆菌、厌氧菌和脆弱类杆菌均有较强的抗菌活性。主要用于敏感菌所致的呼吸道、泌尿道、胆道、妇科感染及脑膜炎败血症等。不良反应以皮疹多见，偶见低凝血酶原血症和出血症状，可用维生素 K 防治。

单环类

单环类主要有氨曲南（aztreonam）和卡芦莫南（carumonam）。

抗菌谱窄，对需氧革兰氏阴性菌有强大的杀菌作用，具有耐酶、低毒等特点。可用于对青霉素和头孢菌素过敏的患者。常用于敏感菌所致的泌尿道、下呼吸道、胆道、盆腔、皮肤软组织感染及败血症、脑膜炎等。不良反应少而轻，偶见皮疹、氨基转移酶升高等。

β-内酰胺酶抑制药

本类药物包括克拉维酸（clavulanic acid）、舒巴坦（sulbactam）、他唑巴坦（tazobactam）等。抗菌活性较弱，抗菌谱较窄，可通过抑制β-内酰胺酶而保护一些不耐酶的抗生素免受破坏，常与青霉素类或头孢菌素类合用，组成复方制剂，发挥抑酶、增效的作用。常用的复方制剂有阿莫西林与克拉维酸钾配伍口服制剂奥格门汀（augmentin）；氨苄西林与舒巴坦配伍，以 1：1 组成的制剂称舒他西林（sultamicillin），以 2：1 组成者称优立新（unasyn）；与头孢哌酮配伍的制剂称舒巴哌酮（sulperazone）等。广泛用于呼吸道、泌尿道及皮肤和软组织等部位的感染。

（四）β-内酰胺类抗生素用药护理

1．用药前护理

（1）评估患者的肝、肾功能及凝血功能等机体状态。了解患者的感染性质和程度。

（2）详细询问用药史，避免出现药物配伍禁忌。使用本类药物大多需要做皮试，并详细询问过敏史。

（3）嘱咐患者坚持按时、按量合理用药，不能随意停药，以保证疗效；有明显胃肠道反应的药物，应饭后服用。

（4）做好抢救过敏性休克的准备。

2．用药中护理

（1）用药期间注意监测：①有无过敏反应（是否有皮疹、水肿及药物热，呼吸、脉搏、血压情况）；②电解质情况；③尿量、尿的颜色及肾功能；④使用头孢菌素类药物需观察是否有出血现象。

（2）使用头孢菌素类药物避免饮酒或含有乙醇的饮料，以免发生“双硫仑样反应”。

3．用药后护理

（1）观察药物疗效，发现疗效不佳时须告知医生及时调整给药方案。

（2）注意观察患者的血压、呼吸、心率等，如果发生过敏性休克，抢救措施同青霉素。

二、大环内酯类

大环内酯类是一类具有大环内酯结构的抗生素。常用的大环内酯类抗生素包括：14 元环大环内酯类，如红霉素、罗红霉素、克拉霉素等；15 元环大环内酯类，如阿奇霉素；16 元环大环内酯类，如螺旋霉素、乙酰螺旋霉素、麦迪霉素等。其共同特点：抗菌谱较青霉素广，主要用于革兰氏阳性菌、某些厌氧菌、弯曲菌、衣原体和支原体等感染；通过抑制菌体蛋白质的合成而迅速发挥抑菌作用，属快效抑菌药；不耐酸，碱性条件下作用增强，难通过血脑屏障，主经胆道排泄；不良反应以局部刺激性为主，可见肝损害；本类药物间有交叉耐药现象。

红霉素（erythromycin）

红霉素是从链霉菌培养液中提取的碱性抗生素，碱性条件下抗菌作用增强。口服易吸收，但易被胃酸破坏，并受食物影响，常制成肠溶片或酯类制剂。能通过胎盘屏障，也可进入乳汁，不能透过血脑屏障。大部分经肝代谢，经胆汁排泄，胆汁中浓度为血浆浓度的 30 倍，可形成肝肠循环。

【抗菌作用】红霉素抗菌谱与青霉素类相似而稍广。对革兰氏阳性菌包括金黄色葡萄球菌、肺炎链球菌、白喉棒状杆菌等具有强大的抗菌作用；对革兰氏阴性菌如脑膜炎奈瑟菌、淋病奈瑟菌、百日咳杆菌、流感嗜血杆菌、弯曲菌、军团菌等有效；对衣原体、支原体、立克次体、厌氧菌等也有抑制作用。易产生耐药性，连用一般不超过 1 周，停药可逐渐恢复对其敏感性。

【临床应用】用于对 β-内酰胺类耐药的革兰氏阳性菌尤其是金黄色葡萄球菌感染和对青霉素过敏者；可作为支原体肺炎、军团菌肺炎、百日咳、白喉带菌者、弯曲菌所致的肠炎和败血症、沙眼衣原体所致的新生儿结膜炎或婴儿肺炎等的首选药。由于耐药性和胃肠反应严重，逐渐被半合成品取代。

知识链接

军团菌病

军团菌病或称退伍军人病，是由军团菌属细菌引起的临床综合征，因 1976 年美国费城召开退伍军人大会时暴发流行而得名。军团菌喜欢藏身于各种水源中，尤其在空调冷却水中和人工管道水中广泛存在。目前，随着百姓生活水平的逐步提高，城市中高层建筑的日益增多，热水管、喷水池、空调、淋浴及加湿器等设备的普及，这些都有可能增加军团菌病的危险性。因而，军团菌病在国际上已被视为"现代生活文明病"。

【不良反应】

1. 局部刺激性　胃肠道反应常见，常采用肠溶片，不宜与碳酸饮料同服，以免降低疗效及增加消化道反应；肌内注射疼痛剧烈，不宜选择；静脉滴注浓度过高或速度过快易发生血栓性静脉炎，应稀释后缓慢滴注。

2. 肝毒性　大剂量或长期应用，尤其是在应用酯化红霉素时，可致氨基转移酶升高、胆汁淤积、肝大等肝损害。疗程以不大于 2 周为宜，定期查肝功能，并注意有无皮肤和巩膜黄染、全身不适、厌食、恶心等症状，如有应立即通知医生。孕妇、婴幼儿慎用，肝功能不良患者禁用。

3. 耳毒性　大剂量给药、肝肾功能不全的患者、老年人使用后可发生，出现眩晕、听力减退等。多数停药后可恢复。

4. 过敏反应　偶见药物热、皮疹等。

5. 药物相互作用　红霉素乳糖酸粉针剂忌用 0.9%氯化钠注射液溶解，因盐析反应易致沉淀，应先用注射用水配制成 5%溶液，再加入 5%葡萄糖注射液 500ml 静脉滴注。与青霉素类、氯霉素等合用可致拮抗作用，与四环素类联合则使肝损害加重，故不宜合用。

护考链接

治疗支原体肺炎的首选抗生素是（　　）

A. 大环内酯类　　B. 青霉素　　C. 氨基糖苷类

D. 喹诺酮类　　E. 磺胺类

解析：治疗支原体肺炎的首选药物为大环内酯类抗生素，可给予红霉素每日 1.5～2g，分 3～4 次口服，疗程 2～3 周。故答案为 A。

罗红霉素（roxithromycin）

罗红霉素抗菌谱与红霉素相似，对肺炎支原体、衣原体作用较强，但对流感嗜血杆菌的作用较红霉素弱，对胃酸稳定，空腹吸收较好，主要用于敏感菌所致的呼吸道、泌尿生殖道、皮肤软组织及耳鼻喉部位的感染。不良反应少，有胃肠道反应，较红霉素轻。偶见皮疹、皮肤瘙痒、头痛、头昏等，应嘱患者避免驾驶、机械操作或高空作业。

阿奇霉素（azithromycin）

阿奇霉素耐酸，口服吸收快，抗菌谱与红霉素相似，但作用较强，组织中药物浓度高，半衰期长达 68～76 小时，每日仅需给药一次。临床主要用于敏感菌所致呼吸道、皮肤和软组织及泌尿生殖系统感染。不良反应轻，可有轻度胃肠道反应。肝功能不全者、孕妇、哺乳期妇女慎用，对大环内酯类过敏者禁用。

克拉霉素（clarithromycin）

克拉霉素抗菌谱与红霉素相似，抗菌活性较红霉素强。口服吸收迅速完全，且不受食物影响。对革兰氏阳性菌、军团菌、肺炎衣原体作用强大。临床主要用于敏感菌所致呼吸道感染、皮肤软组织感染及泌尿、生殖系统感染，可用于幽门螺杆菌感染。主要不良反应有胃肠道反应，偶见皮疹、头痛等，孕妇禁用。

【用药护理】

1. 用药前护理

（1）评估患者血压、肝肾功能及胃肠功能等机能状态，详细询问患者对本类药物的过敏史，过敏者禁用。了解患者是否有肝脏病史，避免在使用本类药物时加重肝损害。

（2）嘱患者坚持按时、按量合理用药，不能随意停药，以保证疗效。

（3）本类药物口服可引起胃肠道反应，如恶心、呕吐、腹泻、厌食等，嘱患者饭后服用。告知患者服用肠溶片应整片吞服，不可碾碎，不能与酸性药同服，以免影响吸收。

（4）配制乳糖酸红霉素，应先用灭菌注射用水4～6ml溶解其粉针剂，然后加至溶液中稀释，红霉素浓度控制在1%～5%；注意红霉素的配伍禁忌，避免与含盐的液体配伍以免出现沉淀。

2. 用药中护理

（1）用药过程中，应嘱患者多饮水。静脉滴注时应缓慢，避免出现局部疼痛和血栓性静脉炎。

（2）给药期间注意监测有无过敏反应（是否有皮疹、水肿及药物热，呼吸、脉搏、血压情况）；本类药物可引起胆汁淤积性黄疸和氨基转移酶升高，长期使用时应定期检测肝功能。注意观察患者的胃肠功能、听力及注射部位是否有异常。

（3）注意药物的相互作用：本类药物可与磺胺类药物合用，协同增效；与青霉素合用产生拮抗作用，与四环素类合用加重肝损害，不宜合用。

3. 用药后护理

（1）患者应用罗红霉素期间应嘱其尽量避免驾驶、机械操作或高空作业。

（2）观察药物疗效，发现疗效不佳时须告知医生及时调整给药方案。

（3）指导患者避开诱发因素，避免再次感染。

三、氨基糖苷类

氨基糖苷类是一类由氨基糖分子和氨基环醇以苷键相连接而成的碱性抗生素。包括天然品，如庆大霉素、链霉素、新霉素；半合成品，如阿米卡星、奈替米星等。

（一）氨基糖苷类抗生素的共性

1. 口服难吸收，仅用于肠道感染或肠道术前准备。全身感染必须注射给药，大部分以原形由肾排泄，可用于泌尿道感染，同服碳酸氢钠碱化尿液，可增强其抗菌活性。不易透过血脑屏障，易透过胎盘屏障，故孕妇慎用。

2. 抗菌谱较广，对革兰氏阴性菌作用强于革兰氏阳性菌，多环节抑制菌体蛋白质的合成，呈现快速杀菌作用，属静止期杀菌剂。本类药物之间有部分或完全交叉耐药性。庆大霉素、妥布霉素、阿米卡星等对铜绿假单胞菌有效。链霉素、卡那霉素及阿米卡星对结核分枝杆菌有效。

3. 不良反应

（1）耳毒性：可引起前庭神经损害与耳蜗神经损害，其中前庭神经损害出现较早，表现为眩晕、恶心、呕吐、眼球震颤、共济失调等。耳蜗神经损害较迟，表现为耳鸣、听力减退、严重者可致耳聋。应用氨基糖苷类药物期间，应注意听力监测，一旦出现眩晕、耳鸣、听力减退等耳聋先兆时，应及时停药。避免与有耳毒性的药物如呋塞米、依他尼酸、红霉素、甘露醇等合用，也应避免与能掩盖其耳毒性的镇静催眠药及抗组胺药如苯海拉明等合用。

（2）肾毒性：表现为蛋白尿、管型尿、血尿等，严重者可致无尿、氮质血症和肾衰竭，庆大霉素和阿米卡星较易发生。应用氨基糖苷类药物期间，应注意观察尿量、尿色的改变，定期检查肾功能，以防止肾脏损害。避免同时应用能增加肾毒性的药物如第一代头孢菌素、右旋糖酐、万古霉素、多黏菌素、两性霉素等。老年人及幼儿、哺乳期妇女慎用，孕妇禁用。

（3）阻断神经肌肉接头：大剂量腹膜内或胸膜内应用或静脉滴注速度过快可出现心脏抑制、血压下降、肢体瘫软无力、呼吸困难甚至呼吸停止等。应立即注射新斯的明和葡萄糖酸钙抢救，并配合其他抢救措施。疗程须控制在 1 周之内，且老年人及肾功能减退者慎用，重症肌无力患者、儿童禁用。

（4）过敏反应：可引起皮疹、药物热等症状，甚至引起过敏性休克。发生率低但危险性大，抢救时除静脉注射钙剂外，余同青霉素。

（二）常用药物

链霉素（streptomycin）

链霉素对结核杆菌、革兰氏阴性杆菌作用强大，但不良反应多，以耳毒性常见，现已少用。临床主要用于抗结核，为一线用药，常与利福平、异烟肼合用以增强疗效，延缓耐药性的产生；合用四环素类为治疗鼠疫的首选药；合用青霉素用于溶血性链球菌、草绿色链球菌和肠球菌引起的心内膜炎。在本类药物中过敏反应发生率最高。

庆大霉素（gentamicin）

庆大霉素抗菌谱较广，对多数革兰氏阴性杆菌有杀灭作用，如大肠杆菌、奇异变形杆菌、肺炎克雷伯菌、流感嗜血杆菌、布鲁菌属、沙雷菌属、铜绿假单胞菌等。对革兰氏阳性菌如耐青霉素的金黄色葡萄球菌及肺炎支原体也有效。主要用于革兰氏阴性杆菌感染，如败血症、骨髓炎、肺炎、腹腔感染、腹膜炎等，也用于铜绿假单胞菌感染，需与羧苄西林等合用；耐青霉素的金黄色葡萄球菌感染；口服用于肠道感染或用于结肠术前、术后预防感染。不良反应以耳毒性、肾毒性多见。

阿米卡星（amikacin）

本药为卡那霉素的衍生物。抗菌谱广，对结核杆菌、铜绿假单胞菌有效，且不易耐药，故可用于耐庆大霉素的细菌感染。亦可作为二线抗结核药。不良反应以耳毒性多见。

妥布霉素（tobramycin）

本药抗菌作用与庆大霉素相似，抗铜绿假单胞菌的作用强于庆大霉素，主要用于铜绿假单胞菌及其他革兰氏阴性杆菌所致严重感染。不良反应与庆大霉素相似但较轻。

奈替米星（netilmicin）

抗菌谱与庆大霉素相似，耐药性好，对耐其他氨基糖苷类的革兰氏阴性杆菌和耐青霉素类的金黄色葡萄球菌仍然有效，用于各种敏感菌引起的严重感染。在本类药物中毒性发生率最低。

护考链接

抢救链霉素所致过敏性休克的药物是（　　）

A. 新斯的明　　B. 苯海拉明　　C. 纳洛酮
D. 阿托品　　E. 葡萄糖酸钙

解析：链霉素过敏反应发生率较高，抢救时除静脉注射钙剂外，余同青霉素。故答案为E。

（三）氨基苷类药物的用药护理

1. 用药前护理

（1）评估患者的肝、肾功能，本类药物有耳毒性，避免与有耳毒性的药物（高效利尿药、万古霉素等）合用。本类药物有肾毒性，避免与有肾毒性的药物（多黏菌素、万古霉素、第一代头孢菌素类等）合用。

（2）有听力减退的患者、老人、儿童、哺乳期妇女慎用，孕妇、肾功能不全者禁用。

2. 用药中护理

（1）用药期间做好血药浓度监测、听力监测，注意询问患者有无眩晕、耳鸣等症状，指导患者及家属学会观察尿量及尿颜色，发现问题立即通知医生，及时调整用量或停药。

（2）链霉素可引起过敏性休克，用药前应做皮试。一旦发生过敏性休克，抢救措施除同青霉素过敏性休克外，还应静脉缓慢注射葡萄糖酸钙抢救。

（3）本类药物局部刺激性强，应采用深部肌内注射，并注意更换注射部位。静脉滴注时应稀释并缓慢滴注。大剂量静脉滴注或腹腔给药可阻断神经肌肉接头，应选用钙剂和新斯的明解救。

3. 用药后护理

（1）观察药物疗效，注意监测血压、心率、肾功能等，并作好记录。

（2）密切观察所用药物有无不良反应发生。

四、四环素类

四环素类根据来源不同，可分为天然品和半合成品两类。天然品有四环素、土霉素等，半合成品有多西环素、美他环素和米诺环素等。本类药物对革兰氏阳性菌、革兰氏阴性菌、立克次体、支原体、衣原体、螺旋体、放线菌均有抑制作用，属于广谱抗生素。因不良反应多，临床应用受限，但半合成品具有抗菌活性较强、无交叉耐药性、不良反应轻、口服易吸收等优点，常用于立克次体、支原体、衣原体及回归热螺旋体等所致的感染。

四环素（tetracycline）

本品口服易吸收但不完全，易受食物影响，尤其是乳制品、豆制品和抗酸药可影响其吸收，多价阳离子如Mg^{2+}、Ca^{2+}、Fe^{2+}、Al^{3+}等能与四环素类抗生素形成络合物妨碍其吸收。故禁与含上述离子的药物或食物同服。酸性药物如维生素C可促进四环素吸收。吸收后广泛分布于各组织，可沉积于骨和牙组织内，但不易透过血脑屏障。以原形由肾排泄，部分经胆汁排泄，可用于治疗泌尿道和胆道感染。

护考链接

不宜与牛奶、奶制品及抗酸药同服的是（　　）
A. 氨苄西林　　B. 四环素　　C. 氯霉素
D. 链霉素　　E. 新霉素

解析：食物尤其是乳制品、豆制品和抗酸药可影响四环素类的吸收，不宜同服。故答案为B。

【抗菌作用】抗菌谱广，对革兰氏阳性菌作用较革兰氏阴性菌强，对肺炎支原体、衣原体、立克次体、螺旋体、放线菌及阿米巴原虫等也有抑制作用。但对结核杆菌、铜绿假单胞菌、真菌、病毒、伤寒杆菌、副伤寒杆菌等无效。其作用机制是抑制菌体蛋白质合成，属快速抑菌药。

【临床应用】 由于耐药菌株的日益增多，不良反应较多，现临床应用较少。主要作为立克次体、支原体、衣原体、某些螺旋体感染等非细菌性感染的首选药之一。

【不良反应】

1．局部刺激症状　口服引起恶心、呕吐、上腹不适、腹胀、腹泻等消化道症状，饭后服可减轻。静脉滴注易引起静脉炎，应稀释后缓慢滴注。

2．二重感染　长期大量口服后，消化道敏感菌株抑制，非敏感菌生长繁殖过剩，并趁机引起新的感染即称“二重感染”或“菌群失调症”，见图12-3。常见的有白色念珠菌引起的鹅口疮、难辨梭状芽孢杆菌引起的假膜性肠炎等。抵抗力低下的老年人、幼儿、体质虚弱的患者易发生，合并应用糖皮质激素或抗肿瘤药物的患者更易引起。一旦发生应立即停药，白色念珠菌引起的鹅口疮须用抗真菌药治疗。难辨梭状芽孢杆菌引起的假膜性肠炎除对症治疗外，须用万古霉素和甲硝唑治疗。

3．影响骨、牙生长　四环素类药物能与新形成的骨、牙中沉积的钙结合，从而导致牙齿黄染、影响牙釉质发育和幼儿骨骼的发育。孕妇、哺乳期妇女及8岁以下儿童禁用。

4．肝肾毒性　大剂量长期口服或大剂量静脉给药（每日超过1～2g），可引起肝细胞脂肪性坏死及肾损害。

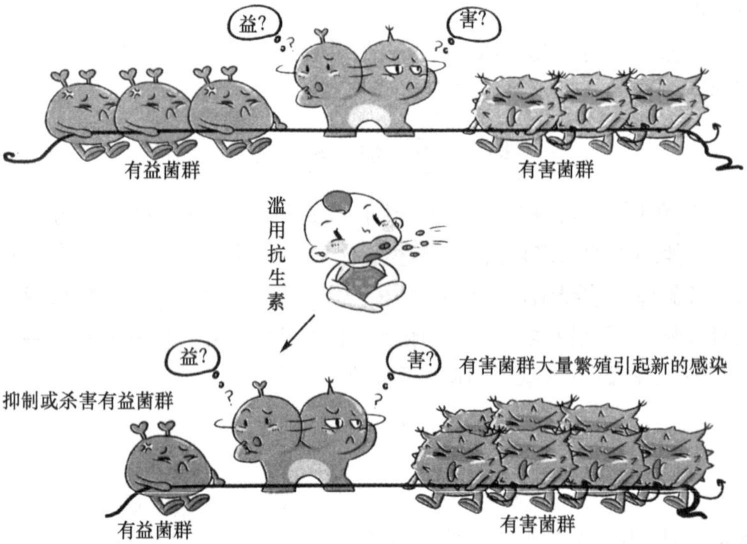

图12-3　二重感染发生机制示意图

多西环素（doxycycline）

口服吸收快而完全，受食物影响小，主要由胆汁排泄，可形成肝肠循环，少部分经肾排泄，故肾功能不全时仍可使用。其抗菌谱和四环素相似，抗菌活性较四环素强2～10倍，具有长效、速效、高效的特点。对耐天然四环素的金黄色葡萄球菌有效。已取代天然四环素用于各种适应证。特别适用于胆道感染和肾功能不全者的肾外感染。也可用于酒糟鼻、痤疮、前列腺炎和呼吸道感染。常见有胃肠道刺激症状及皮疹，二重感染少见。静脉注射时，可出现舌麻木及口腔异味感。易致光敏反应，应嘱患者用药后注意皮肤暴露部位避光。

米诺环素（minocycline）

米诺环素抗菌谱与四环素相似，在本类药物中抗菌活性最强，对耐四环素、青霉素的金黄色葡萄球菌、链球菌、流感嗜血杆菌和大肠杆菌仍敏感。应用同多西环素。可引起前庭反应，如恶心、呕吐、眩晕、共济失调等不良反应。用药期间不宜从事高空、驾驶和精密作业。

五、氯霉素类

氯霉素（chloramphenicol）

氯霉素脂溶性高，口服易吸收。吸收后分布于全身组织和体液中，可透过血脑屏障，脑脊液中浓度高。主要在肝脏与葡糖醛酸结合而失活，少量以原形由肾排泄。

【抗菌作用】抗菌谱广，对革兰氏阳性菌和革兰氏阴性菌均有抑制作用，对革兰氏阴性菌作用强，尤其对伤寒杆菌、副伤寒杆菌、流感嗜血杆菌、脑膜炎奈瑟菌、肺炎链球菌作用强，对支原体、衣原体、立克次体等有效。氯霉素通过抑制菌体蛋白质合成而呈现快速抑菌作用，高浓度时也有杀菌作用。

【临床应用】由于不良反应严重，现主要用于局部滴眼治疗各种敏感菌所致的眼内感染、沙眼和结膜炎；全身应用可治疗伤寒、副伤寒及脑膜炎等。

【不良反应】

1. 抑制骨髓造血功能　为最严重的毒性反应，有两种临床表现：一种是可逆性的红细胞、白细胞、血小板减少，较为常见，发生率和严重程度与剂量和疗程有关，及时停药可逐渐恢复。另一种是用药后出现再生障碍性贫血，与剂量无关，可逆性极差，虽少见但死亡率高，可能与氯霉素直接导致骨髓组织损伤有关。故应严格掌握用药指征，注意疗程和剂量，用药期间定期检查血常规，发现异常，立即停药，避免长期应用。

护考链接

下列药物中易引起再生障碍性贫血的是（　　）

A. 氯霉素　　B. 氯丙嗪　　C. 链霉素

D. 氨基糖苷类　　E. 头孢呋辛酯

解析：氯霉素最严重的不良反应是抑制骨髓造血功能，严重者可出现再生障碍性贫血。故答案为A。

2. 灰婴综合征　新生儿、早产儿肝药酶系统发育尚不完善，与葡糖醛酸结合能力低，肾脏排泄功能也较差，大剂量应用氯霉素后可引起药物蓄积中毒。表现为恶心、呕吐、腹胀、发绀、进行性血压下降，皮肤苍白、发绀、呼吸困难，最终引起循环衰竭。类似表现也可发生于成人，尤其是老年人。故肝肾功能不全、新生儿、早产儿、妊娠及哺乳期妇女禁用。

3. 其他　主要有胃肠反应、过敏反应、视神经炎、二重感染、中毒性精神病等。应用期间出现腹痛、腹泻、腹胀、发热等假膜性肠炎症状，应立即停药，除对症治疗外，须用万古霉素和甲硝唑治疗。

六、其他抗生素

（一）林可霉素类

林可霉素类抗生素包括林可霉素（lincomycin）与克林霉素（clindamycin）。两者抗菌谱相同，克林霉素因抗菌作用强且毒性小而较林可霉素常用。

【抗菌作用和临床应用】口服易吸收，分布广泛，尤其是在骨组织中浓度高，可透过胎盘屏障，但不易透过血脑屏障，毒性较小。

抗菌谱、抗菌机制与红霉素相似，为快效抑菌剂。对革兰氏阳性菌及大多数厌氧菌有较好的作用，对耐青霉素的耐药金黄色葡萄球菌有效。主要用于对β-内酰胺类抗生素无效或对其过敏的金黄色葡萄球菌感染，尤其对金黄色葡萄球菌引起的急、慢性骨髓炎和关节感染可为首选药，也可用于厌氧菌或者厌氧菌与需氧菌的混合感染，如盆腔炎、腹膜炎、吸入性肺炎、肺脓肿等。

【不良反应】可致胃肠道反应，表现为恶心、呕吐、腹痛、腹泻等。也可发生严重的假膜性肠炎，与不敏感的难辨梭状芽孢杆菌大量繁殖并产生外毒素有关，有致死的可能。偶见皮疹、骨髓抑制与肝毒性等。肝肾功能不全者慎用。可与红霉素、氯霉素竞争细菌核糖体的结合部位而相互拮抗，故不宜合用。静脉滴注过快可引起血压下降，甚至心跳、呼吸暂停，故应缓慢滴注。

护考链接

金黄色葡萄球菌引起的急、慢性骨髓炎首选（　　）

A. 红霉素　　B. 克拉霉素　　C. 青霉素 G

D. 克林霉素　　E. 头孢唑啉

解析：克林霉素可作为金黄色葡萄球菌感染引起的急、慢性骨髓炎和关节感染的首选药。故答案为 D。

（二）万古霉素类

万古霉素类包括万古霉素（vancomycin）、去甲万古霉素（norvancomycin）。

口服难吸收，肌内注射可致局部剧痛和组织坏死，故只能静脉给药。广泛分布于各组织，但不易透过血脑屏障。

【抗菌作用和临床应用】能抑制细菌细胞壁的合成，对繁殖期革兰氏阳性菌有强大的杀菌作用，包括耐药金黄色葡萄球菌、厌氧的难辨梭菌等都有较好的抗菌作用。属于快速杀菌剂。细菌一般对其不易产生耐药性。由于毒性大，主要用于敏感菌引起的严重感染，如败血症、肺炎、心内膜炎、结肠炎等及某些抗生素引起的假膜性肠炎。

护考链接

患者，男，68 岁。因患骨髓炎而服用克林霉素后，出现腹痛、腹泻、脓血便等症状，经诊断为假膜性肠炎，应该选用何药治疗（　　）

A. 氨苄西林　　B. 多黏菌素类　　C. 万古霉素

D. 阿米卡星　　E. 红霉素

解析：万古霉素的主要用于某些抗生素如克林霉素引起的假膜性肠炎。故答案为 C。

【不良反应】

1．耳毒性　大剂量长时间应用可出现耳鸣、听力减退，甚至耳聋，监测听力常能较早发现，及时停药，一般可恢复听力。

2．肾毒性　主要为肾小管损伤，轻者出现蛋白尿和管型尿，重者出现少尿、血尿，甚至肾衰竭。肾功能严重不全者禁用。

3．其他　尚可发生恶心、寒战、药物热、皮疹及血栓性静脉炎等。

使用万古霉素类药物期间注意监测听力损害和肾毒性。忌与氨基糖苷类抗生素合用，否则会加重耳、肾毒性。老年人、孕妇、哺乳期妇女、听力障碍和肾功能不全者慎用。

（三）多黏菌素类

多黏菌素类抗生素是从多黏杆菌培养液中提取的碱性多肽类化合物。临床应用的是多黏菌素E（polymyxin E）和多黏菌素B（polymyxin B），二者药理特点相似，对革兰氏阴性杆菌有杀灭作用，特别是对铜绿假单胞菌作用强大，不易产生耐药性。因毒性大，临床主要局部外用于敏感菌引起的五官、皮肤、黏膜感染及烧伤后铜绿假单胞菌感染。主要不良反应为肾毒性及神经系统毒性，肾毒性表现为蛋白尿、血尿等，肾功能不全者应减量或禁用；神经系统毒性反应为眩晕、手足麻木、共济失调等，停药后可消失。也可出现瘙痒、皮疹、药物热等；偶可诱发粒细胞减少和肝毒性。

第3节 合成抗菌药

一、磺胺类和甲氧苄啶

（一）磺胺类

案例12-2

患者，女，23岁。因“尿频、尿急2日”就诊。无发热、腰痛。既往体健。体温36.2℃，无肋脊角叩痛。经血常规、尿常规检查后，诊断为急性膀胱炎。医生给予治疗方案为：复方磺胺甲噁唑片2片，2次/日，口服，疗程3日。

问题：1. 磺胺类药物的适应证有哪些？

2. 服用磺胺类药物应如何进行用药护理？

四氢叶酸是细胞合成DNA的必需物质。哺乳动物能从食物中摄取叶酸并还原成四氢叶酸，但对磺胺药敏感的细菌，不能利用外源性叶酸，只能以环境中现有的二氢蝶啶、谷氨酸、对氨基苯甲酸（PABA）作为原料，在二氢叶酸合成酶的催化下生成二氢叶酸，再经二氢叶酸还原酶的催化下还原成四氢叶酸。磺胺类药与PABA结构相似，可与细菌细胞中的PABA竞争二氢叶酸合成酶，阻止细菌二氢叶酸的合成，从而发挥抑菌作用，属于慢效抑菌药。PABA与二氢叶酸合成酶的亲和力比磺胺药强数千倍，故使用磺胺药时应首剂加倍。

【抗菌作用】 磺胺类药物为广谱抗菌药，对多数致病菌均有抑制作用，如对溶血性链球菌、脑膜炎奈瑟菌、肺炎链球菌、痢疾志贺菌敏感，对金黄色葡萄球菌、鼠疫杆菌、变形杆菌、布氏杆菌、淋球菌、大肠杆菌、流感嗜血杆菌、放线菌、弓形体、沙眼衣原体较敏感。此外，磺胺甲噁唑对伤寒沙门菌、磺胺米隆（SML）和磺胺嘧啶银（SD-Ag）对铜绿假单胞菌等均有较强抑制作用。

知识链接

磺胺类药物现状

磺胺类药物于1935年合成，是最早用于临床的人工合成抗菌药，在防治细菌感染性疾病方面发挥了重要作用。尤其是1965年甲氧苄啶的问世，使磺胺类药物的抗菌作用增强数倍至数十倍，临床应用更加广泛。但细菌对磺胺类药物易产生耐药性，且磺胺类各药物之间有交叉耐药性，随着许多作用强大的合成抗菌药问世，磺胺类药物有被逐渐取代的趋势。

【临床应用】

1. 治疗全身感染的磺胺药

（1）磺胺甲噁唑（sulfamethoxazole，SMZ）：口服易吸收，尿中浓度高。抗菌力强，常与甲氧苄啶（TMP）组成复方制剂（coSMZ），主要用于泌尿道感染、呼吸道感染、皮肤感染。

（2）磺胺嘧啶（sulfadiazine，SD）：口服易吸收，抗菌力强，血浆蛋白结合率低，易通过血脑屏障，脑脊液中血药浓度高，可作为流行性脑脊髓膜炎的首选药。

2．用于肠道感染的磺胺药　柳氮磺吡啶（sulfasalazine，SASP），口服吸收较少，大部分药物进入远端小肠和结肠，对结缔组织有特殊亲和力，并从肠壁结缔组织中释放出磺胺吡啶和 5-氨基水杨酸而起抗菌、抗炎和免疫抑制作用。主要用于溃疡性和局限性结肠炎。

3．外用磺胺药

（1）磺胺米隆（sulfamylon，SML）：其抗菌作用不受脓液和坏死组织的影响，且能迅速渗入创面及结痂中。适用于烧伤和大面积创伤后感染。

（2）磺胺嘧啶银（sulfadiazine silve，SD-Ag）：可发挥 SD 及硝酸银两者的作用，抗菌谱广，对铜绿假单胞菌作用强大，银盐有收敛作用，可促进创面的愈合。适用于烧、烫伤患者。

（3）磺胺醋酰钠（sulfacetamide sodium，SA-Na）：局部应用穿透力强，可透入眼部晶体及眼内组织，几乎无刺激性。适用于沙眼、结膜炎和角膜炎等。

护考链接

流行性脑脊髓膜炎首选下列哪种磺胺药（　　）

A. coSMZ　　B. SMZ　　C. SD

D. SML　　E. SASP

解析： 磺胺嘧啶（SD）是流行性脑脊髓膜炎的首选药。故答案为 C。

【不良反应】

1．肾损害　磺胺类药的乙酰化代谢产物溶解度较低，在酸性尿液中易析出结晶损害肾，可引起腰痛、尿痛、血尿、结晶尿、少尿，甚至无尿。故用药期间嘱患者多饮水；同服等量的碳酸氢钠；定期检测尿常规。

2．过敏反应　以皮疹、药热多见，可见光敏性皮肤炎，严重者可出现渗出性多形性红斑、剥脱性皮炎和大疱表皮松解萎缩性皮炎，甚至死亡。故对磺胺药过敏者禁用。

3．肝损害　可引起黄疸，尤其是新生儿或早产儿使用后，磺胺药与胆红素竞争血浆蛋白，使血中游离胆红素增加而引起胆红素脑病和高胆红素血症。还可使肝功能减退，严重者可发生急性重型肝炎。

4．抑制骨髓造血功能　长期用药可引起粒细胞减少、血小板减少及再生障碍性贫血。用药期间要定期检测血常规。葡萄糖-6-磷酸脱氢酶（G-6-PD）缺乏者可发生溶血性贫血。

5．神经系统反应　头晕、头痛、疲倦、乏力等。

6．其他　可引起胃肠道反应、关节痛、肌肉疼痛等。

对磺胺过敏及葡萄糖-6-磷酸脱氢酶缺乏者禁用；年老、体弱、小儿、肝肾功不全的患者慎用或禁用。

【用药护理】

1．用药前护理

（1）评估患者肝、肾功能，详细询问患者过敏史、用药史，明确用药目的。

（2）告知患者，对本类药物过敏者禁用。老年人及肝、肾功能不全者慎用。

2. 用药中护理

（1）用药期间定期检查尿常规、肾功能、血常规，记录出入量。服药期间同服等量碳酸氢钠以碱化尿液，提高磺胺药及乙酰化物在尿中的溶解度，以避免肾损害。

（2）嘱患者服药期间多饮水，不宜驾驶和高空作业。指导患者学会观察皮疹、发热等过敏症状，注意尿量和尿的颜色。

3. 用药后护理

（1）观察药物疗效，疗效不佳时应及时调整用药方案

（2）密切观察药物的不良反应。

（二）甲氧苄啶

甲氧苄啶（trimethoprim，TMP）抗菌谱与磺胺类药相似，抗菌机制是抑制二氢叶酸还原酶，使二氢叶酸不能还原为四氢叶酸，从而阻止细菌核酸的合成。单用易产生耐药性，临床多与磺胺类药合用或制成复方制剂，可使细菌叶酸的合成受到双重阻断，产生协同效应，抗菌活性是两者单独应用时的数倍至数十倍，甚至呈现杀菌作用，减少耐药菌的产生。

【抗菌作用与临床应用】抗菌作用较强，对多种革兰氏阳性菌及阴性菌有效，对大肠杆菌、变形杆菌、伤寒杆菌、痢疾杆菌、肺炎杆菌等作用强，对脑膜炎球菌、淋球菌作用较弱。

用于敏感菌所致的呼吸道、泌尿道、肠道、伤寒等感染，以及流行性脑脊髓膜炎的预防。

【不良反应】有恶心、呕吐、皮疹、血尿、过敏等反应；因本药抑制二氢叶酸还原酶，可干扰人体细胞的叶酸代谢，出现粒细胞减少、巨幼红细胞性贫血、致畸等。用甲氧苄啶期间，会出现胃肠道反应，嘱患者多饮水；注意观察有无过敏现象，一旦发现立即停药；若长期用药需同时服用亚叶酸钙，并需要定期检测血常规。妊娠期、哺乳期、早产儿及新生儿均不宜应用。

知识链接

复方磺胺甲噁唑片

1. 组成　本药由磺胺甲噁唑（SMZ）与甲氧苄啶（TMP）组成。

2. 二者合用原因　①SMZ与TMP半衰期相近，为10～12小时；②双重阻断（SMZ抑制二氢叶酸合成酶，TMP抑制二氢叶酸还原酶）。

3. 合用后结果　扩大抗菌谱、增强抗菌作用、延缓耐药性产生。广泛用于肠炎、支气管炎、中耳炎及泌尿道感染。

二、喹诺酮类

案例12-3

患者，女，24岁。因发热、尿频、尿急、尿痛2日来院就诊，经血常规、尿常规等检查后，诊断为急性尿路感染。遵医嘱：诺氟沙星0.4g，静脉滴注，q.d.，5日后好转。

问题：诺氟沙星是哪类抗菌药？治疗方案对吗？为什么？

（一）喹诺酮类药物分代及作用

喹诺酮类（quinolones）抗微生物药是含有4-喹酮母核的一类人工合成抗菌药物。根据药物的化学结构、抗菌作用和临床应用先后分为四代。

1. 第一代　萘啶酸（nalidixic acid）于1962年问世，只对部分革兰氏阴性菌有效，因疗效

不佳，国内已不再使用。

2．第二代　吡哌酸（pipemidic acid，PPA）于20世纪70年代初问世，抗菌谱比第一代有所扩大，对大多数革兰氏阴性杆菌有效，口服易吸收，不良反应少，血中药物浓度低，尿中药物浓度高，主要用于敏感的革兰氏阴性杆菌所致的尿道和肠道感染。现较少使用。

3．第三代　诺氟沙星（norfloxacin）于1979年合成，随后又合成了一系列含氟的喹诺酮类药物，如培氟沙星（pefloxacin）、依诺沙星（enoxacin）、环丙沙星（ciprofloxacin）、氧氟沙星（ofloxacin）、左氧氟沙星（levofloxacin）、氟罗沙星（fleroxacin）等，统称为氟喹诺酮类。其特点为抗菌谱广、抗菌活性强、口服吸收好、体内分布广、半衰期较长。

4．第四代　莫西沙星（moxifloxacin）、加替沙星（gatifloxacin）等称为新氟喹诺酮类。保持了原有氟喹诺酮类药的特点，抗菌谱更广，抗菌活性更高，明显增强了抗革兰氏阳性菌、抗厌氧菌、抗耐药菌的活性，降低了不良反应的发生率。

【抗菌作用】本类药物抗菌机制是抑制细菌DNA回旋酶，阻碍DNA的复制，导致病原体死亡。属于广谱杀菌药。

1．对革兰氏阴性杆菌如大肠杆菌、痢疾志贺菌、铜绿假单胞菌、流感嗜血杆菌、肺炎克雷伯杆菌、奇异变形杆菌、百日咳杆菌、伤寒沙门菌、霍乱弧菌及军团菌等，有强大的杀灭作用。

2．对革兰氏阴性球菌如淋病奈瑟菌、脑膜炎奈瑟菌等也有效。

3．对革兰氏阳性菌如金黄色葡萄球菌、链球菌、肺炎球菌、肠球菌等有良好的抗菌作用。

4．某些氟喹诺酮类药物对厌氧菌、结核杆菌、支原体、衣原体及立克次体等也有作用。

细菌不易产生耐药性，与其他药物之间无交叉耐药性，但本类药物之间存在交叉耐药性。

【临床应用】

1．呼吸系统感染　主要用于革兰氏阴性菌、支原体、衣原体、军团菌等感染所致的肺炎、支气管炎等。

2．消化系统感染　用于革兰氏阴性杆菌如大肠杆菌、痢疾志贺菌、伤寒沙门菌等引起的腹泻、胃肠炎、细菌性痢疾、伤寒或副伤寒等疾病的治疗。

3．泌尿生殖系统感染　用于铜绿假单胞菌、肠球菌、淋病奈瑟菌等引起的单纯性或复杂性尿路感染、前列腺炎、尿道炎或宫颈炎。

4．骨骼系统感染　药物可渗入骨组织，用于急、慢性骨髓炎和骨关节炎的治疗。

5．其他感染　五官科、皮肤软组织、外科伤口感染。化脓性脑膜炎、败血症，耐药结核杆菌和麻风杆菌的感染。

【不良反应】

1．胃肠道反应　少数人可出现恶心、呕吐、食欲减退等。宜饭后给药。消化性溃疡者慎用。

2．中枢神经系统反应　表现为头痛、头晕、失眠、烦躁、焦虑等，严重时可致精神症状、癫痫发作。有癫痫史者禁用，忌与解热镇痛药合用。

3．骨、关节病变　本类药物可影响软骨发育，引起关节肿胀、疼痛、骨损害等症状。故儿童、青少年、孕妇、哺乳期妇女禁用。长期用药要注意关节肿胀、疼痛和肌腱炎等，一旦出现立即报告医生。

4．过敏反应　表现为皮疹、红斑、瘙痒和剥脱性皮炎等，严重者可致过敏性休克，个别患者出现光敏性皮炎，即光照部位皮肤出现瘙痒性红斑，严重者皮肤糜烂、脱落，停药后可恢复。应避免阳光和紫外线直接或间接照射。过敏者禁用。

5. 其他 大剂量或长期应用易致肝脏损害，引起氨基转移酶升高；肾脏损害，产生结晶尿、血尿、间质性肾炎等。肝、肾功能不良者慎用。利福平、红霉素、氯霉素等抑制蛋白质合成的抗菌药可降低氟喹诺酮类药物的抗菌活性，应避免同时使用。

（二）常用的喹诺酮类药物

诺氟沙星（norfloxacin）

食物影响其吸收，空腹比饭后服药血药浓度高 2～3 倍，对多数革兰氏阴性杆菌有较强的抗菌活性。用于敏感菌所致的肠道、泌尿生殖系统感染，也可外用治疗皮肤和眼部的感染。

氧氟沙星（ofloxacin）

氧氟沙星较诺氟沙星抗菌谱广，抗菌活性强，体内分布广泛，在胆汁、尿液中浓度最高，临床主要用于敏感菌所致的感染：急、慢性支气管炎、肺炎、支气管扩张等呼吸道感染；与其他抗结核病药合用治疗肺结核，疗效较好；耐药菌所致伤寒；前列腺炎、肾盂肾炎、淋病奈瑟菌及衣原体或支原体混合泌尿生殖系统感染；肠道、胆道、腹腔、骨、关节、眼、耳鼻喉、皮肤软组织感染等；厌氧菌引起的感染。

左氧氟沙星（levofloxacin）

左氧氟沙星是氧氟沙星的左旋体，其抗菌谱与氧氟沙星相似，而抗菌活性是氧氟沙星的 2 倍，应用同氧氟沙星。不良反应是目前氟喹诺酮类药物中最小的。

环丙沙星（ciprofloxacin）

环丙沙星抗菌谱广，对革兰氏阳性菌和阴性菌均有强大杀灭作用，对革兰氏阴性杆菌抗菌活性是目前氟喹诺酮类药物中最强的，对支原体、衣原体也有作用，但对厌氧菌无效。口服吸收不完全，一般选择静脉滴注，用于治疗各种感染性疾病：敏感菌所致的泌尿生殖道、肠道、呼吸道、胆道、盆腔、皮肤软组织、骨关节及眼耳鼻喉的感染；多重耐药的伤寒杆菌所致伤寒；支原体、衣原体、军团菌、结核菌所致的感染。

氟罗沙星（fleroxacin）

氟罗沙星抗菌谱广，对革兰氏阴性菌和革兰氏阳性菌、结核分枝杆菌、厌氧菌、支原体、衣原体均具有强大抗菌活性，远远超过诺氟沙星、氧氟沙星和环丙沙星的抗菌作用。用于治疗泌尿生殖系感染、呼吸道感染、皮肤软组织感染、骨髓炎、化脓性关节炎、细菌性腹泻等。

司帕沙星（sparfloxacin）

司帕沙星抗菌谱广，作用时间长，组织穿透力强，能迅速进入脑脊液等多种组织。对革兰氏阳性菌、厌氧菌、结核分枝杆菌、衣原体和支原体的抗菌活性显著强于环丙沙星；对军团菌和革兰氏阴性菌的抗菌活性与环丙沙星相同；对上述菌的抗菌活性优于诺氟沙星和氧氟沙星。用于敏感细菌所致的呼吸系统、泌尿生殖系统、消化系统、皮肤软组织感染和骨髓炎及关节炎等；也可治疗对异烟肼、利福平产生耐药的结核病。

莫西沙星（moxifloxacin）

莫西沙星对大多数革兰氏阳性菌和革兰氏阴性菌、厌氧菌、结核分枝杆菌、衣原体和支原体均有较强的抗菌活性。用于敏感细菌所致的急、慢性支气管炎和上呼吸道感染及泌尿生殖系统和皮肤软组织感染等。

加替沙星（gatifloxacin）

加替沙星抗菌谱广，尤其是增强了对革兰氏阳性菌和厌氧菌的抗菌活性。主要用于敏感菌所致的各种感染性疾病，包括慢性支气管炎急性发作、急性鼻窦炎、社区获得性肺炎、单纯性和复杂性尿路感染、急性肾盂肾炎、男性淋球菌性尿道感染或直肠感染和女性淋球菌性宫颈感染。

吉米沙星（gemifloxacin）

吉米沙星抗菌谱广，对革兰氏阳性菌如肺炎链球菌的抗菌活性比环丙沙星、司帕沙星、莫西沙星强。易穿透肺组织，药物浓度明显高于血浆，故对呼吸道感染，如社区获得性肺炎、慢性支气管炎急性发作、急性鼻窦炎等有良好的疗效。

（三）喹诺酮类药物的用药护理

1．用药前护理

（1）评估患者的肝、肾功能及胃肠功能等机体状态。明确患者的感染性质和程度。

（2）详细询问患者药物过敏史，对本类药物过敏者禁用。有溃疡病、精神病、癫痫病史者、孕妇、婴幼儿、儿童禁用。

（3）指导患者坚持按时、按量合理用药，不能随意停药，以保证疗效。

2．用药中护理

（1）本类药物有明显胃肠道症状，嘱咐患者饭后服用。

（2）用药期间嘱咐患者多喝水，以避免肾脏损伤。在服用本类药物前 4 小时和服药后 2 小时内禁用抗酸剂，以免降低本类药物的生物利用度。

（3）用药期间应避免阳光和紫外线照射；注意观察和询问关节及肌腱情况，发现异常及时报告医生；有可能出现头晕等中枢症状，嘱咐患者用药后不要从事带危险性操作的工作。

（4）长期用药应注意监测：尿常规、心电图、肝功能、肾功能。发现问题及时处理。

3．用药后护理

（1）评估药物疗效，发现疗效不佳时须告知医生及时调整给药方案。

（2）指导患者避开诱发因素，避免再次感染。

三、硝基咪唑类

硝基咪唑类属于人工合成的咪唑衍生物，常用药物有甲硝唑、替硝唑等，通过抑制敏感菌的 DNA 合成或使已合成的 DNA 变形、断裂，导致菌体死亡，属杀菌剂。

甲硝唑（metronidazole）

甲硝唑口服吸收迅速而完全，生物利用度高，接近 100%。部分经肝转化，代谢产物和原形经肾排泄，可使尿液呈红棕色。

【抗菌作用和临床应用】

1．抗厌氧菌　对革兰氏阴性厌氧杆菌、革兰氏阳性厌氧梭状芽孢杆菌和所有厌氧球菌均有杀灭作用，对脆弱类杆菌尤为敏感。疗效高，毒性较小。主要用于厌氧菌感染引起的败血症、菌血症、坏死性肺炎、盆腔炎、腹膜炎、腹腔感染、骨髓炎、中耳炎及口腔感染；也可用于幽门螺杆菌感染。

2．抗阿米巴原虫　对肠内、肠外阿米巴滋养体均有强大杀灭作用，是治疗肠内、肠外阿米巴病的首选药。

3．抗滴虫　对阴道滴虫有强大杀灭作用，但不影响阴道内的正常菌群，是治疗阴道滴虫病的首选药。对反复发作的患者应夫妇同时服药。

4．抗贾第鞭毛虫　是目前治疗贾第鞭毛虫最有效的药物，治愈率可达 90%。

【不良反应】

1. 消化道反应 可出现食欲缺乏、恶心、呕吐、腹痛、腹泻、舌炎、口腔有金属味等，饭后服用可减轻，停药后可消失。

2. 神经系统反应 表现为头痛、头晕、肢体麻木、感觉异常、共济失调及惊厥等。一旦出现须报告医生，立即停药。

3. 过敏反应 少数人可出现皮疹等轻微过敏反应，停药后可自行恢复。

4. 致癌、致畸 动物实验表明，长期大量口服有致癌、致畸作用。

5. 其他 能抑制乙醛脱氢酶，使饮酒者乙醛堆积呈“双硫仑样反应”。服药期间禁饮酒和含乙醇的饮料。

护考链接

肝性脑病患者伴有肾脏损害，口服抗生素应选（ ）

A. 新霉素 B. 卡那霉素 C. 氨苄西林

D. 庆大霉素 E. 甲硝唑

解析：甲硝唑经肝代谢，对肾的损害小，可以使用。故答案为E。

替硝唑（tinidazole）

替硝唑与甲硝唑相似，口服吸收良好，半衰期长，每日给药一次即可；抗菌活性强于甲硝唑；可用于厌氧菌感染、泌尿生殖道滴虫病及阿米巴病的治疗。不良反应少而轻微，偶有恶心、呕吐、食欲下降、皮疹等。为常用的抗厌氧菌药物。

【用药护理】

1. 用药前护理 详细询问药物过敏史，本类药物过敏者禁用。孕妇、哺乳期妇女、器质性中枢神经系统疾病和血液病患者禁用。

2. 用药中护理 嘱咐患者饭后服用药物。服药期间禁止饮酒和含乙醇的饮料，以防中毒。服药期间不宜驾驶和高空作业。

3. 用药后护理 指导患者学会观察皮疹、发热等过敏症状；学会观察头晕、头疼、感觉异常等中枢神经系统症状，如有出现及时告知医生以调整药物剂量。

四、硝基呋喃类

硝基呋喃类常用药物有呋喃西林、呋喃唑酮、呋喃妥因等，见表12-2。

表12-2 常用硝基呋喃类药物特点及用途

药物	特点	用途
呋喃妥因（furantoin）	口服易吸收，尿中浓度较高，酸化尿液时抗菌活性增高	主要用于敏感菌引起的急性下尿路感染、慢性菌尿症和反复发作的慢性尿路感染
呋喃唑酮（furazolidone）	口服吸收少，肠内药物浓度高	主要治疗细菌性痢疾等肠道感染、贾第鞭毛虫感染；栓剂可治疗阴道滴虫感染等
呋喃西林（furacilin）	内服毒性大，仅作外用	用于化脓性中耳炎、结膜炎、泪囊炎、压疮和感染创口或膀胱冲洗等

第4节 抗结核病药

案例12-4

患者，男，31岁。近2个月来自觉全身乏力、夜间出虚汗，每日到下午就会出现体温升高，一般在37.8℃左右。近一周又出现咳嗽、咳痰，偶有痰中带血丝。来院就诊，经胸片检查和痰培养后医生诊断为“肺结核”。

问题：1. 如何给患者选择合适的抗结核药？

2. 服用抗结核药后可能出现什么样的不良反应？

结核病是由结核杆菌引起的慢性传染病，机体各组织器官都可感染，其中以肺结核最常见，其他尚有肠结核、骨结核、肾结核等。抗结核病药能抑制或杀灭结核分枝杆菌，是治疗结核病重要手段。根据临床疗效及作用特点，可将其分为一线抗结核病药，包括异烟肼、利福平、吡嗪酰胺、乙胺丁醇、链霉素等；作用强、疗效高、毒性小，可作为初治病例的药物使用。二线抗结核病药，包括对氨基水杨酸、丙硫异烟胺、卡那霉素等。作用较弱或毒性较大，多用于对一线抗结核病药物产生耐药性时的替换治疗。氧氟沙星等氟喹诺酮类药物对耐药的结核分枝杆菌也有治疗作用。

一、常用抗结核药

异烟肼（isoniazid，INH）

口服或注射易吸收，因组织穿透力强可迅速分布于各种体液或细胞中，易通过血脑屏障和浆膜腔，也可透入巨噬细胞、纤维化或干酪样病灶中。主要在肝内乙酰化代谢后经肾排出。

【抗菌作用和临床应用】异烟肼仅对结核杆菌具高度选择性，其作用机制是抑制分枝菌酸细胞壁的合成导致菌体死亡。因分枝菌酸为结核杆菌所特有，故对其他病原体无效，为繁殖期杀菌剂。单用易耐药，但与其他药间无交叉耐药性。

本药为治疗结核病的首选药，该药单用可作为预防或轻症患者的治疗，与其他一线药物联用则可用于全身性、各种类型的结核病。

【不良反应】

1. 神经系统反应　可见头痛、头晕、失眠等。过量可致周围神经炎和中枢神经系统反应，表现为肢体麻木、刺痛及中枢兴奋甚至惊厥。用维生素 B_6 可对抗。对于未出现神经症状者则不宜加用维生素 B_6，因后者可加速异烟肼的代谢致抗结核作用减弱。

2. 肝损害　因在肝内代谢，久用可致肝损害。且与利福平合用时有加重的危险。肝功能不全者慎用。

3. 过敏反应　过敏反应少见也较轻，偶见皮疹、药物热、粒细胞缺乏等；因干扰乙醇代谢，故服药期间须禁酒。

4. 急性中毒　大剂量可致昏迷、抽搐，严重者可导致死亡。

知识链接

异烟肼的中毒解救

异烟肼的化学结构与维生素 B_6 相似，维生素 B_6 在体内参与神经递质的合成，异烟肼能竞争性抑制维生素 B_6 的作用，并促进维生素 B_6 的排泄，从而产生神经毒性。这种神经毒性更易出现在儿童、营养不良者及嗜酒者。癫痫、精神病患者、嗜酒者及孕妇慎用异烟肼。异烟肼大剂量中毒可用等剂量的维生素 B_6 对抗。

利福平（rifampicin，RFP）

本药为广谱抗生素，抗结核作用特点类似于异烟肼。口服吸收迅速而完全，广泛分布于全身，主要经肝脏代谢。

【抗菌作用】利福平抗菌谱广，对结核分枝杆菌、麻风分枝杆菌、革兰氏阳性球菌特别是耐药的金黄色葡萄球菌和革兰氏阴性菌如大肠杆菌、变形杆菌、流感嗜血杆菌及沙眼衣原体有较强的杀菌作用。对繁殖期结核分枝杆菌作用最强，静止期结核分枝杆菌作用较弱，对吞噬细胞内结核分枝杆菌也有杀菌作用，是全效杀菌药。单用易产生耐药性，与其他抗结核病药无交叉耐药性。

【临床应用】主要与其他抗结核病药合用，治疗各种类型的结核病。也可用于耐药金黄色葡萄球菌及其他敏感菌引起的感染如脑膜炎、胆道感染等。还可用于麻风病和沙眼等。

【不良反应】

1. 胃肠道反应　因食物、PAS 会妨碍其吸收，须空腹口服。偶见恶心、呕吐、腹痛、腹泻等。

2. 肝损害　少数患者可出现黄疸、氨基转移酶升高等，与异烟肼联合时发生率增高，故须定期监测肝功能。严重肝、胆疾病和孕妇禁用。5 岁以下儿童不宜用。

3. 其他　药物本身或代谢产物可使排泄物及外分泌腺的分泌物着色为橘红色，应在用药前告知。偶见过敏反应但轻微，少数患者可出现皮疹、药物热等。

常见抗结核药比较见表 12-3。

表 12-3　常用抗结核药比较

药物	抗菌谱	作用特点及用途	不良反应及用药注意
异烟肼（isoniazid，INH）	仅杀灭结核菌	干扰细菌细胞壁合成，穿透力强、分布广，用于全身各处、各种类型的结核	外周神经炎，用维生素 B_6 可对抗；肝损害
利福平（rifampicin，RFP）	广，包括革兰氏阳性菌、革兰氏阴性杆菌、衣原体等	阻止 mRNA 的合成，分布广，各型结核病、耐药金黄色葡萄球菌感染、麻风病、沙眼	肝损害，尤其合用异烟肼时；宜空腹用，不宜同服 PAS；使尿、汗呈橘红色
吡嗪酰胺（pyrazinamide，PZA）	抑制结核杆菌	能进入细胞及脑脊液，与其他药无交叉耐药性	肝损害；诱发痛风；肝病、痛风、孕妇禁用
链霉素（streptomycin，SM）	较广	不能口服，分布局限，易发生耐药，仅限于联合治疗的初治病例	听力损害；过敏反应；阻断神经肌肉接头等（见氨基糖苷类）
乙胺丁醇（ethambutol，EMB）	只抗结核杆菌	易进入细胞但不易进入脑脊液，耐药性产生缓慢，常联合用药	引起视神经炎，多发于2～6个月之内，致视力下降、视野缩小、色盲等。需定期进行眼科检查
对氨基水杨酸钠（sodium salicylate，PAS-Na）	只抑制结核杆菌	耐药性产生缓慢，常联合用药	胃肠反应；过敏反应；肝损害，不宜与利福平同服
丙硫异烟胺（protionamide）	只抑制结核杆菌	作用较弱，作为抗结核的二线用药，联合应用	胃肠反应，合用碳酸氢钠可减轻；肝损害

二、抗结核病药的用药护理

（一）用药前护理

1．评估患者的基本情况，详细询问患者的用药史、过敏史、不良反应史及肝脏病史，是否用过对肝脏有损害的药物，避免在使用本类药物时加重肝损害。

2．抗结核药物的不良反应较多，严重肝功能不全、糖尿病、痛风、视神经炎、癫痫及精神病患者，以及孕妇、哺乳期妇女、婴儿、儿童、老年人均需慎用。

（二）用药中护理

1．结核病的治疗需要全程规律用药，若服药不当可引起病情复发，增加治疗难度，嘱患者坚持按时规律用药。

2．指导患者及家属学会观察和预防药物的不良反应。

（1）出现胃肠反应时，可改为饭后服用或分次服用，饮食宜选择清淡、易消化的食品，患者有恶心感时，指导患者深呼吸，做吞咽动作，以减轻症状。

（2）长期服用异烟肼时，注意观察有无周围神经炎症状，同时注意加服维生素 B_6。糖尿病患者要注意血糖的变化，防止病情变化。

（3）利福平宜空腹服用，其排泄物可将尿液、唾液、泪液等染成橘红色，应提前告知患者对健康无影响。

（4）异烟肼、利福平、乙胺丁醇和吡嗪酰胺单用或联用时，要定期检查肝功能，若出现发热、厌油、乏力及肝区不适等症状应及时报告医生。

（5）服用乙胺丁醇时监测视力变化和红绿色分辨力；服用吡嗪酰胺时监测血尿酸，并注意患者有无关节肿痛；服用对氨基水杨酸钠时注意尿量、颜色变化，应嘱咐患者多饮水，以防出现结晶尿或血尿。

3．静脉给药者应严格掌握滴注速度和剂量，并注意药物的储存方法，如对氨基水杨酸静脉滴注时需避光。

4．嘱咐患者保持足够的热量供应、补充优质蛋白、补充足够的维生素及钙、饮食宜清淡。用药期间忌烟、酒、浓茶、咖啡等。与患者沟通，对患者进行心理疏导。强调坚持用药结核病是可以治愈的。鼓励患者调整好自己的心态，以最佳的状态接受治疗，减轻患者对结核病化疗的畏惧心理。

（三）用药后护理

1．监测患者用药后的体温，观察患者的体力、盗汗、咳嗽症状有无缓解，关注患者痰培养结果。密切观察药物的不良反应，并指导患者学会识别，一经发现及时报告医护人员。

2．多与患者进行心理沟通，嘱其注意休息、加强营养、保持乐观情绪等，根据患者的实际情况，不断修订护理计划。

第5节 抗病毒药

案例12-5

患者，男，35岁。1年前诊断为带状疱疹，曾输阿昔洛韦治疗，症状好转。1周前因病毒感染收入院，医嘱，快速静脉滴注葡萄糖盐水100ml ＋阿昔洛韦0.75g，当时即感腰部酸胀不适，未予重视。

后腰部胀痛进行性加重，少尿，根据检查结果及既往病史，考虑为急性肾衰竭，给予透析及对症治疗后患者病情好转。

问题： 1．治疗病毒感染的药物有哪些？

2．患者使用阿昔洛韦后为什么会出现急性肾衰竭？

3．如何进行抗病毒药的用药护理？

病毒是一种结构最简单的微生物，由 DNA 或 RNA 组成核心，包以蛋白质外壳。因不具有细胞结构，故必须寄生在人体活细胞内，利用宿主的各种生化机制进行增殖。常见致病病毒可分为 DNA 病毒和 RNA 病毒两类。病毒的增殖过程包括吸附、穿入与脱壳、生物合成及组装、成熟与释放四个阶段。抗病毒药通过干扰病毒吸附、阻止病毒穿入和脱壳、阻碍病毒在细胞内复制、抑制病毒释放或增强宿主抗病毒能力等方式直接抑制或杀灭病毒而呈现作用。

一、常用抗病毒药

（一）广谱抗病毒药

利巴韦林（ribavirin）

本药对甲型、乙型流感病毒、副流感病毒、呼吸道合胞病毒、麻疹病毒、甲型肝炎病毒、乙型脑炎病毒等均具抑制作用。临床主要用于防治流感、腺病毒肺炎、带状疱疹、麻疹、甲型肝炎、病毒性脑炎等。婴幼儿易受呼吸道合胞病毒感染，利巴韦林气雾吸入可缩短病程和缓解病情。

口服可引起食欲缺乏、呕吐、腹泻等，用量过大可致白细胞减少、贫血、心脏损害等。动物实验有致畸作用，孕妇禁用。

知识链接

手 足 口 病

手足口病是由肠道病毒引起的传染病，引发手足口病的肠道病毒有 20 多种（型），其中以柯萨奇病毒 A16 型（Cox A16）和肠道病毒 71 型（EV 71）最为常见。多发生于 5 岁以下儿童，表现为口痛、厌食、低热，手、足、口腔等部位出现小疱疹或小溃疡，多数患儿一周左右自愈，少数患儿可引起心肌炎、肺水肿、无菌性脑膜脑炎等并发症。个别重症患儿病情发展快，导致死亡。目前缺乏有效治疗药物，主要采用对症治疗。

干扰素（interferon，IFN）

干扰素是细胞受病毒感染后释放出来的免疫物质，具有高度的种属特异性。口服无效，需注射给药。对 RNA 病毒较为敏感，DNA 病毒敏感性较低。临床用于急性病毒性感染如流感、病毒性心肌炎、流行性腮腺炎、乙型脑炎等；慢性病毒性感染如慢性乙型、丙型肝炎、巨细胞病毒感染等；还可用于抗肿瘤的治疗。不良反应少，注射部位可出现硬结，偶见可逆性骨髓抑制。

（二）抗 RNA 病毒药

抗反转录病毒药

人免疫缺陷病毒（HIV），属于反转录病毒，可引起人类罹患获得性免疫缺陷综合征（艾滋病，AIDS），核苷类反转录酶抑制药为嘧啶或嘌呤的类似物，抑制病毒的早期复制，对防止高危和易感细胞感染 HIV 效果较突出。齐多夫定为本类药物中第一个被美国 FDA 批准上市的抗 HIV 药。目前临床上应用的还有去羟肌苷、扎西他滨、司他夫定、拉米夫定、阿巴卡韦等。

齐多夫定（zidovudine，ZDV）

本药可口服或静脉滴注治疗 AIDS 和相关综合征，可降低 HIV 感染患者的发病率，延长患者存活期，并非治愈。常与拉米夫定合用，为各期 AIDS 首选药。

不良反应多见于接受齐多夫定大剂量治疗的患者或晚期艾滋病患者，表现为骨髓抑制、贫血或中性粒细胞减少症、胃肠道反应、心肌病及头晕、头痛、焦虑、抑郁等精神症状。严重肝功能、肾功能不全者需减量，用药期间应定期监测血常规。

抗流感病毒药

金刚烷胺（amantadine）和金刚乙胺（rimantadine）

金刚烷胺能特异性地抑制甲型流行性感冒病毒，影响病毒的吸附、穿入和脱壳过程，干扰病毒 RNA 转录的早期阶段。主要用于甲型流感的防治，还可用于帕金森病的治疗。不良反应有恶心、厌食、头晕、失眠等。孕妇慎用。

奥司他韦（oseltamivir）

奥司他韦为新型抗病毒药，其活性代谢产物是强效选择性甲型和乙型流感病毒神经氨酸酶抑制剂。主要用于甲型或乙型流感病毒治疗，对甲型 H1N1 型流感和高致病性禽流感 H5N1 感染者有防治作用。

【不良反应】

1．金刚烷胺、金刚乙胺常见恶心、呕吐、消化不良等。前者还有焦虑、头晕、失眠等中枢系统反应。

2．扎那米韦、奥司他韦属于神经氨酸酶抑制剂，常致疲乏、精神异常、抽搐、鼻塞、咳嗽、鼻窦炎、咽痛、喉头水肿、支气管炎、结膜炎。应对患者自我伤害和谵妄事件进行密切监测。

3．新生儿和 1 岁以下婴儿、哺乳期妇女禁用。

4．不能取代流感疫苗，只有在可靠的流行病学资料显示社区出现了流感病毒感染后才考虑用于治疗和预防。对 1 岁以下儿童治疗流感、对 13 岁以下儿童预防流感效果不确定。

（三）抗 DNA 病毒药

抗疱疹病毒药

阿昔洛韦（aciclovir，ACV）

本药属于抗 DNA 病毒药，对 RNA 病毒无效，对单纯疱疹病毒作用最强，对带状疱疹病毒作用较弱。临床用于单纯疱疹病毒感染、疱疹病毒脑炎和带状疱疹，为急性疱疹病毒感染的首选药，对单纯疱疹病毒的潜伏感染和复发无明显效果，不能根除病毒。

不良反应较少，可见皮肤瘙痒或荨麻疹、胃肠反应。静脉给药可致静脉炎，有肾毒性。肾功能不全、小儿及哺乳期妇女慎用，孕妇禁用。

护考链接

单纯疱疹病毒感染首选（　　）

A. 阿昔洛韦　　B. 利巴韦林　　C. 两性霉素 B

D. 咪康唑　　E. 克霉唑

解析：阿昔洛韦对单纯疱疹病毒作用最强，可作为单纯疱疹病毒感染首选药。故答案为 A。

西多福韦（cidofovir）

本药对巨细胞病毒有高度的抑制活性，对某些耐阿昔洛韦或膦甲酸的病毒株也有活性，单次用药即对单纯疱疹病毒、水痘有效，疗效显著且持久，开始使用头两周每周给药一次，此后每两周只需给药一次，使用方便。主要经静脉注射给药，有较严重的不可逆肾毒性。

膦甲酸钠（foscarnet sodium）

本药用于治疗巨细胞病毒引起的视网膜炎，也可用于耐阿昔洛韦的单纯疱疹病毒和带状疱疹病毒感染。

阿糖腺苷（vidarabine）

本药抑制病毒 DNA 多聚酶，干扰其 DNA 合成。临床主要用于单纯疱疹病毒性脑炎、角膜炎、新生儿单纯疱疹，也可用于免疫抑制患者的带状疱疹、水痘感染及乙型肝炎（HBV）患者。局部外用于疱疹病毒性角膜炎。

不良反应有恶心、腹泻、眩晕、白细胞、血小板减少等。肝、肾功能不全者及孕妇禁用。

抗乙型肝炎病毒药

拉米夫定（lamivudine）

本药主要用于 HIV 治疗，也可有效治疗慢性 HBV 的感染，目前是治疗 HBV 感染最有效的药物之一。与齐多夫定合用有协同作用。不能自行停药，并需定期监测。至少应每 3 个月测一次谷丙转氨酶（ALT）水平，每 6 个月测一次 HBV、DNA 和 HBeAg。

阿德福韦（adefovir）

本药主要用于耐拉米夫定的慢性 HBV 感染患者的治疗，不良反应较拉米夫定轻，与拉米夫定联合用药，能有效抑制 HBV 的 DNA，促进 ALT 复常，耐药率低。

二、抗病毒药的用药护理

（一）用药前护理

1. 评估患者的肝、肾功能，详细询问患者过敏史、用药史、肝肾病史，尤其是已有肝炎病毒感染的患者，应避免合用有肝毒性的药物。

2. 妊娠期及哺乳期妇女禁用阿糖腺苷、利巴韦林、拉米夫定、金刚烷胺。

3. 抗病毒药疗程较长，嘱患者坚持按时、按量用药，不能随意停药，以保证疗效，防止复发。

（二）用药中护理

1. 用药期间注意监测患者的血压及肝、肾功能，阿昔洛韦静脉滴注时可致急性肾衰竭，需监测患者尿量及肾功能变化，避免合用有肾毒性的药物。

2. 应用干扰素之后可能出现发热、寒战、全身不适、肌肉酸痛、头痛等流感样症状，以发热最为常见，一般首次注射干扰素后 2～6 小时，体温多为 37.5～39℃，6～12 小时达高峰，但 24 小时内能自然消退，有时持续反复 1 周。若发热不高，可不必特殊处理，37～38℃者可嘱其多饮开水，卧床休息，发热较高者，可给予物理降温，也可给予双氯芬酸钠 25mg 塞肛。

3. 静脉给药注意滴注速度，阿昔洛韦滴注过快可发生急性肾衰竭，只能缓慢静脉注射，持续 1～2 小时，且不可肌内注射及皮下注射。此外，更昔洛韦与阿糖腺苷均不可快速滴注。

（三）用药后护理

1. 观察药物疗效，发现疗效不佳及时告知医生。告知患者每 3 个月复查一次肝功能、病毒学指标、乙肝三项、血常规等，检测可能发生的不良反应，并在医生的指导下停药，切勿擅自停药，以免导致病情复发或恶化。

2. 嘱患者合理安排作息时间，避免劳累，养成良好的生活习惯，忌酒，保持情绪稳定。

第6节 抗真菌药

案例12-6

患者，男，58岁。因糖尿病合并皮肤感染，自行长期服用四环素后咽部出现白色薄膜，不曾在意，近日因消化不良，腹泻来就医，诊断为白色念珠菌病。

问题： 1. 为什么患者咽部会出现白色念珠菌病感染？

2. 应选择何药治疗？怎么对患者进行用药护理？

真菌感染一般分为浅部真菌感染和深部真菌感染两类。浅部真菌感染较多见，危险性小，常由各种癣菌侵犯皮肤、毛发、指（趾）甲，引起各种癣症。深部真菌感染发病率低，危害性大，常见致病菌为白色念珠菌、新型隐球菌和荚膜组织胞浆菌，主要侵犯内脏器官和深部组织，引起炎症、坏死等。抗真菌药是指具有抑制或杀死真菌生长或繁殖的药物。目前常用药物可分为抗生素类、唑类、丙烯胺类、嘧啶类、棘白菌素类等。

一、常用抗真菌药

（一）抗生素类抗真菌药

常用药物的作用特点、应用、不良反应见表12-4。

表12-4 抗生素类抗真菌药常用药物作用特点、应用及不良反应

药物	作用特点	用途	不良反应
两性霉素B（amphotericin B）	广谱、强大，深、浅部真菌皆可。危重深部真菌感染首选	静脉滴注可用于真菌性肺炎、心内膜炎、尿路感染 鞘内注射可用于真菌性脑膜炎 口服可用于肠道真菌感染 与氟胞嘧啶和唑类合用可增效	静脉滴注可出现寒战、高热、头痛肾毒性，为剂量依赖性，用其脂质体可减小
制霉菌素（nystatin）	抗菌活性强大，毒性大，不能注射	局部可用于口腔、皮肤及阴道感染 口服可用于肠道或食管念珠菌病	较大剂量口服可发生胃肠道反应
灰黄霉素（grifulvin，fulcin）	抗浅表真菌，头癣首选药	各种皮肤癣菌所致的癣病（巴比妥类降低其疗效，促进抗凝血药代谢）	恶心、腹泻、皮疹、头痛等

（二）唑类抗真菌药

常用药物的作用特点、应用、不良反应见表12-5。

表12-5 唑类抗真菌药常用药物作用特点、应用及不良反应

药物	作用特点	用途	不良反应
酮康唑（ketoconazole）	广谱，对浅、深部真菌均有效；肝毒性大，以局部应用为主	浅、深部真菌感染	胃肠反应及肝损害，孕妇禁用
咪康唑（miconazole）	广谱，毒性大	局部可用于皮肤黏膜真菌感染，静脉滴注可用于两性霉素B无效或不能耐受的深部真菌感染的替代药	血栓性静脉炎，严重心律失常，胃肠道反应及过敏反应等
克霉唑（clotrimazole）	深部抗菌作用差，仅用于浅部真菌病	多用其乳剂、喷雾剂或洗剂局部用于浅部真菌病	外用偶有过敏反应

续表

药物	作用特点	用途	不良反应
氟康唑（fluconazole）	广谱，能透过血脑屏障，活性高，AIDS 患者口咽部念珠菌感染首选	全身性或局部真菌较严重感染的治疗和预防，与氟胞嘧啶合用增效	胃肠道反应，头晕、头痛，偶见肝损害、过敏反应、剥落性皮炎
伊曲康唑（itraconazole）	广谱，抗菌活性强大，罕见真菌感染首选	浅、深部真菌感染	不良反应轻，有胃肠不适、头痛、眩晕、皮肤瘙痒及荨麻疹
伏立康唑（voriconazole）	广谱，抗菌活性强大，对耐药真菌有效	严重耐药的真菌感染	胃肠道反应，发生率低，患者易接受

（三）丙烯胺类抗真菌药

此类抗真菌药包括特比萘芬、萘替芬、布替萘芬等。

特比萘芬（terbinafine）

本药为广谱药，主要用于皮肤癣菌病。常用于体癣、股癣、手足癣及甲癣等，也可用于念珠菌病。用于浅部真菌感染具有作用快、疗效高、复发少、不良反应轻等特点，可口服和外用。

（四）嘧啶类抗真菌药

氟胞嘧啶（fluorocytosine）

本药主要用于深部真菌感染类疾病的治疗，如念珠菌引起的心内膜炎、隐球菌属脑膜炎、念珠菌属或隐球菌属真菌败血症、肺部和尿路感染。单独使用易耐药，常与两性霉素 B 合用。不良反应为胃肠道反应、肝、肾功能损伤及血常规异常。孕妇禁用。

（五）棘白菌素类抗真菌药

临床常用卡泊芬净、米卡芬净。抗菌谱较广，主要用于深部真菌感染。与现有其他种类抗真菌药相比，具有不良反应较少的优点。不良反应常见发热、皮疹、皮肤潮红、瘙痒、水肿、静脉炎、支气管痉挛、腹胀、腹泻、脱水等。不推荐 18 岁以下患者使用。

卡泊芬净（caspofungin）

临床应用于对其他药物治疗无效或不能耐受的侵袭性曲霉菌病、念珠菌引起的食管炎、菌血症、腹腔内脓肿、腹膜炎及胸膜腔感染。

米卡芬净（micafungin）

临床应用于曲霉菌和念珠菌引起的真菌血症、呼吸道真菌病、胃肠道真菌病。

二、抗真菌药的用药护理

（一）用药前护理

1. 评估患者的肝、肾功能，详细询问患者的用药史、过敏史，对本类药物过敏者禁用。

2. 严重的肝肾功能不全者禁用。孕妇、妊娠及哺乳期妇女、儿童、心脏病患者慎用。

（二）用药中护理

1. 嘱患者坚持按时、按量合理用药。使用两性霉素 B 时注意患者有无发热、寒战、血压降低，按时记录 24 小时出入量，观察尿色、尿量、性质，若尿量减少需及时通知医生。定期检查血钾、肾功能、血常规、尿常规、肝功能、心电图、肾功能，避免与肾毒性大的药物（如氨基糖苷类）合用。出现低钾血症时应及时补钾。

2. 两性霉素 B 不宜用 0.9%氯化钠注射液稀释，使用时应严格掌握滴注速度，如漏出血管外，可引起局部炎症，可用 5%的葡萄糖溶液抽吸冲洗，也可将少量的肝素钠注射液加入冲洗液中。

3．注意药物相互作用。多数抗真菌药为肝药酶抑制剂，合用经肝药酶代谢的药物时（如地高辛、华法林、环孢素等）注意调整剂量，观察有无不良反应发生。

4．指导患者正确的服药方法，如伏立康唑片在餐前或餐后 1 小时服用。静脉给药掌握滴注速度和剂量，如氟康唑静脉滴注时速度约为 200mg/h。

（三）用药后护理

1．评估药物疗效，发现疗效不佳时须告知医生及时调整给药方案。

2．指导患者避免再次感染的诱发因素，定期复查。

小　结

抗微生物药系指能抑制或杀伤致病微生物，从而使其生长、繁殖受阻碍的药物。这类药物包括临床广泛应用于抗感染的抗生素、磺胺类、喹诺酮类、呋喃类、抗结核病药、抗真菌病药和抗病毒药等。其中抗生素是抗微生物药物里最主要的一大类药物，包括青霉素类、头孢菌素类、氨基糖苷类、大环内酯类、四环素类、氯霉素类、多肽类、林可霉素类等。

抗微生物药物的护理一般分为用药前护理、用药中护理及用药后护理，在护理过程中要严格按照药物的性质、不良反应、注意事项、配伍禁忌等方面进行护理。

自 测 题

A_1 型题

1．药物的抗菌范围称为（　　）

A．抗菌谱　B．抗菌活性
C．耐药性　D．抗菌机制
E．化疗指数

2．抑制细菌核酸合成的药物是（　　）

A．头孢菌素　B．链霉素
C．四环素　D．多黏菌素
E．利福平

3．青霉素 G 的抗菌作用机制是（　　）

A．抑制菌体 DNA 合成
B．阻碍菌体细胞壁的生物合成
C．抑制菌体蛋白质合成
D．抑制菌体 RNA 合成
E．影响菌体细胞膜通透性

4．青霉素对其抗菌作用较弱的细菌是（　　）

A．革兰氏阳性球菌
B．革兰氏阴性球菌
C．革兰氏阴性杆菌
D．革兰氏阳性杆菌
E．各种螺旋体

5．克拉维酸是下列哪种酶的抑制剂（　　）

A．二氢叶酸还原酶
B．DNA 回旋酶
C．二氢叶酸合成酶
D．胞壁黏肽合成酶
E. β-内酰胺酶

6．下列不属于大环内酯类抗生素的是（　　）

A．红霉素　B．阿奇霉素
C．克拉霉素　D．罗红霉素
E．克林霉素

7．首选于白喉、百日咳、支原体肺炎、衣原体感染及军团菌病的药物是（　　）

A．青霉素 G　B．氯霉素
C．红霉素　D．四环素
E．土霉素

8．青霉素过敏性休克抢救应首选（　　）

A．肾上腺素　B．去甲肾上腺素
C．地塞米松　D．氯苯那敏
E．多巴胺

9．具有耳毒性的抗生素是（　　）

A．青霉素　B．红霉素

C. 链霉素　D. 林可霉素
E. 头孢氨苄

10. 氯霉素最严重的不良反应是（　）
A. 胃肠道反应　B. 抑制骨髓造血功能
C. 二重感染　D. 灰婴综合征
E. 肝脏损害

11. 通过抑制DNA回旋酶发挥作用的药物是（　）
A. 红霉素　B. 环丙沙星
C. 四环素　D. 氯霉素
E. 磺胺嘧啶

12. 甲氧苄啶的抗菌机制是（　）
A. 破坏细菌细胞壁
B. 抑制二氢叶酸合成酶
C. 抑制二氢叶酸还原酶
D. 抑制 DNA 螺旋酶
E. 改变细菌细胞浆膜通透性

13. 甲硝唑最常见的不良反应是（　）
A. 头痛、眩晕　B. 白细胞暂时性减少
C. 共济失调　D. 肢体麻木
E. 恶心和口腔金属味

14. 异烟肼的主要不良反应是（　）
A. 神经肌肉接头阻滞
B. 中枢抑制　C. 耳毒性
D. 视神经炎　E. 周围神经炎

15. 对结核杆菌、麻风杆菌可发挥杀菌作用的药物是（　）
A. 青霉素　B. 四环素
C. 利福平　D. 卡那霉素
E. 氯霉素

16. 可诱导肝药酶活性的抗结核病药是（　）
A. 异烟肼　B. 利福平
C. 吡嗪酰胺　D. 对氨基水杨酸
E. 链霉素

17. 下列不是一线抗结核药的是（　）
A. 利福平　B. 乙硫异烟胺
C. 吡嗪酰胺　D. 链霉素
E. 异烟肼

18. 对阿昔洛韦不敏感的病毒是（　）
A. 单纯疱疹病毒　B. 带状疱疹病毒
C. 乙型肝炎病毒　D. 牛痘病毒
E. 生殖器疱疹病毒

19. 能抑制病毒 DNA 多聚酶的抗病毒药是（　）
A. 碘苷　B. 金刚烷胺
C. 阿昔洛韦　D. 利巴韦林
E. 干扰素

20. 毒性较大，仅局部应用的抗病毒药是（　）
A. 阿昔洛韦　B. 利巴韦林
C. 阿糖腺苷　D. 碘苷
E. 金刚烷胺

21. 可抑制人免疫缺陷病毒（HIV）逆转录和复制过程的药物是（　）
A. 金刚烷胺　B. 利巴韦林
C. 齐多夫定　D. 碘苷
E. 阿糖腺苷

22. 治疗深部真菌感染的首选药是（　）
A. 卡泊芬净　B. 制霉菌素
C. 氟胞嘧啶　D. 两性霉素 B
E. 伊曲康唑

23. 仅对浅表真菌感染有效的药物是（　）
A. 灰黄霉素　B. 制霉菌素
C. 克霉唑　D. 两性霉素 B
E. 伊曲康唑

24. 可局部用于治疗皮肤、口腔及阴道念珠菌感染的药物是（　）
A. 两性霉素 B　B. 多黏菌素
C. 四环素　D. 灰黄霉素
E. 制霉菌素

A_2型题

25. 患者，女，32 岁。因肾病综合征伴肾功能不全入院，近几日出现尿急、尿痛、尿频症状，诊断为铜绿假单胞菌引起的尿路感染，应选用下列何药来控制尿路感染（　）
A. 庆大霉素　B. SMZ＋TMP
C. 多黏菌素 E　D. 羧苄西林
E. 头孢氨苄

26. 患者，男，20 岁。4 日前被锈铁钉扎

伤，今日出现咀嚼、张口困难，严重时出现牙关紧闭，全身肌肉强直性收缩，阵发性痉挛，诊断为：破伤风。治疗此患者应首选的抗生素是（　　）

A. 青霉素　　B. 甲硝唑
C. 红霉素　　D. 四环素
E. 磺胺药

27. 患者，男，60 岁。近期出现发热、脾大、瘀点等症状，心脏听诊可闻及杂音伴有乏力、纳差、苍白等，血培养为草绿色链球菌，诊断为细菌性心内膜炎，常选用下列何种方案治疗（　　）

A. 庆大霉素+红霉素
B. 青霉素 G+TMP
C. 多西环素
D. 青霉素 G+庆大霉素
E. 青霉素 G+红霉素

28. 新生儿，在出生后出现呕吐，呼吸急促、不规则，皮肤发灰，体温低，软弱无力。已知妊娠末期孕母曾使用氯霉素，因此患者的症状是（　　）

A. 呼吸系统毒性反应
B. 胃肠道反应
C. 过敏反应
D. 氯霉素产生的灰婴综合征
E. 新生儿心理反应

29. 患者，男，39 岁。因尿频、尿急、尿痛、发热就诊，用青霉素 G 治疗 3 日，疗效不好，可改用的药物是（　　）

A. 林可霉素　　B. 红霉素
C. 万古霉素　　D. 磺胺醋酰
E. 氧氟沙星

30. 患者，男，50 岁。突发高热伴发冷、寒战，继之出现腹痛、腹泻和里急后重，大便开始为稀便，很快转变为黏液脓血便，有左下腹压痛及肠鸣音亢进，诊断为急性细菌性痢疾，最好选用下列何种抗菌药控制感染（　　）

A. 利福平　　B. 诺氟沙星
C. 红霉素　　D. 氨苄西林
E. 呋喃妥因

31. 患者，女，27 岁。自述外阴瘙痒、白带增多，取阴道分泌物镜检可见滴虫活动，一般可用哪种药物治疗（　　）

A. 甲硝唑　　B. 替硝唑
C. 青霉素　　D. 依米丁
E. 氯喹

32. 患者，女，40 岁。因患肺结核长期服抗结核药治疗，出现视野缩小、绿视等，确诊球后视神经炎，是由于下列哪个药物引起（　　）

A. 利福平　　B. 链霉素
C. 异烟肼　　D. 乙胺丁醇
E. 吡嗪酰胺

33. 患者，男，60 岁。因患骨结核就诊，医生推荐化学治疗。下类药物中不用于结核病治疗的是（　　）

A. 异烟肼　　B. 乙胺嘧啶
C. 乙胺丁醇　　D. 链霉素
E. 利福平

34. 患者，男，20 岁。剧烈运动后大汗淋漓，为图凉快脱去上衣吹凉风，第 2 日感觉不适，嗓子疼，浑身无力，经诊断为流感，那么他最好应用哪种药（　　）

A. 青霉素　　B. 红霉素
C. 哌替啶　　D. 氧氟沙星
E. 金刚烷胺

35. 患者，女，35 岁。因外阴瘙痒，白带呈豆腐渣样就诊。诊断为：霉菌性阴道炎。阴道内应放置何药治疗（　　）

A. 甲硝唑　　B. 红霉素
C. 制霉菌素　　D. 青霉素
E. 链霉素

A_3/A_4 题

（36～38 题共用题干）

患者，女，28 岁。妊娠 5 个月。淋雨 1 日后，出现寒战、高热，伴咳嗽、咳痰，迁延未愈，一周后突然咳出大量脓臭痰，并有咯血，来诊。查体：体温 39℃，脉搏 89 次/分，右肺部叩诊呈浊音，可于右肺底听到湿啰音。实验室检查：WBC 28×10^9/L，中性粒细胞 0.92，核左移明显，并有毒性颗粒，痰液留置可分层。诊断为肺脓肿。

36. 该患者应避免使用的药物是（　　）

A. 四环素类　　B. 青霉素

C. 头孢菌素　　D. 磷霉素

E. 阿莫西林

37. 通过环甲膜穿刺吸取痰液，进行痰涂片和需氧、厌氧检查，结果证实是金黄色葡萄球菌感染，治疗宜首选（　　）

A. 喹诺酮类　　B. 磺胺嘧啶

C. 阿奇霉素　　D. 青霉素 G

E. 氯霉素

38. 如该患者对青霉素过敏，改用其他抗菌药物时，可选用（　　）

A. 头孢菌素　　B. 多西环素

C. 氧氟沙星　　D. 环丙沙星

E. 庆大霉素

B 型题

（39～41 题共用选项）

A. 影响叶酸代谢

B. 影响胞浆膜的通透性

C. 抑制细菌细胞壁的合成

D. 抑制蛋白质合成的全过程

E. 抑制核酸合成

39. 磺胺类药物的抗菌机制是（　　）

40. 多黏菌素 B 的抗菌机制是（　　）

41. 氨基糖苷类抗生素的抗菌机制是（　　）

（42、43 题共用选项）

A. 利福平

B. 异烟肼

C. 对氨基水杨酸

D. 链霉素

E. 乙胺丁醇

42. 抑制结核杆菌的分枝菌酸合成，对结核杆菌有高度选择性的药物是（　　）

43. 毒性较大，易引起严重耳毒性和肾毒性的药物是（　　）

（王　蕾）

第13章 抗寄生虫药

引 言

寄生虫病是由寄生虫侵入人体而引起的疾病。因虫种和寄生部位不同，引起的病理变化和临床表现各异。本类疾病分布广泛，感染人群多见于接触疫源较多的人及免疫力较低的儿童。临床治疗以消灭寄生虫为主，感染较重可给予支持疗法。

第1节 抗 疟 药

案例 13-1

患者，男，28岁。畏寒、寒战、高热6日。隔日发作1次，热退后正常，怀疑为疟疾，服用氯喹、伯氨喹，2日后症状控制。继续服用药物患者出现腰背部疼痛，酱油色小便，尿量减少。追问病史，患者曾半个月前去海南旅游。查体：生命体征平稳，巩膜轻度黄染，双肺呼吸音清晰，心律齐，腹软，无压痛、反跳痛，肝脏肋下可触及，脾左肋下1cm，尿常规：尿胆原（+++），尿胆红素（−），血常规：血红蛋白90g/L。诊断为疟疾。

问题： 1. 抗疟药有哪些？

2. 如何进行抗疟药用药护理？

疟疾俗称“打摆子”，是由疟原虫感染引起，由雌性按蚊传播的一种传染病，流行于热带、亚热带地区，寄生于人体内的疟原虫主要有恶性疟、间日疟、三日疟。临床主要特征为间歇性发冷、发热、出汗、肝脾肿大等。抗疟药通过作用于疟原虫生活史的不同环节，发挥治疗或预防疟疾的作用，见图13-1。

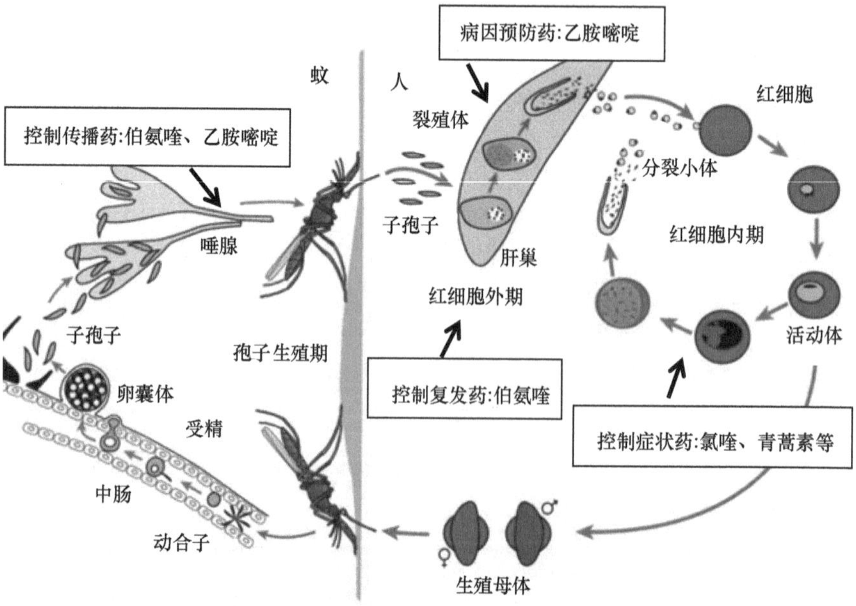

图13-1 疟原虫生活史各环节示意图

知识链接

疟疾的危害及流行现状

疟疾是一种传播快、易复发的传染病，在全世界 102 个国家或地区流行传播，全球约 1/2 人口受到威胁，年发病数约 1.2 亿，带虫者近 3 亿；非洲每年还有百万儿童死于疟疾。据报道我国近年来疟疾感染率明显下降，但由于地区差异，预防知识缺乏，卫生监督跟不上，疟疾仍然威胁着人们的健康，使得疟疾的防治在我国仍很重要。

常用抗疟药根据用药目的的不同，可分为控制症状药、控制复发和传播药、病因性预防药三类。

一、控制症状药

氯喹（chloroquine）

氯喹口服吸收快、疗效高、作用持久，1～2 小时血药浓度即可达高峰。

【药理作用与临床应用】

1．抗疟作用　能杀灭红细胞内期各种疟原虫，作为控制疟疾临床症状的首选药。通常用药后 1～2 日症状消退，3～4 日血中疟原虫消失，对红细胞外期疟原虫无作用，不用于控制复发和传播及病因性预防。

2．抗肠外阿米巴病作用　对阿米巴滋养体有强大的杀灭作用，用于阿米巴肝脓肿的治疗。

3．抗免疫作用　大剂量氯喹能抑制免疫反应，可用于类风湿关节炎、系统性红斑狼疮等自身免疫性疾病的治疗。

【不良反应】头痛、头晕、胃肠道反应、皮疹等，停药可消失，长期大剂量使用易引起视力、听力障碍。

考点：氯喹的作用与应用

青蒿素（artemisinin）

【药理作用与临床应用】青蒿素对红细胞内期疟原虫有杀灭作用，对红细胞外期疟原虫无效。临床主要用于控制间日疟、恶性疟的症状及耐氯喹虫株治疗；治疗凶险恶性疟如脑型疟和黄疸型疟疾。该药治疗疟疾复发率高，与伯氨喹合用能降低复发率。

【不良反应】不良反应少见，偶见胃肠道反应、心动过速、发热等。

知识链接

青蒿素的发现

青蒿素是一种治疗疟疾的药物，能够迅速、有效、安全地治疗间日疟和恶性疟，并且对耐氯喹疟原虫有效，这一突出贡献，是我国女科学家屠呦呦多年从事中药和中西药结合研究的结果。2011 年 9 月 12 日，时年 81 岁的屠呦呦获得美国“拉斯克医学奖”临床医学奖，获奖理由就是发现的青蒿素，挽救了全球数百万人的生命，2015 年因此获诺贝尔生理学或医学奖。

奎宁（quinine）

奎宁对红细胞内期疟原虫有杀灭作用，临床主要用于治疗恶性疟，尤其是脑型恶性疟，该药不良反应为金鸡纳反应，停药后可恢复。先天性 G-6-PD 缺乏者可致急性溶血、组织坏死等。

二、控制复发和传播药

伯氨喹（primaquine）

【药理作用与临床应用】伯氨喹对继发性红外期疟原虫和各种疟原虫的配子体均有较强的杀灭作用，与氯喹合用是目前用于控制复发、根治良性疟和控制疟疾传播的首选药物。

【不良反应】 该药毒性较大，治疗量可致头晕、恶心、呕吐、腹痛等，停药后可恢复。大剂量引起高铁血红蛋白血症。G-6-PD 缺乏者可致急性溶血、组织坏死等。

三、病因性预防药

乙胺嘧啶（pyrimethamine）

【药理作用与临床应用】 乙胺嘧啶对疟原虫的原发性红外期、配子体形成期有抑制作用，是目前用于病因性预防的首选药。在疟疾流行区可用于群众性预防，以阻断疟疾的传播。服药一次有效血药浓度可维持一周以上。

【不良反应】 治疗量不良反应轻，长期大剂量服用可干扰人体叶酸代谢，引起巨幼红细胞性贫血、粒细胞减少等。过量导致急性中毒，表现为恶心、呕吐、发热、惊厥甚至死亡。

四、抗疟药的用药护理

1．用药前护理　目前尚无一种药物对疟原虫生活史的各个环节都有效，因此在临床一般采用联合用药的方式治疗疟疾。氯喹不宜肌内注射，禁止静脉给药，孕妇禁用。

2．用药中护理　使用抗疟药期间定期检查视力、听力、肝肾功能和血常规等，发现异常立即停药。氯喹、奎宁静脉滴注速度过快可引起严重低血压和心律失常，应慢速滴注，并密切观察心脏和血压变化。青蒿素宜深部肌内注射，孕妇禁用。伯氨喹用药时注意观察尿量、尿色、血常规等。长期大剂量应用乙胺嘧啶需用甲酰四氢叶酸预防巨幼红细胞性贫血。乙胺嘧啶有致畸作用，孕妇禁用。过量中毒时，可静脉注射巴比妥类解救。G-6-PD 缺乏的人群，应在医务人员的监护下服用伯氨喹、奎宁。用药期间发现酱油尿、严重贫血时立即停药。孕妇、1 岁以下婴儿、有溶血史者或其家属中有溶血史者应禁用。

3．用药后护理　密切监测药物不良反应。

第 2 节　抗阿米巴病药和抗滴虫药

一、抗阿米巴病药

阿米巴病是由溶组织阿米巴原虫感染人体引起的疾病。阿米巴包囊在肠腔内发育成小滋养体，当肠道环境合适时，小滋养体侵入肠壁发育成大滋养体，引起阿米巴痢疾或阿米巴结肠炎。大滋养体也可随血液进入肝、肺、脑等组织，引起肝脓肿、肺脓肿、脑脓肿等肠外阿米巴病。当肠道环境改变后，滋养体转为包囊，随粪便排出体外，感染新宿主，所以该类疾病以预防为主。临床常用抗阿米巴病药主要有甲硝唑、氯喹、二氯尼特等，见图 13-2。

甲硝唑（metronidazole）

本药口服吸收迅速而完全，分布于全身组织和体液，易通过血脑屏障。在肝代谢，经肾排泄，血浆半衰期约为 8 小时，为人工合成的 5-硝基咪唑类化合物。

【药物作用与临床应用】

1．抗阿米巴原虫　甲硝唑对肠内、肠外阿米巴滋养体均有强大杀灭作用，是治疗急性阿米巴痢疾和肠外阿米巴病的首选药。对肠内小滋养体及包囊无明显影响，见图 13-3。

2．抗滴虫　甲硝唑是阴道毛滴虫感染的首选药。口服可杀死阴道分泌物、精液、尿液中的阴道毛滴虫，对男女感染者均有良好疗效。已婚患者，夫妻双方应同时治疗，见图 13-4。

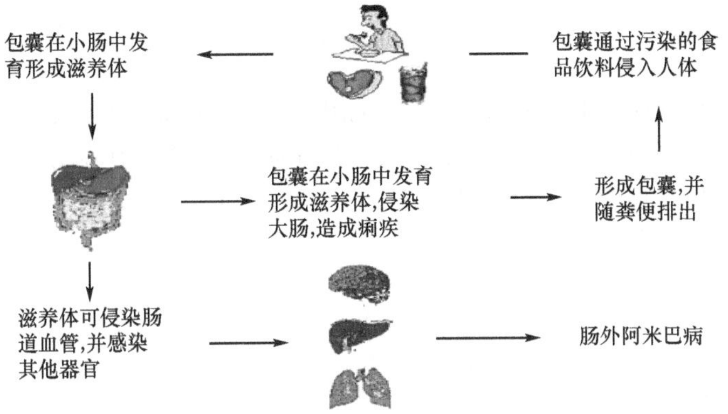

图 13-2　阿米巴生活史示意图

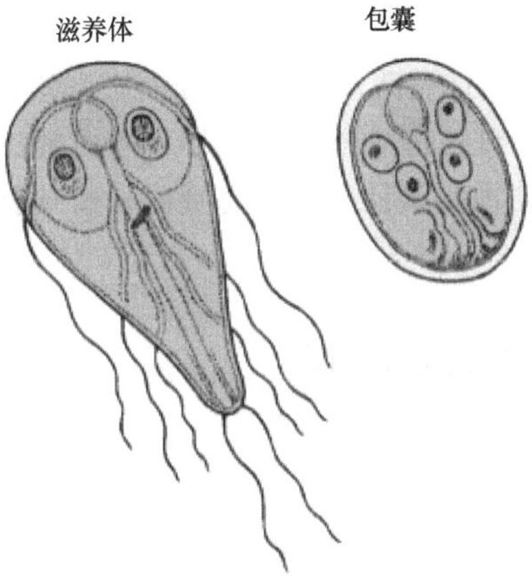

图 13-3　阿米巴虫

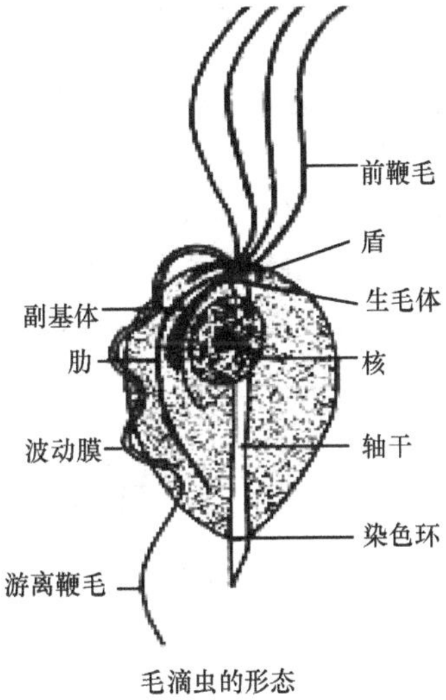

图 13-4　毛滴虫

3．抗贾第鞭毛虫　甲硝唑是治疗贾第鞭毛虫病最有效的药物，治愈率在 90%以上。

4．抗厌氧菌　可用于厌氧菌感染引起的败血症、骨髓炎、产后盆腔炎的治疗，也可与其他抗菌药合用防治妇科手术、胃肠外科手术时厌氧菌感染。

【不良反应】 用药后常见恶心、呕吐及口腔金属味，部分患者还可能出现轻微的头痛、眩晕、共济失调等神经系统症状及过敏反应。

考点：甲硝唑的作用与用途

其他抗阿米巴病药的比较见表 13-1。

表 13-1　其他抗阿米巴病药的比较

药物	作用特点和临床应用	不良反应
氯喹（chloroquine）	对肠内阿米巴病无效，仅用于甲硝唑无效或禁忌的肠外阿米巴病	见抗疟药
二氯尼特（diloxanide）	是治疗无症状带阿米巴包囊的首选药，对急、慢性肠内阿米巴病须与甲硝唑合用	不良反应轻，偶见恶心、呕吐、腹痛、腹泻等，停药后可消失
双碘喹啉（diiodohydroxyquinoline）	是治疗慢性肠内阿米巴病及无症状排包囊者，对肠外阿米巴病无效	长期大剂量应用可引起严重的视觉障碍，甲亢。肝、肾功能不良者禁用

二、抗滴虫药

抗滴虫病药用于治疗阴道毛滴虫感染引起的阴道炎、尿道炎和前列腺炎。甲硝唑是治疗滴虫病的首选药。对耐甲硝唑滴虫感染，可改用乙酰胂胺局部给药，该药有轻度的局部刺激作用，可使阴道分泌物增多。已婚患者应夫妻同时服药。

案例 13-2

患者，女，35 岁。因白带增多、外阴瘙痒 1 个月入院。查阴道黏膜充血，可见黄色泡沫状白带，有异味，阴道分泌物检查见滴虫，诊断为滴虫性阴道炎。

问题：该患者宜选用何药治疗？应注意什么？

三、抗阿米巴病药与抗滴虫药的用药护理

1．二氯尼特在临床用药时，可先用甲硝唑控制症状，再用本药肃清肠道内的阿米巴包囊，能有效防止复发。

2．甲硝唑治疗滴虫病失败原因多为配偶未同时治疗，故夫妻必须同查同治。甲硝唑服药期间应禁酒，因甲硝唑干扰乙醛代谢，饮酒会出现乙醛中毒。服用甲硝唑可能出现头晕、肢体麻木和感觉异常，需报告医生，立即停药。动物实验证明该药有致癌、致畸胎作用，孕妇禁用。

第 3 节　驱肠蠕虫药

案例 13-3

患者，男，5 岁。主因经常腹痛、有异食癖就诊，患儿形体消瘦，其母述患儿爱趴着睡觉，睡后常把牙齿咬的吱吱响，平时 2～3 日才大便一次。粪便检测蛔虫卵、钩虫卵阳性，医生诊断为寄生虫（蛔虫、钩虫）混合感染，可上个月在幼儿园吃过打虫药（阿苯达唑），未见有虫排出。

问题：该患儿宜选用何药治疗？应注意什么？

肠蠕虫病是常见的一类肠道寄生虫病，包括蛔虫、钩虫、蛲虫、鞭虫、绦虫及姜片虫等。驱肠蠕虫药是驱出或杀灭肠道蠕虫的药物。临床常用驱肠蠕虫药特点比较见表 13-2。

表 13-2　常用驱肠蠕虫药特点比较

药物	驱虫谱	用药须知及不良反应
甲苯达唑（mebendazole）	蛔虫、钩虫、蛲虫、鞭虫、绦虫	孕妇、哺乳期妇女、2 岁以下婴幼儿、肝肾功能不全者禁用。大剂量偶见白细胞减少
阿苯达唑（albendazole）	蛔虫、钩虫、蛲虫、鞭虫、绦虫	孕妇、乳母、2 岁以下婴幼儿、肝肾功能不全者禁用。大剂量偶见白细胞减少和氨基转移酶升高
左旋咪唑（levamizole）	蛔虫、钩虫、蛲虫	妊娠早期、肝肾功能不全者禁用。不良反应有恶心、呕吐、皮疹等
噻嘧啶（pyrantel）	蛔虫、钩虫、蛲虫	孕妇、2 岁以下婴幼儿及肝功能不全者禁用。不宜与哌嗪合用，偶见氨基转移酶升高

续表

药物	驱虫谱	用药须知及不良反应
哌嗪（piperazine）	蛔虫、蛲虫	对本品过敏者、肝肾功能不良者、有神经系统疾病或癫痫史患者禁用。本品对实验室检查诊断有干扰，实验室检查前应停服
吡喹酮（praziquantel）	吸虫、绦虫（囊虫病）	治疗脑囊虫病时可致颅内压升高，宜同时使用脱水药和糖皮质激素
氯硝柳胺（niclosamide）	牛肉、猪肉绦虫等	杀灭绦虫时，死亡节片释放出虫卵，应防止虫卵逆行。本药能引起胃肠道反应

各类肠蠕虫感染的药物选择见表13-3。

表13-3　临床常用抗肠蠕虫药物选择

感染类型	首选药物	次选药物
蛔虫感染	甲苯达唑、阿苯达唑	哌嗪、噻嘧啶、左旋咪唑
蛲虫感染	甲苯达唑、阿苯达唑	哌嗪、噻嘧啶
钩虫感染	甲苯达唑、阿苯达唑	噻嘧啶
鞭虫感染	甲苯达唑	
绦虫感染	吡喹酮	氯硝柳胺
囊虫病	吡喹酮、阿苯达唑	
包虫病	阿苯达唑	吡喹酮、甲苯达唑

【抗肠蠕虫药的用药护理】

1．驱虫药服用时一般采取半空腹状态，期间不宜饮酒及进食过多的脂肪性食物。驱虫期间有便秘的患者可酌情给予泻药，以促进虫体的排出。

2．养成良好的卫生习惯，秋季为驱虫的理想季节。驱虫结束后应检查大便，观察虫卵情况，未根治者需进行第二疗程的治疗。

3．2岁以下小儿禁用甲苯达唑、阿苯达唑、噻嘧啶。妊娠早期、肝肾功能不全者禁用左旋咪唑。噻嘧啶可导致一过性的谷丙转氨酶增高，肝功能不全者禁用。

4．氯硝柳胺对虫卵无效，为了防止由于呕吐虫卵逆流入胃及十二指肠引起囊虫病，用药前应先服镇吐药，如甲氧氯普胺。服药时嘱患者尽量少饮水。如果服药7日后大便中无虫卵和节片，应再加服一个疗程，治疗3个月以上大便检测阴性，方可认为治愈。

第4节　抗血吸虫病药和抗丝虫病药

一、抗血吸虫病药

吡喹酮（praziquantel）

吡喹酮为广谱抗吸虫和绦虫药物，具有高效、低毒、疗程短、口服方便等特点，是治疗血吸虫病和绦虫病的首选药。在治疗血吸虫病时，可使寄生在人或其他哺乳动物的肠系膜静脉和门静脉的血液中的虫体失去吸附能力而死亡。

不良反应轻，可出现恶心、腹痛、腹泻、头痛、眩晕、嗜睡、乏力等，一般持续时间较短，不影响治疗，无须处理。孕妇禁用。

二、抗丝虫病药

乙胺嗪（diethylcarbamazine）

丝虫病是丝虫寄生于人体淋巴系统引起的疾病，乙胺嗪是治疗丝虫病的首选药，该药具有疗效高、毒性低的特点，在丝虫病流行区，将本药掺拌于食盐中制成药盐，用于流行区全民防治。

该药不良反应轻，有胃肠道反应及头痛、乏力等。但成虫和微丝蚴死亡时释放出的异体蛋白可引起皮疹、淋巴结肿大、畏寒、发热、心率加快等，加用地塞米松可缓解症状。

护考链接

控制疟疾症状的首选药是（　　）

A. 奎宁　　B. 伯氨喹　　C. 氯喹

D. 乙胺嘧啶　　E. 青蒿素

解析：控制疟疾症状的首选药是氯喹，故答案为C。

三、抗血吸虫病药与抗丝虫病药的用药护理

1. 吡喹酮治疗脑囊虫病时，大量虫体迅速死亡可诱发颅内压升高和癫痫发作等神经系统症状，严重者可发生脑疝。采取低剂量长疗程和间歇给药的方法可减轻上述不良反应，同时应住院观察，发现颅内压升高或癫痫症状时立即停药并使用糖皮质激素和甘露醇治疗。孕妇禁用。

2. 乙胺嗪治疗丝虫病时，微丝蚴死亡后释出大量异体蛋白导致的变态反应和成虫死亡时刺激所在部位引起的淋巴结炎、淋巴管炎较为严重，应做好对症处理。

小　结

需依据临床诊断合理选择抗寄生虫药。其中，用于控制症状的抗疟药是氯喹、青蒿素、奎宁，用于控制复发和传播的抗疟药是伯氨喹，用于病因性预防的抗疟药是乙胺嘧啶；用于抗阿米巴病和抗滴虫病的药物是甲硝唑；用于治疗肠蠕虫病的药物是阿苯达唑、左旋咪唑、氯硝柳胺；用于抗血吸虫病和抗丝虫病的药物分别是吡喹酮、乙胺嗪。

自 测 题

A_1型题

1. 与磺胺类药合用对疟原虫叶酸代谢产生双重阻断作用的是（　　）

A. 乙胺嘧啶　　B. 伯氨喹

C. 青蒿素　　D. 奎宁

E. 甲氟喹

2. 能控制疟疾复发又能阻断疟疾传播的药物是（　　）

A. 乙胺嘧啶　　B. 伯氨喹

C. 磺胺类药　　D. 氯喹

E. 蒿甲醚

3. 只对肠外阿米巴病有效的药物是（　　）

A. 甲硝唑　　B. 氯喹

C. 替硝唑　　D. 阿苯达唑

E. 左旋咪唑

A_2型题

4. 患者，女，30岁。诊断为滴虫阴道炎，首选的药物是（　　）

A. 甲硝唑　　B. 氯喹
C. 制霉菌素　　D. 乙酰唑胺
E. 克霉唑

A_3/A_4型题

（5、6题共用题干）

患者，男，10岁。因阵发性腹痛、恶心、呕吐2日入院。患者自7岁开始出现一过性脐部周围隐痛，呈钻顶样疼痛，曾驱虫治疗。入院查体：体温37.1℃，右上腹部轻压痛，超声提示可见胆管扩张，内可见线条状游走的虫体，血常规提示嗜酸粒细胞比例稍升高，诊断为胆道蛔虫病。

5. 患者给予驱虫治疗时最好选用（　　）

A. 甲苯达唑　　B. 氯喹
C. 哌嗪　　D. 乙胺嗪
E. 甲硝唑

6. 本案例中的患者若并发严重的胆道细菌感染，经验性治疗不考虑使用的抗菌药物是（　　）

A. 青霉素　　B. 红霉素
C. 氨苄西林　　D. 头孢哌酮
E. 头孢他啶

（王　心）

第14章 抗恶性肿瘤药

·引 言·

恶性肿瘤是目前严重危害人类健康的常见病、多发病，已成为死亡的主要原因之一，但其病因、发病机制等尚未完全阐明。合理选用药物对疾病的控制可起到较好的效果。

案例14-1

患者，男，53岁。诊断为急性淋巴细胞白血病，给予VP方案（长春新碱＋泼尼松）化疗，化疗后2周患者感恶心、呕吐较重，并感乏力、手足麻木，体温36.7℃，查血常规示血白细胞1.4×10^9/L，遵医嘱予以保护性隔离，并予白细胞生成素100μg皮下注射（升白细胞治疗），昂丹司琼8mg静脉推注（止吐治疗），维生素B_{12} 0.2mg肌内注射（营养神经治疗）。

问题： 1. 化疗药有哪些不良反应？

2. 用药期间应注意什么？

目前恶性肿瘤的治疗方法主要采用手术治疗、化学药物治疗（化疗）、放射治疗、免疫治疗，基因及中医中药治疗等综合措施。其中，化疗作为临床综合治疗的重要组成部分在抗肿瘤治疗中占重要地位，尤其是不能进行手术的肿瘤，如白血病、淋巴肉瘤、绒毛膜上皮癌等，可明显改善癌症患者的生存时间和生活质量。

第1节 概 述

一、细胞增殖周期

细胞的生长、繁殖、分化、死亡有一定周期性，细胞从一次分裂结束到下一次分裂完成的过程，称为细胞增殖周期。肿瘤细胞主要有两类，增殖期细胞群和非增殖期细胞群（图14-1）。

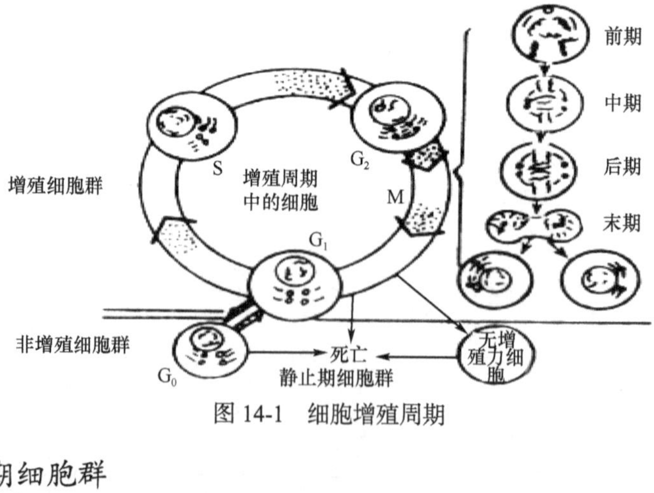

图14-1 细胞增殖周期

（一）增殖期细胞群

该类肿瘤细胞不断地按指数分裂的方式进行增殖，代谢活跃，增殖迅速，是肿瘤发生、发展和肿瘤组织不断增大的根源。这部分细胞生长快，对药物比较敏感，按其分裂过程可将增殖期细胞分为四期。

1．G_1期（DNA 合成前期）　此期主要合成 mRNA 和蛋白质，为 DNA 的合成作准备。

2．S 期（DNA 合成期）　此期主要合成 DNA，并进行 DNA 复制。抗代谢药物干扰 DNA 的复制而杀灭 S 期的细胞。

3．G_2期（DNA 合成后期）　此期继续合成 RNA 和蛋白质，为细胞的有丝分裂作准备。烷化剂和抗肿瘤抗生素对此期细胞有效。

4．M 期（有丝分裂期）　此期由一个细胞分裂成两个子细胞。长春新碱、长春碱可阻止 M 期进行，抑制有丝分裂。

（二）非增殖期细胞群

1．G_0期细胞（静止期细胞）　此类细胞有增殖能力，但暂时不进行分裂增殖，当增殖期细胞被药物杀灭后，G_0期细胞即可进入增殖状态，转化为增殖期细胞。这部分细胞对药物不敏感，是肿瘤复发的主要根源。

2．无增殖力细胞　此类细胞在肿瘤群中占有的比例很少，无增殖能力，最后老化、分化、死亡，故无临床意义。

二、抗恶性肿瘤药的作用环节与分类

抗恶性肿瘤药物的主要作用是杀伤肿瘤细胞（图 14-2），抑制其生长繁殖。

（一）按细胞增殖周期分类

1．细胞周期特异性药物　仅对细胞增殖周期的某一期细胞比较敏感。

（1）主要作用于 S 期的药物：如甲氨蝶呤、巯嘌呤、氟尿嘧啶等。

（2）主要作用于 M 期的药物：如长春碱、长春新碱、紫杉醇等。

2．细胞周期非特异性药物　此类药物能杀灭增殖期细胞群中各期细胞，如烷化剂、抗癌抗生素等。

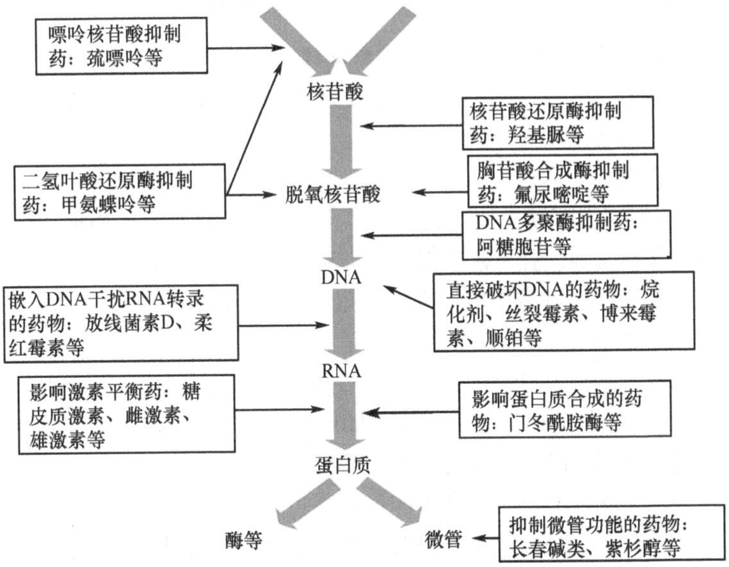

图 14-2　抗恶性肿瘤药物主要作用机制示意

（二）按药物作用的生化机制分类

1. 抑制 DNA 合成的药物　如甲氨蝶呤、巯嘌呤、氟尿嘧啶、羟基脲、阿糖胞苷等。

2. 破坏 DNA 结构和功能的药物　如环磷酰胺、白消安、塞替派、卡莫司汀、丝裂霉素、博来霉素、卡铂、顺铂等。

3. 干扰转录过程和阻止 RNA 合成的药物　如放线菌素 D、柔红霉素、多柔比星等。

4. 干扰蛋白质合成和功能的药物　如长春碱、长春新碱、三尖杉酯碱、紫杉醇、门冬酰胺酶等。

三、抗恶性肿瘤药的共同不良反应

抗恶性肿瘤药的安全范围小，选择性低，在抑制或杀灭肿瘤细胞的同时，对正常组织细胞，特别是增殖旺盛的组织细胞也同样引起损害，产生不同程度的不良反应，主要表现为：

1. 骨髓抑制　是抗肿瘤药最严重的不良反应，如红细胞、白细胞、血小板的减少，甚至引起再生障碍性贫血，以及一些并发症如严重感染和出血等。

2. 消化道黏膜损害　食欲减退、恶心、呕吐、腹痛、腹泻、口腔黏膜溃疡等，严重者可引起消化道出血而致死。

3. 肝损害　肝大、氨基转移酶升高、黄疸、肝功能减退，严重者引起肝硬化。

4. 肾损害　血尿、蛋白尿、管型尿、尿素氮升高，甚至肾功能不全等。

5. 抑制免疫　大多数抗恶性肿瘤药，大剂量应用时，可抑制机体免疫功能，使机体抵抗力下降，易诱发感染。

考点：抗恶性肿瘤药不良反应

6. 其他　可引起脱发，一般停药后可再生新发；有些药可引起闭经、精子减少；有些药还引起神经毒性，致畸、致癌、致突变，心肌毒性，肺纤维化，影响生殖功能等。

四、抗恶性肿瘤药的用药护理

抗肿瘤药物虽然可以杀伤肿瘤细胞，但其不良反应不容忽视，科学有效的护理方法，可以减轻化疗中出现的各种不良反应，使化疗顺利完成。

（一）用药前护理

1. 了解患者的病情，明确用药目的，熟知血常规、心电图、尿常规、肝肾功能等指标情况。

2. 很多抗肿瘤药物使用后，会导致患者免疫力下降，故用药前须加强病室管理，注意环境卫生和消毒隔离，减少患者继发感染的机会。

（二）用药中护理

1. 抗恶性肿瘤药使用疗程较长，不良反应多且严重，要重视患者心理护理，帮助患者消除恐惧和顾虑，重新建立自信心，引导患者积极配合治疗。指导患者和家属学会观察所用药物不良反应，并教会他们一些肿瘤患者需要的日常护理知识。用药前及半疗程时各测一次体重（晨起、空腹、排空大小便、穿最少的衣服），并记录。

2. 用药时注意保护血管。一般选用头皮针，左右两臂交替穿刺，尽量避免一处血管多次注射，以免引起静脉炎。多数抗恶性肿瘤药有较强的刺激性，药液外漏可使皮肤坏死，故穿刺前应先排空针头内药液再行注射。用药中密切观察局部有无水肿、变色，一旦发生应立即停药，局部注射生理盐水稀释药物，必要时给予普鲁卡因等局部封闭。

3. 大多数抗恶性肿瘤药可抑制骨髓。故用药期间要密切观察患者有无出血和继发感染情况，定期检查血常规。当出现白细胞低于 $3\times10^9/L$、血小板低于 $80\times10^9/L$ 时，应暂停用药，并报告医生及时处理。

4. 消化道反应是抗肿瘤过程中常见不良反应，应指导患者和家属学会观察患者呕吐物及大便情况，及时沟通，了解病情。加强饮食调节，用药前选择高蛋白、高热量饮食。用药期间选择少油腻、易消化、刺激小、纤维素含量高的饮食，注意补充水和电解质。采取少吃多餐等形式，鼓励进食。合理使用昂丹司琼等止吐剂，严重时予以停药观察。

5. 对有肝肾损害的药物，应密切观察患者是否出现黄疸、血尿、管型尿、蛋白尿等异常情况，定期检查肝肾功能。用药期间，嘱咐患者大量饮水，密切观察患者小便是否困难及血尿情况，一旦出现异常，及时就医处理。

6. 口腔黏膜损害是化疗中最常见的并发症，严重时会导致全身感染。应指导患者和家属学会日常护理，保持口腔卫生，给予无刺激的软性食物，进食后采用消毒液漱口。口腔疼痛而进食困难者，给予局麻药含漱、喷雾，止痛后再进食。也可选用碘甘油、溃疡贴促进溃疡愈合。

（三）用药后护理

1. 大多数药物会损伤毛囊上皮细胞导致脱发。重视患者心理护理，告知患者化疗结束后，头发可再生。化疗时头颅置冰帽或者扎一严紧的充气止血带可减轻脱发。

2. 根据患者恢复情况和不良反应发生情况，调整护理计划。

知识链接

根据国家癌症中心 2018 年报告，2014 年全国恶性肿瘤新发病例数 380.4 万例，发病率为 278.07/10 万（男性 301.67/10 万，女性 253.29/10 万），死亡率为 167.89/10 万。肿瘤恶性肿瘤的发病与死亡存在地区性差异，发病率由高到低依次为东部、中部、西部；死亡率由高到低依次为东部、中部、西部。肺癌、肝癌、胃癌、食管癌、结直肠癌是主要恶性肿瘤死因，肺癌和乳腺癌分别位居男女性发病的第 1 位。

第2节　常用抗恶性肿瘤药物

一、抑制 DNA 合成的药物

本类药物又称抗代谢药，本类药化学结构与核酸代谢必需的物质如叶酸、嘌呤、嘧啶等相似，与其产生特异性拮抗作用，起到干扰核酸代谢而阻止肿瘤细胞的分裂增殖的作用。主要作用于 S 期，属于细胞周期特异性药物。

甲氨蝶呤（methotrexate，MTX）

【药理作用】本药为抗叶酸药，其化学结构与叶酸相似，通过抑制二氢叶酸还原酶，抑制四氢叶酸的生成，从而抑制 DNA 的合成（图 14-2）。

【临床应用】对儿童急性淋巴细胞性白血病疗效显著，与糖皮质激素、长春新碱、巯嘌呤合用，缓解率达 90%，成人疗效差。也可用于治疗绒毛膜上皮癌、恶性葡萄胎、卵巢癌、骨肉瘤、头颈部鳞癌、乳腺癌、肝癌等。

【不良反应】因治疗量和中毒量接近，不良反应较多，除骨髓抑制、消化道反应外，大剂量应用可致肝肾损害、脱发、致癌等。大剂量应用时需配合亚叶酸钙，充分水化、碱化尿液，同时禁食酸性食物。

其他抑制 DNA 合成的抗肿瘤药物见表 14-1。

表 14-1 其他抑制 DNA 合成的抗肿瘤药

药名	主要作用和用途	主要不良反应
氟尿嘧啶（5-fluorouracil，5-Fu）	抗嘧啶药。口服吸收差、注射给药。用于消化道肿瘤、乳腺癌疗效较好	胃肠道反应，严重者血性腹泻。刺激性大，注射部位引起静脉炎
阿糖胞苷（cytarabine，Ara-C）	抗嘧啶药。静脉给药。用于成人急性粒细胞性白血病、单核细胞白血病。不与 5-Fu 并用	胃肠道反应、骨髓抑制、肝脏损害、血栓性静脉炎
巯嘌呤（mercaptopurine，6-MP）	抗嘌呤药。用于儿童急性淋巴细胞性白血病，大剂量用于绒毛膜上皮癌、恶性葡萄胎	胃肠道反应、骨髓抑制等
羟基脲（hydroxycarbamide，HU）	为核苷酸还原酶抑制剂，杀灭 S 期细胞。用于慢性粒细胞性白血病、黑色素瘤	骨髓抑制

二、破坏 DNA 结构和功能的药物

（一）烷化剂

烷化剂又称烃化剂。化学性质活泼，易造成 DNA 结构和功能损害，导致细胞死亡。烷化剂属于周期非特异性药物。缺点是选择性不高，抑制肿瘤细胞和正常组织，毒性较大，有致突变、致癌作用。

环磷酰胺（cyclophosphamide，CTX）

【药理作用与临床应用】

1．抗肿瘤 体外无作用，进入体内后转化为有活性的磷酰胺氮芥，破坏 DNA 的结构和功能而杀灭各期肿瘤细胞（图 14-2）。主要用于恶性淋巴瘤，疗效显著；对急性淋巴细胞性白血病、多发性骨髓瘤、肺癌、乳腺癌、卵巢癌、宫颈癌、鼻咽癌、神经母细胞瘤等也有一定疗效。

2．抑制免疫 能抑制 T 淋巴细胞及 B 淋巴细胞的功能，用于某些自身免疫性疾病及器官移植排斥反应等。

【不良反应】抑制骨髓较严重，如 WBC、PLT 减少等，膀胱刺激性大，引起出血性膀胱炎，消化道反应轻，闭经或精子减少等。多饮水、碱化尿液可减轻毒性，肝肾损害者慎用。

其他烷化剂类抗肿瘤药物见表 14-2。

表 14-2 其他烷化剂类抗肿瘤药

药名	主要作用和用途	主要不良反应
噻替派（thiotepa，TSPA）	抗癌谱广，选择性高，毒性小，各期均有杀灭作用，用于乳腺癌、卵巢癌、膀胱癌（局部灌注）等	主要是骨髓抑制
白消安（busulfan）	明显抑制粒细胞生成，治疗慢性粒细胞性白血病的首选。缓解率可达到 80%～90%；对急性白血病无效	主要是骨髓抑制，久用致肺纤维化等
卡莫司汀（carmustine）	用于脑瘤、恶性淋巴瘤、骨髓瘤、小细胞肺癌	骨髓抑制、胃肠道反应、肺纤维化

（二）破坏 DNA 的铂类药

主要破坏 DNA 的铂类抗肿瘤药物见表 14-3。

表 14-3 破坏 DNA 的铂类抗肿瘤药

药名	主要作用和用途	主要不良反应
顺铂（cisplatin，DDP）	破坏 DNA，抑制细胞有丝分裂，抗瘤谱广，主要用于生殖和泌尿系统恶性肿瘤如睾丸癌、宫颈癌、膀胱癌；也可用于肺癌、淋巴肉瘤等	胃肠道反应、骨髓抑制、耳毒性、肾毒性
卡铂（carboplatin）	主要用于小细胞肺癌、头颈部鳞癌、卵巢癌、睾丸癌	骨髓抑制

（三）破坏 DNA 的抗生素类药

主要破坏 DNA 的抗生素类抗肿瘤药物见表 14-4。

表 14-4 破坏 DNA 的抗生素类抗肿瘤药

药名	主要作用和用途	主要不良反应
博来霉素（bleomycin，BLM）	抑制 DNA 合成，干扰细胞分裂繁殖。主要用于鳞状上皮癌。也用于淋巴瘤	发热、脱发；严重者有肺毒性，几乎无骨髓抑制
丝裂霉素（mitomycin，MMC）	抑制 DNA 复制，使 DNA 链断裂。抗癌谱广，作用迅速强。对实体瘤有效，特别是消化道癌常用药之一，也可用于慢性粒细胞白血病、恶性淋巴瘤	骨髓抑制、胃肠道反应，偶有心、肝、肾毒性及间质性肺炎

三、干扰转录过程和阻止 RNA 合成的抗肿瘤药物

主要干扰转录过程和阻止 RNA 合成的抗生素类抗肿瘤药物见表 14-5。

表 14-5 干扰转录过程和阻止 RNA 合成的抗生素类抗肿瘤药

药名	主要作用和用途	主要不良反应
放线菌素 D（dactinomycin D，DACT）	抑制 RNA 合成。用于恶性葡萄胎、绒毛膜上皮癌、恶性淋巴瘤、肾母细胞瘤、横纹肌肉瘤等	胃肠道反应、骨髓抑制、脱发、皮炎、畸胎等
柔红霉素（daunorubicin，DNR）	抑制 DNA 复制和 RNA 合成。主要用于急性淋巴细胞和粒细胞性白血病	胃肠道反应、骨髓抑制、心脏毒性
多柔比星（doxorubicin）	抑制 DNA 合成和 RNA 复制。主要用于耐药性肿瘤，如白血病、恶性淋巴瘤、肺癌、肝癌、胃癌、乳腺癌等	胃肠道反应、骨髓抑制、脱发、心脏毒性、皮肤色素沉着

四、影响蛋白质合成的药物

主要抑制蛋白质合成的抗肿瘤药物见表 14-6。

表 14-6 抑制蛋白质合成的抗肿瘤药

药名	主要作用和用途	主要不良反应
长春新碱（vincristine，VCR）	作用同长春碱。用于儿童急性淋巴细胞性白血病	同长春碱。神经毒性比较大
三尖杉酯碱（harringtonine）	抑制蛋白质合成并使核蛋白分解。用于急性粒细胞白血病、急性单核细胞白血病、恶性淋巴瘤等	胃肠道反应、骨髓抑制、脱发、心肌毒性
L-门冬酰胺酶（L-asparaginase）	水解门冬酰胺，抑制细胞生长。用于急性粒细胞白血病	胃肠道反应、过敏反应

五、调节激素水平的药物

某些肿瘤的发生与体内相应的激素水平失调有关，如乳腺癌、前列腺癌等。因此应用激素来

调节平衡失调，治疗相应的肿瘤。激素无骨髓抑制，但作用广泛，使用不当会对机体产生不良影响。

主要激素类抗肿瘤药见表 14-7。

表 14-7 激素类抗肿瘤药

药名	主要作用和用途	主要不良反应
糖皮质激素类药物 泼尼松、地塞米松等	使淋巴细胞溶解。主要用于淋巴细胞性白血病	见糖皮质激素类药物
雌激素类药物 己烯雌酚（diethylstilbestrol）	用于治疗前列腺癌	内分泌紊乱
雄激素类药 如二甲基睾酮（methyltestosterone）	晚期乳腺癌、骨转移的治疗	内分泌紊乱
抗雌激素药物 他莫昔芬（tamoxifen，TAM）	阻断雌性激素对乳腺癌的促进作用，用于乳腺癌	内分泌紊乱

知识链接

恶性肿瘤的药物治疗

抗肿瘤药毒性大、易耐药，联合治疗为宜。

1. 根据细胞增殖规律　对增长缓慢的肿瘤，先用周期非特异性药物，后用周期特异性药物；而对生长较快的肿瘤，则先用周期特异性药物，再用周期非特异性药物，可增强治疗效果。

2. 根据抗肿瘤药作用机制　不同作用机制的药物合用，杀灭不同环节的肿瘤细胞，提高疗效。

3. 根据抗肿瘤药毒性　骨髓抑制药与糖皮质激素类药、长春新碱、博来霉素等合用可降低毒性。

4. 根据药物抗瘤谱　依据肿瘤类型选择相应的药物，可减少单种药的剂量，提高疗效，减少不良反应。

护考链接

患者，女，9 岁。诊断为急性淋巴细胞性白血病。用甲氨蝶呤等药物进行化疗，试分析下列护理过程中错误的是（　　）

A. 用药期间严格执行无菌操作

B. 向患者讲明化疗药可能会导致脱发，但是可以再生

C. 饮食中让患者以少油腻、易消化、半流质的食物为主

D. 静脉滴注时要注意保护好血管，因可能导致静脉炎等

E. 多让亲人来探视，让小女孩与亲人多接触以免造成心理上的障碍

解析：化疗期会导致患者免疫功能降低，故少接触最好，更不要接触感染者。故答案为 E。

小　　结

肿瘤细胞主要有两类：增殖期细胞群和非增殖期细胞群。抗恶性肿瘤药物按细胞增殖周期分为细胞周期特异性药物和细胞周期非特异性药物，其中细胞周期特异性药物包括作用于 S 期的药物和作用于 M 期的药物；按药物作用的生化机制分为抑制 DNA 合成的药物、破坏 DNA 结构和功能的药物、干扰转录过程和阻止 RNA 合成的药物、干扰蛋白质合成和功能的药物。抗恶性肿瘤药共同的不良反应有骨髓抑制、胃肠反应、肝肾损害、抑制免疫、脱发等，骨髓抑制为最严重的不良反应。

自测题

A₁型题

1. 抗恶性肿瘤类药最严重的不良反应是（ ）

A. 肝、肾功能受损

B. 胃肠道反应 C. 呋塞米

D. 脱发 E. 骨髓抑制

2. 对骨髓无抑制作用的药物是（ ）

A. 甲氨蝶呤 B. 环磷酰胺

C. 巯嘌呤 D. 氟尿嘧啶

E. 地塞米松

3. 用于治疗儿童急性白血病的药物是（ ）

A. 甲氨蝶呤 B. 白消安

C. 巯嘌呤 D. 氟尿嘧啶

E. 阿糖胞苷

4. 可引起出血性膀胱炎的药物是（ ）

A. 阿糖胞苷 B. 环磷酰胺

C. 长春碱类 D. 氟尿嘧啶

E. 塞替派

5. 抑制DNA合成的药物有（ ）

A. 阿糖胞苷 B. 羟基脲

C. 甲氨蝶呤 D. 氟尿嘧啶

E. 长春碱类

6. 环磷酰胺对何种肿瘤疗效最显著（ ）

A. 多发性骨髓瘤

B. 急性淋巴细胞性白血病

C. 恶性淋巴瘤

D. 肺癌

E. 卵巢癌

（王 心）

实 训 指 导

实训1 认识药品与执行医嘱

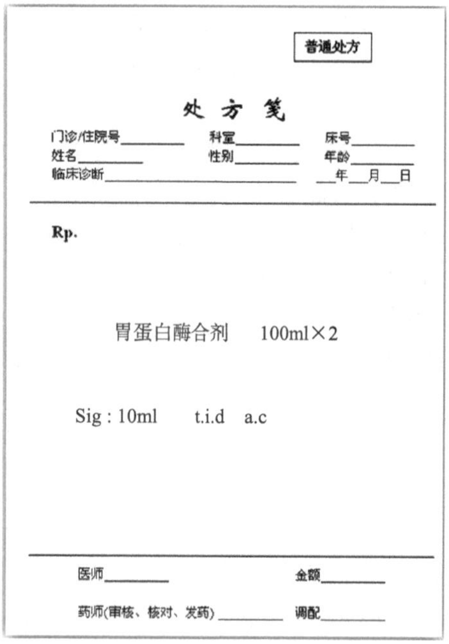

普通处方

处 方 笺

门诊/住院号________ 科室________ 床号________

姓名________ 性别________ 年龄________

临床诊断________________________ __年__月__日

Rp.

胃蛋白酶合剂 100ml×2

Sig : 10ml t.i.d a.c

医师________ 金额________

药师(审核、核对、发药) ________ 调配________

图 1-1 处方示例

【实训目的】

1．会观察药品的包装、剂型、说明书，学会区分处方药与非处方药。

2. 能认识处方，熟悉处方的构成及常用外文缩写。

3．能执行医嘱。

【实训准备】

1．准备不同剂型的药品。

2．准备门诊处方。

3．分组，每组 6～8 人。

4．案例

案例 1：处方示例（图 1-1）

案例 2：医嘱单（图 1-2、图 1-3）

【操作流程】

1．药品

（1）在教师指导下，观察药品外观，进行药品外观检查。

（2）观察药品的剂型、说明书，区分处方药与非处方药。

长 期 医 嘱 单

姓名________ 性别________ 年龄________ 病室________ 床号________ 住院号________

开始					长 期 处 方	终结				
日期	时间	处方者	执行者	执行时间		日期	时间	处方者	执行者	执行时间
12.23	12：22	张力	王梅	12：25	内科护理常规					
12.23	12：22	张力	王梅	12：25	三级护理					
12.23	12：22	张力	王梅	12：25	普通饮食					
12.23	12：22	张力	王梅	12：25	0.9% 氯化钠注射液 100ml iv. gtt	12.26	9：08	张力	王梅	9：08
12.23	12：22	张力	王梅	12：25	青霉素钠 48U q12h.					
12.23	12：22	张力	王梅	12：25	氨茶碱片 0.1g t.i.d.					
12.27	8：02	张力	王梅	8：02	急支糖浆 10ml t.i.d					

图 1-2 长期医嘱单示例

临时医嘱					
姓名______ 性别______ 年龄______ 病室______ 床号______ 住院号______					
日期	时间	处理人	临时医嘱	时间	执行人
12.23	12：22	张力	青霉素皮试（—）		
12.23	12：22	张力	细胞色素C皮试（+）	12.23	王梅

图 1-3　临时医嘱单示例

（3）根据不同药物剂型，讨论给药护理。

2. 处方

（1）根据案例1处方示例，认识处方的构成，并识别外文缩写。

（2）根据搜集的处方，区分处方的类型，认识处方的构成，并识别外文缩写。

3. 根据案例2医嘱示例，了解药物治疗的执行医嘱。

【实训作业】

说出下列处方中药品的用法。

处方1

Rp：

美普清片 25μg×1盒（20片）

Sig：25μg　p. o.　b. i. d

处方2

Rp：

阿莫西林胶囊　0.25g×24粒

Sig：0.5g　p. o.　q. i. d.

去痛片　0.5g×9片

Sig：0.5g　p. o.　t. i. d.

维生素C片　0.1g×18片

Sig：0.2g　p. o.　t. i. d.

处方3

Rp：

庆大霉素注射液　4万U×2ml×6支

Sig：4万U　i. m.　b. i. d.

处方4

Rp：

5%葡萄糖注射液　250ml

维生素C注射液　2. 0g　/　i v. gtt　q. d.　×3

（石少婷）

实训2　肾上腺素的应用护理

肾上腺素是抢救过敏性休克的首选药，但其作用较强且持续时间短，临床多用于危急情况的抢救。因此，掌握肾上腺素的应用护理尤为重要。

【案例设计】

患者，女，45岁。因患大叶性肺炎入院，既往无药物过敏史。给予青霉素治疗，皮试阴性。数分钟后，患者出现面色苍白、烦躁不安、脉搏细弱、呼吸困难等症状，血压70/40mmHg。诊断：过敏性休克。立即停药、吸氧、皮下注射1%肾上腺素0.5ml，病情缓解。

【实训目的】

1．了解肾上腺素的作用、用途、不良反应和用药注意。

2．掌握肾上腺素对血压的影响。

3．会进行肾上腺素的用药护理。

【实训准备】

1．用物准备　临床案例、盐酸肾上腺素。

2．操作者准备　熟悉案例、药物及用药护理操作流程。

3．患者准备　熟悉病例，与操作者配合完成情景表演。

【操作流程及护理配合】

1．学生分成若干组，讨论案例中的用药依据。

（1）案例中给患者应用肾上腺素的目的是什么？本药有什么药理作用和不良反应？

（2）过敏性休克使用肾上腺素的依据是什么？

（3）肾上腺素的用药护理需要注意什么？

2．角色扮演

（1）每组由一名学生扮演患者，一名学生扮演护士。

（2）结合案例各小组讨论药物护理流程。

（3）患者根据案例描述表演发病情况，护士按照护理程序对患者进行用药护理。

【实训评价】

用药护理		记录	评价		
			优秀	良好	合格
用药前护理	1．评估				
	2．健康宣教				
用药中护理	1．用法用量				
	2．联合用药				
用药后护理	1．观察疗效				
	2．观察不良反应				
综合评价		☆☆☆☆☆			

教师讲评、总结，并根据学生参与讨论的情况，依据考评评价表给予评分。

【注意事项】

1. 角色扮演者提前熟悉案例，互相配合，准确完整地呈现案例信息。

2. 各小组结合案例详细讨论用药护理流程，细化护理要点。

【实训作业】

按照“用药前护理”“用药中护理”“用药后护理”护理流程，完成肾上腺素的用药护理过程。

（于　剑）

实训3　镇痛药的应用护理

镇痛药因其反复应用易致成瘾，临床应用受到严格限制，一般仅限于急性剧烈疼痛时短时应用，因此药物的应用护理尤为重要。

【案例设计】

患者，男，45岁。2个月前曾发生急性心肌梗死，经治疗后基本好转，已3周未用药。今晨突发剧咳并憋醒，不能平卧，且咳出粉红色泡沫样痰，患者出现烦躁、大汗淋漓。查体：心率120次/分，呼吸38次/分，血压160/95mmHg，两肺野可闻及密集小水泡音。拟诊断：心源性哮喘；医嘱：毒毛花苷K注射剂，葡萄糖注射液稀释后，缓慢静脉注射，肌内注射盐酸哌替啶100mg，吸氧等处理。

【实训目的】

1. 能对常用镇痛药进行分类。

2. 能说出吗啡、哌替啶、芬太尼、喷他佐辛等药物在镇痛治疗中的意义。

3. 会进行哌替啶的用药护理。

【实训准备】

1. 用物准备　临床案例、常用镇痛药（吗啡、哌替啶、芬太尼、喷他佐辛）。

2. 操作者准备　熟悉案例、药物及用药护理操作流程。

3. 患者准备　熟悉病例，与操作者配合完成情景表演。

【操作流程及护理配合】

1. 学生分成若干组，讨论案例中的用药依据。

（1）案例中给患者应用哌替啶的目的是什么？本药有什么药理作用、不良反应？

（2）哌替啶对疼痛治疗的应用原则是什么？

（3）如何对应用哌替啶患者进行用药护理？

2. 将展示药物分类并阅读药物说明书完成下列表格。

药物名称	剂型批号	镇痛药临床应用	主要不良反应	用药注意事项

3. 角色扮演

（1）每组由一名学生扮演患者，一名学生扮演护士。

（2）结合案例各小组讨论药物护理流程。

（3）患者依据案例描述表演发病情况，护士按照护理程序对患者进行用药护理。

【实训评价】

用药护理		记录	评价		
			优秀	良好	合格
用药前护理	1. 评估				
	2. 健康宣教				
用药中护理	1. 用法用量				
	2. 联合用药				
用药后护理	1. 观察疗效				
	2. 观察不良反应				
综合评价		☆☆☆☆☆			

【注意事项】

1. 角色扮演者提前熟悉案例，互相配合，准确完整地呈现案例信息。
2. 各小组结合案例详细讨论用药护理流程，细化护理要点。

【实训作业】

按照“用药前护理”“用药中护理”“用药后护理”护理流程，完成哌替啶的用药护理过程。

（吴 歆）

实训4 抗高血压药的应用护理

高血压是临床常见病和多发病，合理应用降压药不仅能控制血压，还能有效阻止心、脑、肾并发症的发生，有利于延长患者的生命，提高生活质量。

【案例设计】

患者，男，65岁。8年前不明原因出现头痛、头晕，在本地诊所测血压高于正常值，多年来一直服用“罗布麻”等治疗，症状时好时坏。一年前自觉症状加重，测血压在150～160/95～105mmHg，改服卡托普利25mg，口服，一日三次；氢氯噻嗪25mg，口服，一日三次；血压控制在正常范围内。3小时前头痛、头晕突然加重，烦躁、恶心、呕吐、胸闷、气急等急诊入院。患者平时工作紧张，嗜好烟酒，吸烟每日20余支，饮酒量每日3两。无糖尿病史、药物过敏史。父亲有原发性高血压。查体：体温36.3℃，血压195/120mmHg，心率105次/分。诊断为原发性高血压，高血压危象，给予硝普钠100mg加入5%葡萄糖注射液500ml中静脉滴注。用药后血压下降，症状减轻。

【实训目的】

1. 能对常用抗高血压药进行分类。
2. 能说出抗高血压药的用药护理要点及用药护理流程。
3. 能向患者解释一线降压药的降压作用特点、临床应用和主要不良反应。

【实训准备】

1. 用物准备　临床案例、常用抗高血压药（氢氯噻嗪、硝苯地平缓释片、美托洛尔、卡托普利、氯沙坦、可乐定、利血平、硝普钠）。

2．操作者准备　熟悉案例、药物及用药护理操作流程。

3．患者准备　熟悉病例，与操作者配合完成情景表演。

【操作流程及护理配合】

1．学生分成若干组，根据问题提示，讨论案例中的用药依据。

（1）卡托普利降压的机制是什么？降压特点是什么？

（2）氢氯噻嗪是哪一类药物？降压特点是什么？

（3）在患者出现高血压危象时为何选择硝普钠治疗？

2．将展示的药物分类并阅读药物说明书完成下列表格。

药物名称	所属种类	降压特点	适用高血压类型	主要不良反应	注意事项

3．角色扮演

（1）每组由一名学生扮演患者，一名学生扮演护士。

（2）结合案例各小组讨论药物应用护理流程，制订用药护理方案。

（3）患者扮演者依据案例描述表演发病情况，护士扮演者按照用药护理程序对患者进行用药护理。

【实训评价】

用药护理		记录	评价		
			优秀	良好	合格
用药前护理	1．评估				
	2．健康宣教				
用药中护理	1．用法用量				
	2．联合用药				
用药后护理	1．观察疗效				
	2．观察不良反应				
综合评价		☆☆☆☆☆			

【注意事项】

1．角色扮演者提前熟悉案例，互相配合，准确完整地呈现案例信息。

2．各小组结合案例详细讨论用药护理流程，细化护理要点。

【实训作业】

从患者所用药物中任选一种按照“用药前护理”“用药中护理”“用药后护理”的护理流程，完成抗高血压药用药护理过程。

（严秀芹）

实训 5　抗充血性心力衰竭药的应用护理

伴随着对心力衰竭发病机制的研究，抗充血性心力衰竭的药物得到进一步发展，但由于有些药物的安全范围较狭窄，因此药物的应用护理尤为重要。

【案例设计】

患者，女，45 岁。5 年前“感冒”后出现胸闷心慌，在当地医院就诊，经抗“O”、B 超等辅助检查后诊断为“风湿性心脏病”，抗感染治疗后，症状好转。但经常反复。2 年前胸闷心慌的加重，B 超检查显示“二尖瓣狭窄伴反流”，未做规范治疗。一个月前患者出现胸闷憋喘，伴乏力、双下肢水肿，来院就诊。患者经常“感冒”，无高血压、糖尿病、冠心病病史，无药物过敏史。查体：血压 130/85mmHg，心率 85 次/分。听诊双下肺可闻及水泡音，心尖部可闻及Ⅱ级收缩期杂音。诊断为“风湿性心脏病，二尖瓣狭窄，充血性心力衰竭”，给予地高辛 0.25mg，口服，一日一次；氢氯噻嗪 25mg，口服，一日三次；症状好转。5 日前患者感腹胀、食欲缺乏，四肢无力，未引起患者重视，2 日前感心慌加重并出现黄视现象，心电图显示：频发室性期前收缩。

【实训目的】

1．能对抗充血性心力衰竭药进行分类。

2．能说出 RAAS 抑制药、β 受体阻断药、利尿药、扩血管药的在心力衰竭治疗中的意义。

3．会进行强心苷的用药护理。

【实训准备】

1．用物准备　临床案例、常用抗充血性心力衰竭药（地高辛、卡托普利、普萘洛尔、氢氯噻嗪、硝酸甘油注射液）。

2．操作者准备　熟悉案例、药物及用药护理操作流程。

3．患者准备　熟悉病例，与操作者配合完成情景表演。

【操作流程及护理配合】

1．学生分成若干组，讨论案例中的用药依据。

（1）案例中给患者应用地高辛的目的是什么？本药有什么药理作用、不良反应？

（2）氢氯噻嗪对心力衰竭的治疗有何意义？

（3）腹胀、食欲缺乏，四肢无力的原因是什么？患者出现心慌加重、黄视现象、频发室性期前收缩的原因是什么？二者有无关系？

（4）如何对应用强心苷患者进行用药护理？

2．将展示的药物分类并阅读药物说明书完成下列表格。

药物名称	所属种类	抗心力衰竭原因	主要不良反应	用药注意事项

3．角色扮演

（1）每组由一名学生扮演患者，一名学生扮演护士。

（2）结合案例各小组讨论药物应用护理流程，制订用药护理方案。

（3）患者扮演者依据案例描述表演发病情况，护士扮演者按照护理程序对患者进行用药护理。

【实训评价】

用药护理		记录	评价		
			优秀	良好	合格
用药前护理	1. 评估				
	2. 健康宣教				
用药中护理	1. 用法用量				
	2. 联合用药				
用药后护理	1. 观察疗效				
	2. 观察不良反应				
综合评价		☆☆☆☆☆			

【注意事项】

1. 角色扮演者提前熟悉案例，互相配合，准确完整地呈现案例信息。

2. 各小组结合案例详细讨论用药护理流程，细化护理要点。

【实训作业】

按照“用药前护理”“用药中护理”“用药后护理”护理流程，完成抗充血性心力衰竭药用药护理过程。

（严秀芹）

实训 6 降血糖药的应用护理

通过降血糖药理论知识的学习，结合本次的实训，加强对胰岛素及各类口服降血糖药用药知识的全面认识。

【案例设计】

患者，男，50 岁，身高 1.78m，体重 86kg。半年前开始出现无明显原因反复上呼吸道感染，咽痛，咳嗽，咳黄色痰，每次给予青霉素或头孢类药物治疗即可痊愈，偶右足趾有疼痛，3 日前发热、咽痛、周身酸痛，饮食、睡眠、大小便无异常。查体：T 38.6℃，R 20 次/分，BP 155/99mmHg，神清，自动体位，咽红，扁桃体Ⅱ度肿大，可见黄色脓斑，双肺未闻及干湿啰音，心率 110 次/分，律齐，无病理性杂音，腹软无异常，右第一跖趾关节红肿，有压痛，神经反射存在，病理反射未引出。辅助检查：空腹血糖 8.4mmol/L，餐后 2 小时血糖 14.3mmol/L，糖化血红蛋白 9.1%，尿糖（+），尿蛋白（−），酮体（−），血尿酸 460μmol/L。抗感染治疗，同时医嘱给予胰岛素 15U，餐前 15 分钟皮下注射，每日 3 次。

【实训目的】

1. 能对降血糖药进行分类，特别是能对各种胰岛素制剂进行分类。

2. 能说出胰岛素类，口服降血糖药如磺酰脲类、双胍类、α-葡萄糖苷酶抑制药、胰岛素增敏药、促胰岛素分泌药作用和用途。

3. 会进行降血糖药的用药护理。

【实训准备】

1. 用物准备　临床案例、1ml 注射器、常用降血糖药（胰岛素制剂、 各种胰岛素制剂图片、格列齐特、二甲双胍、吡格列酮、阿卡波糖）。

2. 操作者准备　熟悉案例、药物及用药护理操作流程。

3. 患者准备　熟悉病例，与操作者配合完成情景表演。

【操作流程及护理配合】

1. 学生分成若干组，讨论案例中的用药依据。

（1）案例中给患者应用胰岛素制剂的目的是什么？本药有什么药理作用、不良反应？

（2）抗感染治疗，同时给予胰岛素治疗有何意义？

（3）如何对应用降血糖药患者进行用药护理？

2. 将展示的药物分类并阅读药物说明书完成下列表格。

药物名称	所属种类	降血糖原因	主要不良反应	用药注意事项

3. 角色扮演

（1）每组由一名学生扮演患者，一名学生扮演护士。

（2）结合案例各小组讨论药物应用护理流程，制订用药护理方案。

（3）患者扮演者依据案例描述表演发病情况，护士扮演者按照护理程序对患者进行用药护理。

【实训评价】

用药护理		记录	评价		
			优秀	良好	合格
用药前护理	1. 评估				
	2. 健康宣教				
用药中护理	1. 用法用量				
	2. 联合用药				
用药后护理	1. 观察疗效				
	2. 观察不良反应				
综合评价		☆☆☆☆☆			

【注意事项】

1. 角色扮演者提前熟悉案例，互相配合准确完整地呈现案例信息。

2. 各小组结合案例详细讨论用药护理流程，细化护理要点。

【实训作业】

按照“用药前护理”“用药中护理”“用药后护理”护理流程，完成降血糖药的用药护理过程。

（尚秀芝）

实训7　糖皮质激素类药的应用护理

通过对糖皮质激素的理论知识的学习，结合本次的实训，加强对糖皮质激素知识的全面认识。由于糖皮质激素类药临床应用广泛，因此药物的应用护理非常重要。

【案例设计】

患者，女，35 岁。近半年经常发现皮肤有多处青紫块，无明显不适。去医院检查，发现血压、呼吸、心率无异常，肝功能正常，但脾轻度肿大。双肺 X 线检查正常，血小板$<60\times10^9$/L，诊断为血小板减少性紫癜。医嘱给予地塞米松片 1mg，一日 3 次，口服治疗。

【实训目的】

1. 能对糖皮质激素类药进行分类。
2. 能说出短效、中效、长效及外用糖皮质激素类药的药物名称及作用。
3. 会进行糖皮质激素类药用药护理。

【实训准备】

1. 用物准备　临床案例、常用糖皮质激素类药（醋酸泼尼松片、注射用甲泼尼龙琥珀酸钠、地塞米松片、地塞米松磷酸钠注射液、丁酸氢化可的松乳膏）。
2. 操作者准备　熟悉案例、药物及用药护理操作流程。
3. 患者准备　熟悉病例，与操作者配合完成情景表演。

【操作流程及护理配合】

1. 学生分成若干组，讨论案例中的用药依据。

（1）案例中给患者应用地塞米松片的目的是什么？本药有什么药理作用、不良反应？

（2）地塞米松对该病例中血小板减少性紫癜的治疗有何意义？

（3）患者在停用地塞米松前应注意什么？

（4）如何对应用糖皮质激素类药患者进行用药护理？

2. 将展示的药物分类并阅读药物说明书完成下列表格。

药物名称	所属种类	临床应用	主要不良反应	用药注意事项

3. 角色扮演

（1）每组由一名学生扮演患者，一名学生扮演护士。

（2）结合案例各小组讨论药物应用护理流程，制订用药护理方案。

（3）患者扮演者依据案例描述表演发病情况，护士扮演者按照护理程序对患者进行用药护理。

【实训评价】

<table>
<tr><th colspan="2" rowspan="2">用药护理</th><th rowspan="2">记录</th><th colspan="3">评价</th></tr>
<tr><th>优秀</th><th>良好</th><th>合格</th></tr>
<tr><td rowspan="2">用药前护理</td><td>1. 评估</td><td></td><td></td><td></td><td></td></tr>
<tr><td>2. 健康宣教</td><td></td><td></td><td></td><td></td></tr>
</table>

续表

用药护理		记录	评价		
			优秀	良好	合格
用药中护理	1. 用法用量				
	2. 联合用药				
用药后护理	1. 观察疗效				
	2. 观察不良反应				
综合评价		☆☆☆☆☆			

【注意事项】

1. 角色扮演者提前熟悉案例，互相配合，准确完整地呈现案例信息。

2. 各小组结合案例详细讨论用药护理流程，细化护理要点。

【实训作业】

按照“用药前护理”“用药中护理”“用药后护理”护理流程，完成糖皮质激素类药的用药护理过程。

（尚秀芝）

实训8 青霉素的应用护理

青霉素高效、低毒、廉价，目前仍作为多数敏感菌和螺旋体感染的首选药。但是在青霉素的使用过程中，容易发生不良反应，尤其以过敏反应最为常见，轻者表现为荨麻疹、皮炎、药热、血管神经性水肿等。严重者可出现过敏性休克，若抢救不及时，可因呼吸和循环衰竭而死亡。因此，青霉素的应用护理尤为重要。

【案例设计】

患者，男，45岁。因咳嗽3日入院，入院查体：双肺闻及湿啰音；胸片显示：支气管肺炎。青霉素皮试阴性，予以0.9%氯化钠注射液200ml＋青霉素640U静脉滴注，40分钟后患者出现胸闷不适，咽干，全身出现瘙痒性荨麻疹，立即停止静脉滴注青霉素，以25%葡萄糖20ml＋地塞米松10mg静脉推注，严密观察患者，临床症状逐渐缓解。

【实训目的】

1. 能对青霉素类药物进行分类。

2. 能说出青霉素类药物的作用、用途及不良反应。

3. 会进行青霉素的用药护理。

【实训准备】

1. 用物准备　临床案例、青霉素G钠。

2. 操作者准备　熟悉案例、药物及用药护理操作流程。

3. 患者准备　熟悉病例，与操作者配合完成情景表演。

【操作流程及护理配合】

1. 学生分成若干组，讨论案例中的用药依据。

（1）案例中给患者应用青霉素的目的是什么？

（2）本药药理作用、用途及不良反应是什么？

（3）患者出现胸闷不适、咽干、全身出现瘙痒性荨麻疹的原因是什么？

（4）如何对应用青霉素患者进行用药护理？

2．将展示的药物分类，并阅读药物说明书完成下列表格。

药物名称	剂型批号	药理作用	临床应用	不良反应	护理注意事项

3．角色扮演

（1）每组由一名学生扮演患者，一名学生扮演护士。

（2）结合案例各小组讨论药物护理流程。

（3）患者依据案例描述表演发病情况，护士按照护理程序对患者进行用药护理。

【实训评价】

用药护理		记录	评价		
			优秀	良好	合格
用药前护理	1．评估				
	2．健康宣教				
	3．急救措施准备				
用药中护理	1．用法用量				
	2．密切观察				
用药后护理	1．观察疗效				
	2．观察不良反应				
综合评价		☆☆☆☆☆			

【注意事项】

1．角色扮演者提前熟悉案例，互相配合，准确完整地呈现案例信息。

2．各小组结合案例详细讨论用药护理流程，细化护理要点。

【实训作业】

1．按照“用药前护理”“用药中护理”“用药后护理”护理流程，完成青霉素的用药护理过程。

2．搜集青霉素的用药护理案例并分析其是否合理。

（王　蕾）

参 考 文 献

陈新谦，金有豫，汤光，2011. 新编药物学. 第 17 版. 北京：人民卫生出版社

符秀华，覃隶莲，2017. 药物学基础. 第 2 版. 北京：科学出版社

牛彦辉，2015. 药物应用护理. 北京：中国中医药出版社

石少婷，2013. 护理药理学. 北京：中国医药科技出版社

徐红，2017. 护理药理学. 北京：人民卫生出版社

严秀芹，2017. 药理学. 上海：上海交通大学出版社

杨宝峰，2013. 药理学. 第 8 版. 北京：人民卫生出版社

姚宏，黄刚，2015. 药物学基础. 第 3 版. 北京：人民卫生出版社

赵彩珍，郭淑芳，2016. 药物学基础. 第 4 版. 北京：科学出版社

教学基本要求

一、课程性质及任务

本课程是护理、助产专业的一门重要专业基础课程，其任务是根据护理、助产专业对药理知识和技能的特殊需求，介绍药物的药理作用、作用机制、临床应用、不良反应等，并着重阐述药物的不良反应及防治措施、禁忌证、药物相互作用和用药护理注意事项等相关内容，使护理、助产专业学生掌握临床各类常用药物的基本理论知识，具备药物护理的基本技能。

二、课程教学目标

本课程通过系统讲授药物学基本概念、各类药物，使学生掌握护理工作中用药所需要的理论知识及技能，为学生未来在工作岗位上正确使用药物及用药护理打下必要的基础。

（一）知识目标

1. 掌握药物的基本知识、基本理论。
2. 熟悉常用药物的分类及代表药。
3. 掌握各类代表药物的药理作用、临床应用、不良反应及用药护理。
4. 灵活拓展与运用重要的新药知识。

（二）能力目标

1. 具备正确执行医嘱及用药护理的能力。既能按照医嘱正确实施药物治疗，又能在用药后对病情变化与药物作用和药物不良反应之间的关系进行观察和初步分析，以便及时发现问题，保证用药的安全性和有效性。

2. 具有学习和更新药物知识的能力及运用药物知识独立思考、分析和解决给药护理中实际问题的能力。

（三）素养目标

1. 具有护理岗位应有的职业道德，熟悉给药护理中的道德责任，熟悉护理与患者及其家属之间的道德准则。

2. 具有高尚、灵活、开放的人文精神。表现出关心、爱护、尊重药物治疗对象和认真、严谨、热情、勤快的工作作风。

3. 树立牢固的专业思想、正确的学习目标和良好的学习态度。

三、教学内容和要求

教学内容	教学要求			教学活动参考	教学内容	教学要求			教学活动参考
	了解	熟悉	掌握			了解	熟悉	掌握	
第1章　概论				理论讲授	三、护士在药物应用护理中的作用	√			理论讲授
第1节　绪言				多媒体	四、学习药物应用护理的意义和方法	√			多媒体
一、药物应用护理的概念	√			动画演示	第2节　药物效应动力学				动画演示
二、药物应用护理程序	√			小组讨论	一、药物的基本作用			√	小组讨论

续表

教学内容	教学要求			教学活动参考
	了解	熟悉	掌握	
二、药物作用的方式		√		理论讲授
三、药物的作用机制	√			多媒体
第 3 节　药物代谢动力学				动画演示
一、药物的体内过程		√		小组讨论
二、药动学基本概念		√		
第 4 节　影响药物作用的因素				
一、机体方面的因素	√			
二、药物方面的因素	√			
三、其他因素	√			
第 5 节　药物的一般知识和给药护理的基本技能				
一、药物的一般知识		√		
二、用药护理的基本技能		√		
第 2 章　传出神经系统药物				理论讲授
第 1 节　概述				多媒体
一、传出神经系统的分类		√		动画演示
二、传出神经递质的生物代谢	√			案例分析
三、传出神经受体的类型、分布及兴奋效应			√	小组讨论
四、传出神经系统药物的作用方式	√			
五、传出神经系统药物分类		√		
第 2 节　胆碱受体激动药			√	
第 3 节　胆碱酯酶抑制药和胆碱酯酶复活药				
一、可逆性胆碱酯酶抑制药			√	
二、难逆性胆碱酯酶抑制药（有机磷酸酯类中毒及解毒药）			√	
第 4 节　胆碱受体拮抗药				
一、M 受体拮抗药			√	
二、N 受体拮抗药	√			
第 5 节　拟肾上腺素药				
一、α、β受体激动药			√	
二、α受体激动药		√		
三、β受体激动药		√		
第 6 节　抗肾上腺素药				
一、α受体拮抗药		√		
二、β受体拮抗药			√	
三、α、β受体拮抗药	√			
第 3 章　麻醉药				理论讲授
第 1 节　局部麻醉药				多媒体
一、局麻药的作用			√	动画演示
二、局麻药的给药方式	√			案例分析
三、常用局麻药		√		小组讨论
四、常用局麻药的用药护理			√	
第 2 节　全身麻醉药	√			
第 4 章　中枢神经系统药物				理论讲授
第 1 节　镇静催眠药				多媒体
一、苯二氮䓬类			√	动画演示
二、巴比妥类		√		案例分析
三、其他类	√			小组讨论
四、镇静催眠药用药护理			√	
第 2 节　抗癫痫药				
一、癫痫的临床类型	√			
二、常用抗癫痫药			√	
三、抗癫痫药应用原则		√		
四、抗癫痫药用药护理			√	
第 3 节　抗精神失常药				
一、药物分类	√			
二、常用药物			√	
第 4 节　镇痛药				
一、阿片受体激动药			√	
二、镇痛药用药护理			√	
三、阿片受体阻断药			√	
第 5 节　解热镇痛抗炎药				
一、解热镇痛抗炎药的基本作用			√	
二、常用药物			√	
三、常用解热镇痛抗炎药用药护理			√	
第 6 节　中枢兴奋药				
一、大脑皮质兴奋药		√		
二、呼吸中枢兴奋药		√		
三、脑功能恢复药	√			
四、中枢兴奋药用药护理			√	
第 5 章　利尿药和脱水药				
第 1 节　利尿药				
一、利尿药作用的生理学基础	√			
二、常用利尿药			√	

续表

教学内容	教学要求			教学活动参考
	了解	熟悉	掌握	
三、用药护理			√	理论讲授 多媒体 动画演示 案例分析 小组讨论
第2节 脱水药				
一、常用脱水药			√	
二、用药护理			√	
第6章 作用于心血管系统的药物				理论讲授 多媒体 动画演示 案例分析 小组讨论
第1节 抗高血压药				
一、抗高血压药的作用和分类			√	
二、一线抗高血压药物			√	
三、其他抗高血压药		√		
四、抗高血压药的用药护理			√	
第2节 抗心绞痛药				
一、硝酸酯类			√	
二、β受体阻断药			√	
三、钙通道阻滞药			√	
第3节 抗充血性心力衰竭药				
一、肾素-血管紧张素-醛固酮系统抑制药			√	
二、正性肌力药			√	
三、β受体阻断药		√		
四、利尿药		√		
五、血管扩张药		√		
第4节 抗心律失常药				
一、心律失常的发生机制	√			
二、抗心律失常药的基本作用			√	
三、抗心律失常药的分类		√		
四、常用抗心律失常药			√	
五、抗心律失常药的用药护理			√	
第7章 作用于呼吸系统的药物				
第1节 平喘药				
一、支气管扩张药			√	
二、抗炎平喘药			√	
三、抗过敏平喘药			√	
第2节 镇咳药				
一、中枢性镇咳药			√	
二、外周性镇咳药		√		
第3节 祛痰药		√		
第4节 作用于呼吸系统药物的给药护理				
一、用药前护理		√		
二、用药中护理			√	
三、用药后护理		√		
第8章 作用于消化系统的药物				理论讲授 多媒体 动画演示 案例分析 小组讨论
第1节 抗消化性溃疡药				
一、抗酸药			√	
二、抑制胃酸分泌药			√	
三、胃黏膜保护药			√	
四、抗幽门螺杆菌药			√	
五、抗消化性溃疡药的用药护理			√	
第2节 消化功能调节药				
一、助消化药		√		
二、止吐药	√			
三、泻药		√		
四、止泻药	√			
五、消化功能调节药的用药护理		√		
第9章 作用于血液及造血系统的药物				理论讲授 多媒体 动画演示 案例分析 小组讨论
第1节 止血药和抗血栓药				
一、止血药			√	
二、抗血栓药			√	
三、止血药与抗血栓药的用药护理			√	
第2节 抗贫血药				
一、防治缺铁性贫血药			√	
二、防治巨幼红细胞性贫血药			√	
三、其他治疗贫血药		√		
四、抗贫血药的用药护理			√	
第3节 血容量扩充药			√	
第10章 抗组胺药				理论讲授 多媒体 案例分析
第1节 H1受体阻断药			√	
第2节 H2受体阻断药	√			
第11章 激素类药物及作用于子宫药物				理论讲授 多媒体 动画演示 案例分析 小组讨论
第1节 肾上腺皮质激素				
一、糖皮质激素			√	
二、盐皮质激素		√		
三、促皮质激素	√			
第2节 甲状腺激素类药与抗甲状腺药				
一、甲状腺激素类药		√		

续表

教学内容	教学要求			教学活动参考
	了解	熟悉	掌握	
二、抗甲状腺药			√	理论讲授
三、抗甲状腺药的用药护理			√	多媒体
第3节　降血糖药				动画演示
一、胰岛素类			√	案例分析
二、口服降血糖药			√	小组讨论
三、用药护理			√	
第4节　子宫平滑肌兴奋药		√		
第5节　子宫平滑肌抑制药	√			
第6节　性激素与计划生育用药				
一、性激素	√			
二、计划生育用药	√			
第12章　抗微生物药				理论讲授
第1节　抗微生物药概述				多媒体
一、基本概念及常用术语			√	动画演示
二、抗菌药物的作用机制		√		案例分析
第2节　抗生素				小组讨论
一、β-内酰胺类			√	
二、大环内酯类			√	
三、氨基糖苷类			√	
四、四环素类		√		
五、氯霉素类		√		
六、其他抗生素	√			
第3节　合成抗菌药				
一、磺胺类和甲氧苄啶		√		
二、喹诺酮类			√	
三、硝基咪唑类			√	
四、硝基呋喃类		√		
第4节　抗结核病药				
一、常用抗结核药		√		
二、抗结核病药的用药护理			√	
第5节　抗病毒药				
一、常用抗病毒药			√	
二、抗病毒药的用药护理			√	
第6节　抗真菌药				
一、常用抗真菌药		√		
二、抗真菌药的用药护理		√		
第13章　抗寄生虫药				理论讲授 多媒体
第1节　抗疟药				案例分析
一、控制症状药		√		小组讨论
二、控制复发和传播药		√		理论讲授
三、病因性预防药		√		多媒体
四、抗疟药的用药护理		√		案例分析
第2节　抗阿米巴病药和抗滴虫药				小组讨论
一、抗阿米巴病药	√			
二、抗滴虫药		√		
三、抗阿米巴病药与抗滴虫药的用药护理		√		
第3节　驱肠蠕虫药	√			
第4节　抗血吸虫病药和抗丝虫病药				
一、抗血吸虫病药	√			
二、抗丝虫病药	√			
三、抗血吸虫病药与抗丝虫病药的用药护理	√			
第14章　抗恶性肿瘤药				理论讲授
第1节　概述				多媒体
一、细胞增殖周期	√			案例分析
二、抗恶性肿瘤药的作用环节与分类	√			小组讨论
三、抗恶性肿瘤药的共同不良反应			√	
四、抗恶性肿瘤药的用药护理			√	
第2节　常用抗恶性肿瘤药物				
一、抑制DNA合成的药物		√		
二、破坏DNA结构和功能的药物		√		
三、干扰转录过程和阻止RNA合成的抗肿瘤药物		√		
四、影响蛋白质合成的药物		√		
五、调节激素水平的药物		√		
实训指导				理论讲授
实训1　认识药品与执行医嘱			√	多媒体
实训2　肾上腺素的应用护理			√	案例分析
实训3　镇痛药的应用护理			√	角色扮演
实训4　抗高血压药的应用护理			√	
实训5　抗充血性心力衰竭药的应用护理			√	
实训6　降血糖药的应用护理			√	
实训7　糖皮质激素类药的应用护理			√	
实训8　青霉素的应用护理			√	

四、学时分配建议（54 学时）

教学内容	学时数		
	理论	实践	小计
第 1 章　概论	6	2	8
第 2 章　传出神经系统药物	6	1	7
第 3 章　麻醉药	1	--	1
第 4 章　中枢神经系统药物	6	1	7
第 5 章　利尿药和脱水药	2	--	2
第 6 章　作用于心血管系统的药物	5	2	7
第 7 章　作用于呼吸系统的药物	1	--	1
第 8 章　作用于消化系统的药物	2	--	2
第 9 章　作用于血液及造血系统的药物	2	--	2
第 10 章　抗组胺药	1	--	1
第 11 章　激素类药物及作用于子宫药物	4	2	6
第 12 章　抗微生物药	6	2	8
第 13 章　抗寄生虫药	1	--	1
第 14 章　抗恶性肿瘤药	1	--	1
合计	44	10	54

五、教学基本要求的说明

（一）适用对象与参考学时

本教学大纲主要供中职护理、助产及其他医学相关专业使用，总学时为 54，其中理论教学 44 学时，实践教学 10 学时。

（二）教学要求

本课程对知识部分教学目标分为掌握、熟悉、了解三个层次。掌握：指对基本知识、基本理论有较深刻的认识，并能综合、灵活地运用所学的知识分析、解决实际问题。熟悉：指能够领会概念、原理的基本含义，解释现象。了解：指对基本知识、基本理论能有一定的认识，能够记忆所学的知识要点。

（三）教学建议

1. 本课程依据护理岗位的工作任务、职业能力要求，强化理论实践一体化，突出"做中学、学中做"的职业教育特色，根据培养目标、教学内容和学生的学习特点以及护士资格考试要求，提倡项目教学、案例教学、角色扮演、情境教学等方法，利用校内外实训基地，将学生的自主学习、合作学习和教师引导教学等教学组织形式有机结合。

2. 教学过程中，可通过测验、观察记录、技能考核和理论考试等多种形式对学生的职业素养、专业知识和技能进行综合考评。充分体现评价主体的多元化，评价过程的多元化，评价方式的多元化。评价内容不仅关注学生对知识的理解和技能的掌握，更要关注知识在临床实践中运用与解决实际问题的能力水平，重视职业素质的形成。

自测题选择题参考答案

第1章

1. B 2. C 3. D 4. B 5. D 6. D 7. B
8. D 9. C 10. C 11. C 12. B 13. D
14. B 15. B 16. D 17. C 18. C 19. C
20. A

第2章

1. C 2. D 3. E 4. B 5. A 6. B 7. A
8. E 9. B 10. E 11. A 12. A 13. D
14. C 15. C 16. E 17. E 18. C 19. C
20. D 21. C 22. E 23. B 24. E 25. C
26. A 27. C 28. D 29. A 30. A 31. D
32. B 33. C

第3章

1. B 2. C 3. A 4. D 5. A 6. E 7. B

第4章

1. D 2. A 3. E 4. B 5. B 6. D 7. E
8. C 9. A 10. C 11. A 12. E 13. C
14. D 15. C 16. C 17. E 18. E 19. C
20. A 21. A 22. A 23. C 24. A 25. C
26. C 27. B 28. C 29. A 30. D 31. B
32. B 33. E 34. D 35. E 36. C 37. B

第5章

1. D 2. D 3. B 4. A 5. E 6. A 7. D
8. A 9. B 10. E 11. C 12. E 13. C
14. C 15. B

第6章

1. D 2. D 3. A 4. E 5. A 6. D 7. C
8. B 9. B 10. A 11. C 12. E 13. B
14. D 15. B 16. E 17. D 18. B 19. D
20. D 21. C 22. B 23. A 24. A 25. D
26. E 27. A 28. C 29. B 30. A 31. B
32. C 33. C 34. E 35. A 36. B 37. B
38. A 39. C 40. E 41. B 42. C 43. B
44. C 45. E 46. A 47. D 48. E

第7章

1. B 2. A 3. B 4. B 5. C

第8章

1. C 2. E 3. A 4. B 5. A 6. D 7. D
8. C 9. E 10. C

第9章

1. B 2. B 3. D 4. C 5. C 6. D 7. A
8. E 9. A 10. C

第10章

1. D 2. B 3. E 4. A 5. B

第11章

1. C 2. E 3. C 4. B 5. E 6. C 7. A
8. A 9. B 10. C 11. C 12. E 13. C
14. D 15. A 16. C 17. D 18. C 19. D
20. D 21. D 22. B 23. E 24. C 25. C
26. E 27. B 28. D 29. B 30. A 31. D
32. C 33. A 34. C 35. E 36. A 37. D

第12章

1. A 2. E 3. B 4. C 5. E 6. E 7. C
8. A 9. C 10. B 11. B 12. C 13. E
14. E 15. C 16. B 17. B 18. D 19. C
20. D 21. C 22. D 23. A 24. E 25. D
26. A 27. D 28. D 29. E 30. B 31. A
32. D 33. B 34. E 35. C 36. A 37. D
38. A 39. A 40. B 41. D 42. B 43. D

第13章

1. A 2. B 3. B 4. A 5. A 6. B

第14章

1. E 2. D 3. A 4. B 5. D 6. C